# FORMULAIRE PHARMACEUTIQUE

A L'USAGE

## DES HOPITAUX ET HOSPICES CIVILS

## DE PARIS

PARIS

TYPOGRAPHIE A. HENNUYER

7, RUE DARCET, 7

1887

# FORMULAIRE PHARMACEUTIQUE

A L'USAGE

## DES HOPITAUX ET HOSPICES CIVILS

DE PARIS

PARIS. — TYPOGRAPHIE A. HENNUYER, RUE DARCET, 7.

# FORMULAIRE PHARMACEUTIQUE

A L'USAGE

## DES HOPITAUX ET HOSPICES CIVILS

## DE PARIS

PARIS

TYPOGRAPHIE A. HENNUYER

7, RUE DARCET, 7

—

1887

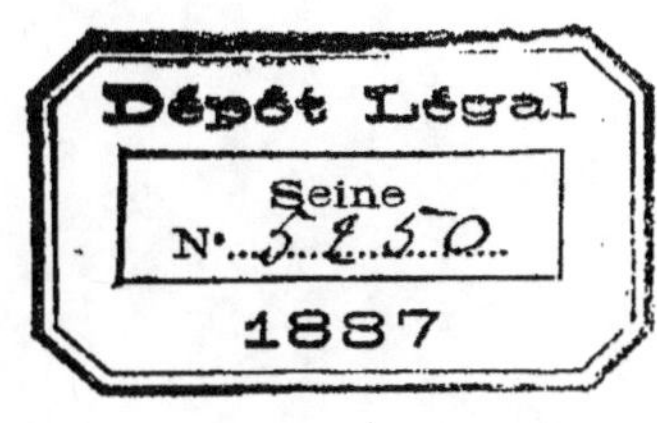

# AVERTISSEMENT

Une nouvelle édition du *Codex medicamentarius*
ou *Pharmacopée française,* rédigée par ordre du
gouvernement, ayant paru en 1884, M. Peyron,
directeur de l'Administration générale de l'Assis-
tance publique, a pensé qu'il y avait lieu de refaire
également une nouvelle édition du *Formulaire* phar-
maceutique des hôpitaux et hospices civils de
Paris.

La Commission des remèdes nouveaux, composée, pour 1886, de MM. C. Paul, Descroizilles,
Dujardin-Beaumetz, Fernet, Th. Anger, Delens,
Bourgoin, et, pour 1887, de MM. Dujardin-Beaumetz, Fernet, E. Labbé, Martineau, Delens, Le
Dentu, Bourgoin, saisie de la question, a confié
la rédaction de ce travail à MM. Bourgoin, directeur de la Pharmacie centrale des hôpitaux, et
Constantin Paul, médecin de l'hôpital Lariboisière.

Dans l'accomplissement de leur travail, MM. Bourgoin et Constantin Paul ont tenu à rester fidèles à

l'esprit de la préface du *Formulaire* pour 1836, et ils ont adopté pour le classement des matières un ordre nouveau permettant aux médecins de trouver réunis et groupés ensemble tous les renseignements dont ils ont besoin pour rédiger les formules qu'ils prescrivent.

Le point de vue auquel ils se sont placés est exposé dans la préface de la présente édition pour 1887.

# PRÉFACE

## DE L'ÉDITION DE 1836

Le besoin d'un *Formulaire* destiné au service des hôpitaux, qui se faisait sentir depuis longtemps, s'est montré plus pressant que jamais, dans un moment où l'Administration a voulu apporter plus de régularité dans la comptabilité des pharmacies.

On s'est bientôt aperçu, en s'occupant de ce sujet, que la première nécessité à satisfaire était de donner à cette comptabilité une base uniforme et simple, que l'on ne pouvait trouver que dans l'emploi d'un *Formulaire* unique. La rédaction de ce *Formulaire* était ordonnée depuis longtemps par un article du règlement relatif au service de santé. Il existait, à la vérité, une *Pharmacopée* destinée aux hôpitaux, et rédigée en 1803 par l'Ecole de médecine ; mais elle était restée à peu près inconnue et inusitée, parce que, d'une part, les formules n'en étaient pas tout à fait satisfaisantes, et, en outre, parce qu'elle avait été faite dans un esprit tout à fait opposé à celui qui anime l'Administration actuelle. Les auteurs du *Formulaire* de 1803 avaient voulu limiter le nombre des médicaments dont les médecins des hôpitaux pouvaient faire usage, et ne laisser à leur disposition que certaines substances choisies, disaient-ils, de manière à pouvoir suffire au traitement de toutes les maladies.

Aujourd'hui, l'Administration des hôpitaux laissant aux médecins une pleine latitude sur le choix des moyens dont ils croient devoir faire usage pour le traitement des malades qui leur sont confiés, le *Formulaire* ne peut plus être un catalogue restreint des médicaments qu'il leur est permis d'employer; il doit consister en une collection de formules des préparations le plus habituellement usitées. S'il devient obligatoire pour le pharmacien, toutes les fois qu'il n'y est pas dérogé par une prescription spéciale, il ne limite en rien le médecin dans son droit de modifier ou de changer tout à fait les formules qui y sont consignées; il ne lui impose que l'obligation de faire inscrire, chaque jour, sur le cahier de visites, les prescriptions spéciales qui lui paraîtraient nécessaires. Dans les cas les plus ordinaires et les plus fréquents, le *Formulaire* économisera au médecin un temps précieux, en lui évitant la peine de détailler la composition de chacune des préparations pharmaceutiques qu'il juge à propos de prescrire.

Il est cependant quelques entraves que l'Administration a cru devoir mettre à la libre prescription des médicaments ; et ces entraves ont été imposées dans l'intérêt général des malades. C'est ainsi qu'en déclarant qu'aucun médicament nouveau ne serait employé dans les hôpitaux, sans une autorisation spéciale du Conseil général, elle a voulu donner aux malheureux, qui viennent chercher la santé dans les salles, la garantie qu'ils ne deviendraient, dans aucun cas, le sujet d'essais plus ou moins hasardeux; cet arrêté lui-même a d'ailleurs été toujours interprété de la manière la plus large, car l'on n'a refusé aux médecins aucune des préparations qui peuvent résulter d'une modification de forme ou de composition des substances portées au Codex; et le Conseil général n'a jamais prononcé sur l'opportunité de l'introduction des nouveaux médicaments sans avoir pris l'avis d'une commission choisie, chaque année, parmi les chefs du service de santé des hôpitaux.

C'est encore dans l'intérêt bien entendu des malades que quelques limites ont été mises à l'emploi des matières sucrantes. S'il a paru juste de ne refuser aucun des remèdes actifs d'où peut dépendre le salut des malades, il n'a pas paru également nécessaire de laisser pleine liberté, lorsqu'il s'est agi des matières qui ne servent qu'à rendre le médicament plus agréable sans ajouter à ses effets. Bien que reconnaissant tout ce que l'emploi du sucre a d'agréable pour les malades, l'Administration s'est trouvée arrêtée par les limites de son propre budget, et elle s'est vue dans la nécessité de modérer une dépense utile, sans doute, mais qui n'était pas d'une indispensable nécessité, et qu'elle ne pouvait accorder sans mettre en souffrance d'autres parties plus importantes du service. Elle a posé d'ailleurs des limites assez larges, qui ont été consenties par la commission nommée chaque année, dans la réunion des chefs de service des hôpitaux.

La rédaction du *Formulaire* des hôpitaux a été ordonnée par le Conseil général, et elle a été faite par une commission nommée par lui et prise dans le service de santé. Ce travail aura pour résultat de donner plus de régularité et d'harmonie au service des pharmacies, de faciliter la bonne tenue de la comptabilité en posant une règle qui, à la vérité, admettra bien temporairement quelques exceptions, mais qui rendra en général les comptes plus simples et leur revision plus facile.

# PRÉFACE

## DE L'ÉDITION DE 1887

Le Formulaire de 1836 avait eu surtout pour but de faciliter la comptabilité des hôpitaux en matière de pharmacie. Le Formulaire actuel des hôpitaux militaires est rédigé dans le même sens. Ainsi compris, le Formulaire devient une sorte de petit Codex restreint à l'usage des hôpitaux.

Depuis 1836, la matière médicale s'est considérablement accrue, et le médecin, qui peut disposer aujourd'hui de substances si nombreuses et si variées, a besoin d'avoir présentes à l'esprit toutes les connaissances qui s'y rapportent.

Nous avons donc pensé qu'un Formulaire ne doit être ni un Codex ni un traité de pharmacie, et qu'il doit avoir pour but spécial de faciliter au médecin le moyen de formuler. Le diagnostic et le pronostic établis, le médecin, s'en rapportant à ses connaissances thérapeutiques, se décide pour une médication et, plus particulièrement, pour un agent de cette médication. Il doit alors *formuler*, c'est-à-dire déterminer la nature du remède, la forme sous laquelle il le fera pénétrer dans l'organisme, et la voie qu'il préfère pour l'absorption.

Pour répondre à ce but, le formulaire présent est ainsi composé :

Le médicament principal est pris tel qu'il arrive de la Pharmacie centrale. Il est décrit avec ses caractères physiques et chimiques. Le médecin peut ainsi s'assurer que le remède est bien celui qu'il veut employer. On y a ajouté les caractères de contrôles qui permettent de s'assurer s'il n'est ni altéré ni falsifié ; puis on a indiqué les substances avec lesquelles il est incompatible.

Ensuite se trouvent décrites toutes les formes pharmaceutiques sous lesquelles il est usité, en indiquant la proportion du remède contenue dans chacune d'elles. Enfin la même description a été faite pour les dérivés.

Le médecin trouve donc, rassemblées dans une courte notice, toutes les formes sous lesquelles il peut employer un médicament ; tandis que dans le Codex, dans les traités de pharmacie et dans les formulaires ordinaires, toutes ces formes différentes se trouvent dispersées dans l'ouvrage.

En outre, pour les médicaments principaux, il a établi des tables d'équivalence.

Dans ces conditions, le médecin qui veut formuler une ordonnance a sous les yeux tous les renseignements dont il a besoin. Cela lui évite un effort considérable de mémoire ; et l'indication des doses, donnée avec soin, lui permet de formuler sans appréhension les remèdes qu'il ne prescrit que rarement. Dans le cas même où les préparations officinales ne lui suffiraient pas, il est tout éclairé pour en formuler convenablement de magistrales.

Nous avons pensé que la quantité énorme de médicaments dont la médecine dispose aujourd'hui rendait nécessaire un semblable répertoire, pour que le médecin pût choisir en toute liberté le médicament qui lui convient, toutes les formes différentes de ce médicament lui étant présentées les unes à côté des autres. Les ordonnances y gagneront certainement en précision, et le service de la pharmacie en sera facilité.

On trouvera, en outre, dans ce Formulaire :

1° Un chapitre important sur la posologie, le poids des gouttes et même les unités électriques ;

2° Une liste de solutions pour injections sous-cutanées, solutions soit dans l'eau, soit dans la vaseline liquide, avec des renseignements sur le mode de dosage et de conservation de ces injections ;

3° Une liste des doses maxima pour les médicaments actifs, doses que le médecin ne devra pas dépasser sans spécifier qu'il le fait volontairement ;

4° Un tableau indiquant la nature et la quantité des réactifs qui seront délivrés pour les laboratoires des hôpitaux;

5° Des indications précises pour la désinfection des malades, de leurs effets, de leurs objets à usage, de leur linge, de leur literie, de leurs meubles et de leurs logements.

# NOTE

Les médicaments non inscrits au Formulaire ne sont délivrés par l'Administration qu'après l'avis de la Commission des remèdes nouveaux.

# FORMULAIRE

## PHARMACEUTIQUE

## DES HOPITAUX CIVILS

### PREMIÈRE SÉRIE

MATIÈRE MÉDICALE TIRÉE DU RÈGNE VÉGÉTAL
ET DU RÈGNE ANIMAL.

### ABSINTHE.

*Artemisia absinthium.* — Synanthérées-sénécionidées.

ORIGINE. — Plante indigène.

PARTIES EMPLOYÉES. — Feuille; sommités fleuries.

CARACTÈRES. — Renferme, entre autres principes : une huile volatile, l'essence d'absinthe, une résine verte et une autre amère, ainsi que de l'acide absinthique, combiné à la potasse et du tannin; enfin un principe amer appelé *absinthine.*

MODE D'ADMINISTRATION ET DOSES.

**Poudre :** à la dose de 8 grammes au plus.

**Infusion :** 16 grammes par litre. Codex, 50 grammes pour 1000.

**Extrait :** 1 à 5 grammes en pilules.

**Vin d'absinthe :** 30 grammes de feuilles pour 1000 de vin blanc.

**Eau distillée d'absinthe.**

**Décoction** pour l'usage externe.

Il fait partie de l'élixir de Stoughton.

**Substances incompatibles :** Sulfate de fer, sulfate de zinc, acétate de plomb, émétique.

# ACHE DES MARAIS.

*Apium graveolens.* — Ombellifères.

PARTIE EMPLOYÉE. — Racine.

CARACTÈRES. — Plante fortement aromatique ; l'une des cinq racines diurétiques ou espèces apéritives ; entre dans la composition du sirop des cinq racines.

# ACONIT NAPEL.

*Aconitum napellus.* — Renonculacées.

PARTIES EMPLOYÉES. — Feuilles, racine.

COMPOSITION. — Contient un alcaloïde, l'*aconitine*, un principe volatil âcre, de l'acide aconitique et une huile grasse.

### MODE D'ADMINISTRATION ET DOSES.

**Poudre de racine :** de 25 milligrammes à 1 décigramme par jour.

**Extrait aqueux :** de 25 à 40 milligrammes.

**Alcoolature de feuilles :** de 1 à 5 grammes et jusqu'à 8 grammes.

**Alcoolature et teinture de racines :** dose graduelle de 5, 10 et 20 gouttes.

**Extrait alcoolique de racines sèches :** de 8 à 10 centigrammes.

### ACONITINE.

L'aconitine existe principalement dans les *racines*.

F. éq. $C^{66}H^{43}Az\,O^{24} = 645$.   F. atom. $C^{33}H^{43}AzO^{12} = 645$.

CARACTÈRES. — Elle se présente sous la forme d'une poudre presque blanche et tout à fait amorphe, possédant une saveur amère et brûlante.

Très peu soluble dans l'eau pure, elle se ramollit dans l'eau bouillante et devient bien fluide, pour reprendre de nouveau l'état solide, après refroidissement.

Elle se dissout en quantité notable dans l'alcool, l'éther, la benzine, le chloroforme; toutes ces dissolutions, si l'aconitine est pure, doivent être incolores et transparentes.

ESSAI. — L'aconitine doit être entièrement soluble dans l'alcool et dans l'éther, et dans une dissolution d'acide tartrique peu concentré.

Avec l'acide phosphorique, elle donne, par la chaleur, une coloration d'abord rosée, qui devient peu à peu violacée; cette dernière teinte s'observe surtout sur les parois de la capsule, là où s'est évaporée une couche mince de liqueur acide. En continuant à chauffer, la coloration devient rouge brun et se fonce de plus en plus, pour devenir noire finalement. Une goutte d'une solution alcoolique ou éthérée très étendue d'aconitine, déposée sur la langue ou les lèvres, produit presque aussitôt une sorte d'engourdissement, suivi d'une sensation de brûlure et de fourmillement très caractéristique.

### MODE D'ADMINISTRATION ET DOSES.

*Usage interne.* — **Granules** d'un demi-milligramme.

**Solution** alcoolique, dans les proportions de 10 centigrammes pour 10 grammes de véhicule, ce qui donne 1 milligramme du principe actif pour 2 gouttes.

*Usage externe.* — **Pommade :** 10 centigrammes pour 30 grammes d'axonge ou de vaseline.

Sᴇʟs. — Le nitrate d'aconitine est le seul sel employé : dose, 1 demi-milligramme ; par jour, 2 milligrammes.

# AGARIC DE CHÊNE, AGARIC AMADOUVIER.

Oʀɪɢɪɴᴇ. — Fourni par le *Polyporus fomentarius* et par le *Polyporus igniarius* (Fries), champignons hyménomycètes.

MODE D'ADMINISTRATION ET DOSES.

Employé exclusivement à l'extérieur comme hémostatique.

# AGARIC BLANC.

*Boletus laricis.* — Champignons hyménomycètes.

MODE D'ADMINISTRATION ET DOSES.

**Poudre :** 25 décigrammes à 2 grammes et au delà.
Il fait partie de la thériaque et de l'élixir de longue vie.

# ALOÈS.

Oʀɪɢɪɴᴇ. — Suc épaissi, fourni par un grand nombre de variétés d'aloès (*Aloe socotrina, ferox, spicata*), des Liliacées.

Cᴏᴍᴘᴏsɪᴛɪᴏɴ. — Renferme une substance résineuse, une huile volatile, des sels et l'aloïne.

Cᴀʀᴀᴄᴛᴇ̀ʀᴇs. — L'aloès est entièrement soluble dans l'alcool.

MODE D'ADMINISTRATION ET DOSES.

**Poudre :** en grumeaux ou en pilules à la dose de 5 centigrammes à 1 gramme ; en teinture, 10 à 30 grammes.
Il entre dans la composition des pilules ante-cibum, des grains de santé du docteur Franck, des pilules d'Anderson ou écos-

saises, des pilules de Bontius, de l'élixir de longue vie, de l'élixir
de Garus et du baume du Commandeur.

Il est employé quelquefois à l'extérieur en teinture.

## AMANDES.

ORIGINE. — Semences de l'*Amygdalus communis*, Rosacées-amygdalées. Deux variétés : *amara* et *dulcis*.

CARACTÈRES. — Les amandes amères se distinguent des
autres par la présence d'une substance, nommée amygdaline, susceptible de donner, par l'action d'un ferment
nommé émulsine, naissance à deux principes actifs : l'essence d'amandes amères et l'acide cyanhydrique.

COMPOSITION. — Les amandes douces contiennent plus
de la moitié de leur poids d'huile fixe et près d'un quart
d'émulsine. Cette huile est un véhicule souvent employé
dans la préparation des liniments.

#### MODE D'ADMINISTRATION ET DOSES.

L'huile d'amandes douces entre dans la confection du cold-
cream, du cérat de Galien. Elle est employée comme laxatif
chez les enfants en bas âge, à la dose de 5 à 15 grammes.

On emploie quelquefois l'essence et l'eau distillée d'amandes
amères.

Les amandes douces, associées aux amandes amères, entrent
dans la composition du looch blanc du Codex, du looch huileux, du lait, de la poudre et de la pâte d'amandes, ainsi que du
sirop d'orgeat.

*Looch blanc.*

| | |
|---|---:|
| Amandes douces mondées....................... | 30,00 |
| — amères mondées............. .. | 2,00 |
| Sucre blanc................................ | 30,00 |
| Gomme adragante pulvérisée .............. | 0,50 |
| Eau distillée de fleur d'oranger............ | 10,00 |
| Eau distillée... ........................ | 120,00 |

*Sirop d'orgeat.*

Amandes douces......................... 500
    —        amères...................... 150
Sucre blanc............................ 3 000
Eau................................... 1 625
Eau de fleur d'oranger ................. 250

# AMIDON.

*Triticum sativum.* — Graminées.

ORIGINE. — Fécule du blé.

COMPOSITION. — Il a la même composition que tous ses congénères.

CARACTÈRES. — Il se reconnaît, comme eux, à la coloration bleu-violet que lui communique l'iode.

Au microscope, la forme de l'amidon indique sa provenance.

MODE D'ADMINISTRATION ET DOSES.

S'emploie à l'intérieur en **décoction,** 16 grammes par litre; en **lavement,** et aussi dans un bain, 500 grammes.

Il sert à faire le glycéré d'amidon.

*Glycéré d'amidon.*

Amidon en poudre....................... 10
Glycérine officinale .................. 140

# ANIS.

*Pimpinella anisum.* — Ombellifères.

PARTIE EMPLOYÉE. — Fruit.

ORIGINE. — Les meilleurs proviennent de Malte ou de Naples.

COMPOSITION. — Ces fruits contiennent de l'huile volatile, de la résine, de la stéarine et de la chlorophylle combinées, une huile grasse et nombre d'autres principes de moindre importance.

MODE D'ADMINISTRATION ET DOSES.

**Infusion :** 8 pour 1000; **teinture alcoolique :** 1 pour 5.

L'anis fait partie des espèces carminatives ; l'huile essentielle entre dans la préparation du baume anisé, avec le soufre, et de l'élixir parégorique.

## ARMOISE.

*Artemisia vulgaris.* — Synanthérées-sénécionidées.

**PARTIES EMPLOYÉES.** — Sommités fleuries et rhizome.

MODE D'ADMINISTRATION ET DOSES.

Sommités fleuries en **infusion** et à la dose de 4 grammes en poudre.

Rhizome à la dose de 8 grammes pour 1000 en **infusion.**

On prépare un **sirop** d'armoise et une **eau distillée.**

## ARNICA.

*Arnica montana.* — Synanthérées-sénécionidées.

**PARTIE EMPLOYÉE.** — Fleurs.

**COMPOSITION.** — Les fleurs contiennent de l'acide gallique, une résine, une huile et un alcaloïde.

MODE D'ADMINISTRATION ET DOSES.

Les fleurs d'arnica s'emploient en **infusion** à la dose de 3 grammes pour 500.

On emploie la teinture alcoolique pour usage externe (100 grammes de fleurs pour 500 d'alcool à 60 degrés).

**Substances incompatibles :** les solutions métalliques; huiles minérales; carbonate de magnésie.

## ASA FŒTIDA.

ORIGINE. — Gomme résine tirée du *Ferula Asa fœtida.*
Ombellifères.

LIEU D'ORIGINE. — Perse, Afghanistan.

PARTIE EMPLOYÉE. — Gomme-résine obtenue par incision de la partie supérieure de la racine vivace.

COMPOSITION. — Cette substance renferme, outre des gommes et différents composés organiques et minéraux, de la résine et une huile volatile spéciale. La résine se décompose en deux espèces : l'une soluble, l'autre insoluble dans l'éther. L'huile volatile, d'une odeur exaltée d'asa fœtida, possède une saveur d'abord douce, puis amère et âcre. Elle renferme du soufre et probablement du phosphore au nombre de ses éléments constituants.

CARACTÈRES. — L'Asa fœtida cède à l'alcool à 90 degrés 60 pour 100 de principes solides.

### MODE D'ADMINISTRATION ET DOSES.

L'asa fœtida se donne en nature à la dose de 50 à 60 centigrammes, en **pilules** ou en **émulsion.** En **lavement,** la dose est de 4 grammes.

La teinture alcoolique se prescrit à la dose de 2 grammes ; elle se prépare avec 100 grammes d'asa fœtida pour 500 d'alcool à 80 degrés.

**Incompatibles :** les sels métalliques, les acides, les préparations cyanhydriques.

## ASPERGE.

*Asparagus officinalis.* — Asparaginées.

PARTIES EMPLOYÉES. — Pointes d'asperges et racine.

COMPOSITION. — Les jeunes pousses d'asperge contiennent, parmi un grand nombre de matières sans importance, l'asparagine, $C^8H^8Az^2O^6$, et une matière extractive, qui lui donnent ses propriétés les plus apparentes.

#### MODE D'ADMINISTRATION ET DOSES.

On en prépare un sirop.

La racine d'asperge agit comme diurétique ; elle fait partie des cinq racines apéritives diurétiques.

**Infusion** et **décoction,** 20 grammes par litre.

On prépare un sirop avec le suc de pointes d'asperge.

L'asparagine se prescrit aux doses de 10 centigrammes à 1 gramme.

# AUNÉE.

*Inula helenium.* — Synanthérées.

LIEU D'ORIGINE. — *Plante indigène.*

PARTIE EMPLOYÉE. — Rhizome.

COMPOSITION. — Contient une matière amylacée particulière, l'inuline ; du tannin, une huile volatile, un principe incristallisable, appelé *hélénine.*

#### MODE D'ADMINISTRATION ET DOSES.

**Poudre :** à la dose de 40 centigrammes à 4 grammes.

**Décoction :** 8 grammes pour 1 litre d'eau.

**Vin d'aunée :** 30 grammes pour 1 litre de vin blanc ; 2 à 4 cuillerées dans les vingt-quatre heures.

L'*hélénine* se prescrit aux doses de 5 à 25 centigrammes.

Entre dans la composition de beaucoup de préparations, entre autres le sirop d'erysimum composé et le sirop d'armoise composé.

# AXONGE.

ORIGINE. — Graisse de porc. Saindoux.

CARACTÈRES. — L'axonge doit être blanche, légèrement grenue, de consistance ferme, variant suivant la température, sans odeur forte et sans caractère marqué.

ESSAI. — L'axonge ne doit avoir ni odeur forte, ni le goût de graisse rance.

L'axonge est quelquefois falsifiée avec des graisses inférieures, du sel marin ou de l'eau interposée.

Les graisses inférieures se reconnaissent par les modifications qu'elles apportent à la consistance, à la couleur, à la saveur et à l'odeur de l'axonge.

L'addition de sel marin se reconnaît aussi à la saveur. En ajoutant de l'eau et de l'azotate d'argent, on produit dans la solution aqueuse un précipité blanc caillebotté, abondant, insoluble dans l'acide azotique et soluble dans l'ammoniaque.

L'addition de l'eau se reconnaît par le pétillement qui se produit quand on projette une petite quantité d'axonge sur des charbons incandescents ou même en la faisant fondre dans un tube de verre gradué.

L'axonge s'altère par son exposition à l'air, dont elle absorbe l'oxygène. Elle ne doit pas être conservée dans des vases de cuivre, parce qu'elle peut former du stéarate et de l'oléate de cuivre. Ces sels se reconnaissent par la couleur verte qu'ils donnent à l'axonge.

*Axonge benzoïnée.*

| | |
|---|---|
| Axonge............................ | 1 000 |
| Benjoin............................ | 30 |

USAGE. — S'emploie à l'extérieur en frictions.

Elle entre dans la composition de l'emplâtre simple, de l'emplâtre vésicatoire et de l'emplâtre brun.

Elle s'emploie comme excipient pour les pommades.

## BAUME DE TOLU.

ORIGINE. — Extrait par incision du *Myroxylon toluifera*. Légumineuses-sophorées.

LIEU D'ORIGINE. — Amérique méridionale.

COMPOSITION. — Se compose d'une résine, d'une huile volatile, d'acide cinnamique et de cinnaméine.

CARACTÈRES. — Complètement soluble dans l'acide acétique froid, l'acétone, l'alcool, le chloroforme; insoluble dans la benzine et le sulfure de carbone.

### MODE D'ADMINISTRATION ET DOSES.

On en fait un sirop, des pastilles, une teinture éthérée pour inhalations. On l'émulsionne dans des potions.

Il fait partie de la teinture de benjoin; il entre dans les pilules de Morton et le baume nerval.

*Sirop de baume de Tolu.*

Baume de Tolu...................... 50
Eau ............................ 1 000

## BAUME DU PÉROU.

ORIGINE. — Extrait du *Myroxylon Pereira*. Légumineuses.

LIEU D'ORIGINE. — République de San Salvador.

CARACTÈRES. — Baume liquide, d'un brun très foncé, transparent, très âcre, très aromatique et d'une odeur très suave; incomplètement soluble dans l'alcool étendu, la benzine et l'éther; donnant un mélange limpide avec l'acide acétique, l'acétone, l'alcool absolu et le chloroforme.

Composition. — Le baume du Pérou se compose essentiellement d'une huile volatile (cinnaméine de Frémy), d'acide cinnamique et d'une résine considérée comme un hydrate de cinnaméine.

### MODE D'ADMINISTRATION ET DOSES.

A l'intérieur, en **pilules,** en **potion,** en **émulsion.** Doses de 1 à 2 grammes.

A l'extérieur, comme vulnéraire.

Il entre dans la composition du baume de vie d'Hoffmann.

# BELLADONE.

*Atropa belladona.* — Solanacées.

Parties employées. — Feuilles, racines, semences.

Composition. — Renferme des sels, de l'amidon, de la gomme, un alcaloïde volatil, belladonine (Hübschmann), de l'acide atropique (Richter) et de l'atropine.

On se sert habituellement de la feuille, mais la racine a les mêmes vertus. Cette dernière a l'inconvénient d'être très inégale dans ses effets. A deux ans, la racine est très active; mais elle perd beaucoup en vieillissant. La feuille plus uniforme doit être préférée.

### MODE D'ADMINISTRATION ET DOSES.

A l'intérieur, **poudre de feuilles récentes,** à la dose de 5 milligrammes à 5 ou 10 centigrammes, incorporée dans une masse pilulaire ou non.

Pour l'usage externe, on prépare de 'a **décoction** de belladone, à 50 pour 1 000, qu'on emploie en injections et en lotions.

L'**extrait** de belladone s'emploie aussi pour usage externe, soit simplement délayé dans l'eau, soit incorporé dans de la glycérine, de l'huile, de l'axonge, ou des pommades simples ou mercurielles (onguent napolitain belladoné).

Enfin la plante s'emploie en **fumigations aqueuses** ou en **cigarettes.**

## PRÉPARATIONS DE BELLADONE.

*Extrait de belladone avec le suc.*

Se prépare en exprimant le suc, en le soumettant à l'action de la chaleur, pour séparer l'albumine, et en l'évaporant au bain-marie.

Dose : 5 à 10 centigrammes.

*Extrait de belladone* (semences).

| | |
|---|---|
| Semences de belladone. .................... | 1 000 |
| Alcool à 60 degrés. ...................... | 6 000 |

Dose : 0,02 à 0,05.

### ALCOOLATURE DE BELLADONE.

| | |
|---|---|
| Feuilles fraîches de belladone............. | 1 000 |
| Alcool à 90 degrés. ...................... | 1 000 |

*Teinture de belladone.*

| | |
|---|---|
| Feuilles de belladone. ..................... | 100 |
| Alcool à 60 degrés....................... | 500 |

Dose : 0,50 en potion.

*Sirop de belladone.*

| | |
|---|---|
| Teinture de belladone. .................... | 7,5 |
| Sirop de sucre. ......................... | 92,5 |

Dose : 15 à 30 grammes.

## ATROPINE.

F. éq. $C^{34}H^{23}AzO^6$.  F. atom. $C^{17}H^{23}AzO^3$.

ORIGINE. — Existe en plus forte proportion dans les fruits, les feuilles et surtout dans les graines.

COMPOSITION. — L'atropine est une substance volatile, solide, cristallisée en aiguilles prismatiques soyeuses, incolores et transparentes, inodores et possédant une saveur âcre et très amère, soluble dans 200 parties d'eau froide, 50 parties d'eau chaude, 60 parties d'éther et 8 parties d'alcool à 90 degrés. Les sels d'atropine sont plus solubles que l'alcaloïde libre. — Celui-ci est faiblement lévogyre.

ESSAI. — Une dissolution un peu concentrée d'atropine dans les acides donne avec le chlorure de platine un précipité couleur isabelle; avec le chlorure d'or un précipité jaune-citron, qui devient peu à peu cristallin; avec l'iodure double de mercure et de potassium un précipité blanc, et avec l'iodure de potassium iodé un précipité brun-kermès.

Un centigramme d'atropine, mélangé dans un petit tube à essai avec 10 centigrammes de bichromate de potasse réduit en poudre et cinq à six gouttes d'acide sulfurique concentré, donne, lorsqu'on chauffe très légèrement le mélange, une odeur benzoïque très manifeste et caractéristique.

L'atropine ne prend aucune coloration spéciale au contact des acides minéraux concentrés, comme cela s'observe avec quelques autres alcaloïdes.

#### MODE D'ADMINISTRATION ET DOSES.

L'atropine s'administre, à l'intérieur, en granules d'un demi-milligramme et 1 milligramme.

Dans la pratique, l'alcaloïde pur cède peu à peu la place à l'une de ses combinaisons salines : le sulfate d'atropine.

A l'extérieur, on emploie le sulfate d'atropine en collyres, pommades, glycéré, etc.

*Collyre.*

Eau bouillie...................... 10ᵍ,00
Sulfate d'atropine. ................  0 ,02

*Solution pour injection sous-cutanée.*

Eau bouillie...................... 10 gr.
Sulfate d'atropine................  0ᵍ,01 à 0ᵍ,03

# BENJOIN.

Origine. — Extrait du *Styrax benzoïn*. Styracinées.

Caractères. — Baume solide, formé de deux résines associées à des traces d'huile volatile et à de l'acide benzoïque, 12 à 18 pour 100.

On trouve deux espèces de benjoin ; la première, dite en larmes, amygdaloïde, sous la forme de masses solides, de larmes blanches, à cassure polie et brillante ; la seconde, ou benjoin en sorte, dont la cassure est d'un brun rougeâtre, et qui est mêlée d'impuretés.

Le benjoin a une odeur très suave, une saveur douce d'abord, mais qui irrite ensuite la gorge ; il est soluble dans l'alcool et précipite par l'eau et les acides. On en retire l'acide benzoïque par la sublimation.

### MODE D'ADMINISTRATION ET DOSES.

Le benjoin entre dans la composition du baume du Commandeur et dans celle des clous fumants. On en fait aussi une teinture simple.

*Teinture de benjoin.*

Benjoin............................... 100
Alcool à 80 degrés................... 500

*Baume du Commandeur.*

| | |
|---|---|
| Baume d'angélique. | 1 |
| Sommités fleuries d'hypéricum. | 2 |
| Alcool à 80 degrés. | 72 |
| Aloès. | 1 |
| Myrrhe. | 1 |
| Oliban. | 1 |
| Baume de Tolu. | 6 |
| Benjoin. | 6 |

L'eau virginale, qui sert à la toilette, est ordinairement obtenue avec de la teinture de benjoin précipitée par l'eau.

# BOURRACHE.

*Borrago officinalis.* — Borraginées.

PARTIES EMPLOYÉES. — Feuilles, fleurs.

#### MODE D'ADMINISTRATION ET DOSES.

On en préparait une eau distillée, un suc et un extrait, tombés en désuétude.

Elle s'emploie en **infusion :** 10 grammes pour 1 litre.

# BUCHU OU BUCCO.

*Diosma crenata.* — Rutacées.

PARTIES EMPLOYÉES. —Feuilles; ressemblant au séné, sauf qu'elles sont dentées.

LIEU D'ORIGINE. — Cap de Bonne-Espérance.

COMPOSITION. — Renferment une huile volatile jaune pâle, 1,5 pour 100 de la gomme, de l'acide salicylique et un principe douteux, la diosmine.

#### MODE D'ADMINISTRATION ET DOSES.

S'emploie en **infusion :** 20 grammes par litre.

# CACAO.

ORIGINE. — Semences du *Theobroma Cacao*. Malvacées-byttnériacées.

COMPOSITION. — Ces semences renferment une matière grasse, le beurre de cacao, et une substance azotée analogue à celles du thé et du café, la théobromine, $C^7H^8Az^4O^2$.

CARACTÈRES. — Le beurre de cacao, d'une consistance de suif et d'un blanc jaunâtre, retient l'odeur et la saveur du cacao grillé. Il est entièrement soluble dans l'éther.

### MODE D'ADMINISTRATION ET DOSES.

Il sert à la confection des suppositoires, des pommades, des liniments ; il peut encore servir d'excipient aux substances qu'on veut introduire sous forme pilulaire. Il faut éviter de l'associer à la glycérine, qui ne forme avec lui qu'un mélange instable et s'en sépare par le refroidissement.

# CACHOU.

ORIGINE. — Extrait de l'*Acacia catechu*. Légumineuses.

CARACTÈRES. — Le cachou doit être d'un brun rougeâtre, d'une saveur astringente particulière, en pains du poids de 100 à 125 grammes. La cassure est terne, ondulée et souvent marbrée; il offre sur sa surface déprimée des glumes de riz.

COMPOSITION. — Il contient un produit spécial, l'acide catéchique, 12 à 60 pour 100, ou catéchine; le tannin de cachou, 40 à 56 pour 100, ou acide cachutannique, lequel précipite en vert noirâtre les persels de fer.

MODE D'ADMINISTRATION ET DOSES.

Le cachou s'emploie sous forme de **bols** ou de pastilles, à la dose de 60 centigrammes à 4 grammes. On l'emploie aussi en **infusion**, 10 grammes par litre, en **teinture** et en **poudre**.

Il entre dans la composition de la thériaque, du diascordium et dans presque toutes les formules astringentes.

**Incompatibles :** les sels minéraux, les matières albumineuses, les alcaloïdes ; tout ce qui précipite le tannin.

*Teinture de cachou.*

| | |
|---|---|
| Cachou............................................ | 1 |
| Alcool à 60 degrés................................ | 5 |

*Sirop de cachou.*

| | |
|---|---|
| Cachou............................................ | 2,5 |
| Sirop de sucre.................................... | 97,5 |

# CADE (HUILE DE).

ORIGINE. — Oxycèdre ou Cade, *Juniperus oxycedrus.* Conifères.

PARTIE EMPLOYÉE. — L'huile de cade est un produit liquide, brun, noirâtre, obtenu par distillation à feu nu.

MODE D'ADMINISTRATION ET DOSES.

Employé à l'extérieur comme caustique, dose : 1 à 20 gouttes.
*Nota.* — On ne trouve plus guère dans le commerce que la *fausse huile de cade*, produit des pins et des sapins.

# CAFÉ.

ORIGINE. — Semences du *Coffea arabica.* Rubiacées.
COMPOSITION. — Ces semences, formées d'un embryon

très petit et d'un périsperme corné, contiennent : des substances ternaires dérivées de la cellulose, des matières albuminoïdes, des principes minéraux, de la caféine : $C^{16}H^{10}Az^4O^4$, de l'acide caféique en combinaison avec de la caféine et de la potasse, une essence concrète et une huile volatile aromatique fluide, une matière grasse fixe; enfin un glucoside, l'acide cafétannique, qui ne précipite pas la gélatine et précipite en vert les sels ferriques.

La torréfaction modifie notablement cette composition.

Il se forme deux nouveaux principes, l'un brun et amer, l'autre huileux, volatil et brun, appelé *caféone*.

#### MODE D'ADMINISTRATION ET DOSES.

Le café torréfié s'administre le plus souvent en **infusion** aqueuse et en **décoction :**

Pour l'**infusion**, 15 grammes pour 100 d'eau ;

Pour la **décoction**, 7 grammes pour 100 d'eau et 25 de sucre.

### CAFÉINE.

$$C^{16}H^{10}Az^4O^4.$$

COMPOSITION. — Alcaloïde extrait d'abord du café, qui en renferme 0,8 à 1 pour 100; trouvé plus tard dans le *Paullinia sorbilis* (Guarana) : 5 pour 100; dans l'*Ilex paraguiensis* (Maté) : 1,85 pour 100; dans le thé : 2 à 4 pour 100; et plus récemment dans la noix de Kola (*kola acuminata*), qui en renferme des proportions relativement considérables (2,34 pour 100).

CARACTÈRES. — Cet alcaloïde se présente en belles aiguilles blanches, soyeuses, longues, ténues, inodores, d'une saveur amère, solubles dans 93 parties d'eau, 27 d'alcool et 300 d'éther, 9 de chloroforme, très solubles dans l'eau bouillante.

Le tannin précipite ses solutions en blanc, le chlorure de platine les précipite en jaune. C'est une base faible.

### MODE D'ADMINISTRATION ET DOSES.

On emploie surtout les sels de caféine et notamment le citrate.

### CITRATE DE CAFÉINE.

CARACTÈRES. — Ce sel cristallise en longues aiguilles blanches, satinées, très solubles dans l'eau. Il contient un équivalent de caféine, 2 équivalents d'eau et 3 équivalents d'acide citrique.

### MODE D'ADMINISTRATION ET DOSES.

Il est prescrit à la dose de 50 centigrammes à 2 grammes, en sirops, en pilules ou en potion.

Les sels de caféine sont peu stables ; c'est pourquoi on a proposé quelques combinaisons mieux définies et d'une grande solubilité : le cinnamate, le salicylate et le benzoate double de soude et de caféine.

## CAMOMILLE ROMAINE.

*Anthemis nobilis.* — Synanthérées.

PARTIE EMPLOYÉE. — Fleurs.

COMPOSITION. — Contiennent une matière grasse, de la chlorophylle, de l'acide tannique, une huile volatile, plusieurs substances amères, de l'albumine et des sels.

On obtient l'huile de camomille camphrée en dissolvant 10 grammes de camphre dans 90 grammes d'huile de camomille.

MODE D'ADMINISTRATION ET DOSES.

Les fleurs de camomille s'emploient **en infusion** et en **décoction :** 5 grammes par litre.

Les fleurs sèches servent à la préparation de l'huile de camomille.

Fleurs de camomille. . . . . . . . . . . . . . . . . . . . . . . 10
Huile d'olive. . . . . . . . . . . . . . . . . . . . . . . . . . . . . . . 100

# CAMPHRE.

ORIGINE. — Huile volatile concrète obtenue à l'aide d'incisions faites au *Laurus camphora* (Laurinées).

COMPOSITION. — Cette essence a pour formule $C^{20}H^{16}O^{2}$.

CARACTÈRES. — Le camphre est blanc, transparent, cristallin, son odeur est très forte et très pénétrante, sa saveur âcre et aromatique ; il est plus léger que l'eau, fusible à 175 degrés ; il est peu soluble dans l'eau (1/870), très soluble dans l'alcool, l'éther, le chloroforme, le sulfure de carbone, les huiles grasses, les huiles essentielles et les acides.

Le camphre se rencontre aussi dans une foule de plantes de la famille des Laurinées, des Labiées, des Amomacées, etc.

Le stéaroptène du *Laurus camphora* est la sorte commerciale la plus importante. Seul il dévie à droite le plan de polarisation, tandis que les autres variétés de camphre le dévient à gauche ou n'ont aucune influence sur lui.

MODE D'ADMINISTRATION ET DOSES.

La dose, pour l'usage interne, doit être de 50 centigrammes à 1 gramme. On administre le camphre en **pilules** et en **émulsions.**

On prépare :
Une **eau camphrée** (2 pour 1000) ;
Un **alcool camphré** (10 pour 100 d'alcool à 90 degrés) ;
Une **eau-de-vie camphrée** (1 pour 39 d'alcool à 60 degrés) ;
Une **teinture éthérée** (1 pour 10) ;
Un **vinaigre camphré** (25 pour 1000) ;
Une **huile camphrée** (10 pour 100) ;
Une **pommade** (1 pour 5).

Le camphre entre dans l'*eau sédative* ou *lotion ammoniacale camphrée* (ammoniaque, 60 ; alcool camphré, 10 ; chlorure de sodium, 60 ; eau distillée, 1000).

Il entre encore dans le vinaigre des quatre voleurs ou antiseptique, l'élixir parégorique ou teinture d'opium camphrée, l'emplâtre de minium ou de Nuremberg, etc.

### CAMPHRE MONOBROMÉ.

Bromure de camphre.

CARACTÈRES. — Longs prismes transparents, cassants, ayant l'odeur, la saveur de l'essence de térébenthine camphrée ; très soluble dans l'alcool, l'éther, le sulfure de carbone.

Il fond à 77 degrés et bout vers 274 degrés.

MODE D'ADMINISTRATION ET DOSES.

En **pilules** de 10 centigrammes à 1 gramme.

### CANNELLE DE CEYLAN.

*Laurus cinnamomum.* — Laurinées.

PARTIE EMPLOYÉE. — Ecorce.
COMPOSITION. — Elle renferme une huile volatile, du

tannin en abondance combiné avec une matière azotée, du mucilage, une matière colorante, une résine, de l'acide cinnamique, de l'amidon.

MODE D'ADMINISTRATION ET DOSES.

La cannelle s'administre en **poudre**, à la dose de 60 centigrammes à 1 gramme et jusqu'à 2 grammes.

On en prépare une **eau distillée** (1 pour 4 de produit), qui se donne à la dose de 30 à 60 grammes ; une **teinture** (1 pour 5 d'alcool à 80 degrés), qui se donne à la dose de 4 à 8 grammes.

Enfin, la cannelle entre dans beaucoup de préparations : eau de mélisse composée, sirop antiscorbutique, thériaque, laudanum de Sydenham, etc.

Elle entre dans la *potion cordiale des hôpitaux.*

| | |
|---|---:|
| Vin rouge........................ .... ......... | 125 |
| Sirop de sucre........................... | 30 |
| Teinture de cannelle...................... | 8 |

# CANTHARIDE.

*Cantharis vesicatoria.* — Insectes coléoptères.

COMPOSITION. — Les cantharides donnent à l'analyse :
Une huile verte, insoluble dans l'eau, soluble dans l'alcool, non vésicante ;

Une matière noire, soluble dans l'eau, insoluble dans l'alcool, non vésicante ;

Une matière jaune, soluble dans l'eau et dans l'alcool ;

Un principe huileux volatil et vésicant, auquel est due l'odeur pénétrante de la cantharide ;

La *cantharidine*, principe actif ;

Des acides phosphorique et acétique libres ;

Des phosphates de chaux et de magnésie ;

De la chitine, substance formant le squelette des insectes.

CARACTÈRES. — Les cantharides exhalent une odeur piquante, fétide, nauséabonde.

### MODE D'ADMINISTRATION ET DOSES.

On se sert de la poudre isolée ou incorporée dans des masses emplastiques, des solutions huileuses ou graisseuses, des teintures alcoolique et éthérée, de l'extrait alcoolique ou éthéré et de la cantharidine.

La **poudre** se donne, à l'intérieur, à la dose de 25 milligrammes à 10 centigrammes, en pilules ou dans un liquide doux et mucilagineux.

La **teinture alcoolique** se prescrit à la dose de 5, 10 et 20 gouttes, en potion ou dans un véhicule approprié.

La cantharide entre surtout dans des préparations pour l'usage externe.

*Emplâtre vésicatoire.*

| | |
|---|---:|
| Résine élémi............................ | 100 |
| Huile d'olive............................. | 40 |
| Onguent basilicum. ....................... | 300 |
| Cire jaune................................ | 400 |
| Cantharides en poudre fine................ | 420 |

*Pommade épispastique verte.*

| | |
|---|---:|
| Cantharides en poudre fine................ | 1 |
| Cire blanche.............................. | 4 |
| Onguent populéum......................... | 28 |

*Teinture alcoolique de cantharides.*

| | |
|---|---:|
| Cantharides.............................. | |
| Alcool à 80 degrés........................ | 10 |

*Teinture éthérée de cantharides.*

| | |
|---|---:|
| Cantharides. ............................. | 1 |
| Ether acétique, .......................... | 10 |

*Huile de cantharides.*

Cantharides................................... 1
Huile d'olive................................. 10

## CANTHARIDINE.

F. éq. $C^{20}H^{12}O^8$. = 196      F. atom. $C^{10}H^{12}O^4$ = 196.

CARACTÈRES. — La cantharidine se présente en petits prismes quadrilatères, souvent très aplatis, incolores et inodores, d'une saveur excessivement âcre.

Elle est sans action sur le papier de tournesol; soumise à une température de 120 degrés, elle se sublime en aiguilles; si l'on chauffe davantage, elle entre en fusion.

A l'état de pureté, elle est tout à fait insoluble dans l'eau; ses dissolvants sont l'alcool, surtout à chaud, l'éther et le chloroforme, et principalement les liqueurs alcalines de potasse et de soude, avec lesquelles elle forme des cantharidates.

ESSAI. — La cantharidine pure, étant insoluble dans le sulfure de carbone, ne doit rien céder à ce véhicule.

Chauffée sur une lampe de platine, elle doit disparaître sans laisser de résidu.

### MODE D'ADMINISTRATION ET DOSES.

La cantharidine pourrait être employée aux mêmes usages interne et externe que l'insecte qui la fournit; mais elle est peu usitée.

La **pommade** de cantharidine est formée de 5 centigrammes du principe actif dans 30 grammes d'axonge ou de vaseline.

# CAPILLAIRE DU CANADA.

*Adiantum pedatum.* — Fougères.

Partie employée. — Feuilles.

Composition. — La capillaire du Canada renferme des acides tannique et gallique, un extractif amer et une huile volatile.

### MODE D'ADMINISTRATION ET DOSES.

On emploie la plante en **infusion** (10 grammes par litre) et on en fait un sirop (1 pour 15 d'eau bouillante).

# CARRAGAHEEN.

Mousse perlée. *Chondrus crispus.* — Algues.

Composition. — Le *Chondrus crispus* est en grande partie formé d'une gelée végétale, analogue à la *pectine*, nommée *carragahéenine ;* il renferme aussi de l'amidon, de l'acide oxalique, des combinaisons de soufre, de chlore, de brome, d'iode, de phosphore, potasse et chaux, etc.

### MODE D'ADMINISTRATION ET DOSES.

On l'administre sous forme de **gelée** ou de **décoction**. La tisane se prépare avec 5 grammes pour 1 litre.

# CASSE OFFICINALE.

*Cassia fistula.* — Légumineuses.

Origine. — Ethiopie.

Partie employée. — Le cassier donne d'énormes gousses cylindriques, connues sous le nom de casse en bâtons, lesquelles renferment entre leurs fausses cloisons une pulpe noire, sucrée, fade, un peu nauséeuse.

### MODE D'ADMINISTRATION ET DOSES.

Cette pulpe se donne à la dose de 30 à 60 grammes pour purger un adulte ; purifiée, elle se prescrit à doses moins élevées.

La confection de casse se donne à la dose de 8 à 30 grammes.

## CASTORÉUM.

ORIGINE. — Produit sécrété par le *Castor fiber*. Mammifères rongeurs.

PARTIE EMPLOYÉE. — Le castoréum est fourni par deux poches qui accompagnent les organes génitaux du castor.

COMPOSITION. — Il renferme une huile volatile, de la résine, de la castorine, des matières albuminoïdes, du carbonate de chaux, et d'autres substances.

L'huile volatile a l'odeur du castoréum et un goût amer âcre. La castorine est une substance grasse, cristalline, non saponifiable. La résine a un goût âcre et amer et une odeur assez légère.

### MODE D'ADMINISTRATION ET DOSES.

Le castoréum se donne en **pilules** ou **bols**, à la dose de 50 centigrammes à 1 gramme ; il se donne aussi sous forme de **teinture** et en **lavements**.

La **teinture de castoréum** se donne à la dose de 4 à 12 grammes ; elle s'obtient avec 1 gramme pour 10 d'alcool à 80 degrés.

La **poudre de castoréum** entre dans la préparation des pilules de cynoglosse.

# PETITE CENTAURÉE.

*Erythræa centaurium.* — Gentianées.

PARTIE EMPLOYÉE. — Sommités fleuries.

### MODE D'ADMINISTRATION ET DOSES.

Se prennent en **infusion** à la dose de 10 grammes pour 1 litre.

# CERISE.

*Prunus (cerasus) caproniana.* — Rosacées-prunées.

PARTIE EMPLOYÉE. — Pédoncule.

### MODE D'ADMINISTRATION ET DOSES.

Le suc, exprimé du fruit, sert à préparer un sirop. Le pédoncule desséché, ou **queue de cerise**, légèrement astringent par son tannin, sert à préparer une tisane (20 grammes par litre en infusion).

# CÉVADILLE.

*Veratrum officinale.* — Colchicacées.

PARTIE EMPLOYÉE. — Semences.

COMPOSITION. — Elle renferme : une matière grasse, composée d'oléine, stéarine et acide cévadique ; une cire, une matière colorante jaune, et un alcaloïde, la vératrine.

La cévadille est très peu usitée ; elle sert surtout à obtenir la vératrine.

## VÉRATRINE.

$$F.\ \text{éq.}\ C^{64}H^{52}Az^2O^{16}.\qquad F.\ \text{atom.}\ C^{32}H^{52}AzO^8 = 1184.$$

CARACTÈRES. — Cet alcaloïde se présente sous la forme d'une poudre blanche formée de petits prismes rhomboïdaux.

La vératrine a une saveur excessivement âcre, et, mise en contact, en quantité même extrêmement petite, avec la muqueuse nasale, elle provoque aussitôt de violents éternuements.

Elle est à peine soluble dans l'eau, même bouillante; elle se dissout dans 4 à 5 parties d'alcool à 90 degrés, elle est aussi très soluble dans l'éther et le chloroforme.

Elle sature les acides et donne un sulfate, un nitrate et un chlorhydrate cristallisés.

La potasse et l'ammoniaque la précipitent de ses dissolutions acides.

ESSAI. — La vératrine, qui a été obtenue en se conformant strictement au procédé de la Pharmacopée, doit se présenter sous la forme d'une matière incolore et complètement soluble dans l'éther.

Il importe donc de vérifier le degré de cette solubilité.

Une parcelle de vératrine pure, mise avec 10 grammes d'acide sulfurique pur, lui communique d'abord une teinte jaune, qui devient bientôt rouge sanguin et persistante.

Quelques centigrammes de vératrine, ajoutés à 10 centimètres cubes d'acide chlorhydrique pur, y développent, à la température de l'ébullition, une teinte rouge-pourpre très belle.

*Pilules.*

| | |
|---|---|
| Vératrine. . . . . . . . . . . . . . . . . . . . . . . . . . . . . . . . . . . . . | 0,06 |
| Poudre de gomme arabique. . . . . . . . . . . . . . . . | 3,00 |
| Sirop. . . . . . . . . . . . . . . . . . . . . . . . . . . . . . . . . . . . . . | Q. S. |

      Pour 12 pilules, de 1 à 3 par jour.

*Solution.*

| | |
|---|---|
| Sulfate de vératrine. . . . . . . . . . . . . . . . . . . . . . . | 0,05 |
| Eau distillée. . . . . . . . . . . . . . . . . . . . . . . . . . . . . . | 60,00 |

      Dose : de 1 à 3 cuillerées à café.

*Pommade.*

| | |
|---|---|
| Vératrine. . . . . . . . . . . . . . . . . . . . . . . . . . . . . . . . | 0,05 |
| Vaseline. . . . . . . . . . . . . . . . . . . . . . . . . . . . . . . . . | 4,00 |

# CHÊNE (ÉCORCE DE).

**PARTIE EMPLOYÉE.** — *Ecorce* du *Quercus robur* et du *Quercus Ilex.* Amentacées-cupulifères.

**COMPOSITION.** — Elle contient : acide tannique et tannate de chaux, magnésie et potasse ; acide gallique, sucre incristallisable, pectine et ligneux. On a signalé aussi la quercine, matière cristalline, analogue à la salicine.

**MODE D'ADMINISTRATION ET DOSES.**

L'**écorce** de chêne est réservée surtout pour l'usage externe.

La **poudre** est très fréquemment employée pour usage externe, de même que la **décoction.**

On l'administre aussi en **gargarismes,** en **injections** et en **lotions.**

*Gargarisme astringent.*

| | |
|---|---|
| Infusion d'écorce de chêne. . . . . . . . . . . . . . . . . . | 200 |
| Sirop d'écorce d'orange amère. . . . . . . . . . . . . . . | 50 |
| Alun. . . . . . . . . . . . . . . . . . . . . . . . . . . . . . . . . . . . | 5 |

# CHICORÉE SAUVAGE.

*Cichorium intybus.* — Synanthérées-chicoracées.

**PARTIES EMPLOYÉES.** — Feuilles, racines.

### MODE D'ADMINISTRATION ET DOSES.

On emploie la décoction de racines à la dose de 30 grammes par litre, et celle de feuilles à la dose de 10 grammes par litre.

# CHIENDENT.

*Triticum repens.* — Graminées.

**PARTIE EMPLOYÉE.** — Rhizome.
**CARACTÈRES.** — Saveur douce, un peu sucrée.

### MODE D'ADMINISTRATION ET DOSES.

La **décoction** est très usitée, à la dose de 20 grammes par litre.

# CIGUË OFFICINALE.

*Conium maculatum.* — Ombellifères (indigène).

**PARTIES EMPLOYÉES.** — Feuilles, semences.
**COMPOSITION.** — Donne à l'analyse : cicutine ou conicine, acide conéique, une huile volatile, une résine, une matière colorante, de l'albumine, ligneux et sels.

### MODES D'ADMINISTRATION ET DOSES.

La ciguë s'emploie à l'intérieur en **poudre,** à la dose de 2 grammes par jour; le **suc frais,** à la dose de 60 centigrammes à 2 grammes; l'**extrait,** en pilules de 5 à 10 centigrammes.

A l'extérieur, l'**emplâtre** de ciguë (2 000 grammes de feuilles fraîches de ciguë pour 2 500 grammes de substances).

On prépare aussi un emplâtre avec l'extrait de ciguë.

**Huile de ciguë** (1 000 de feuilles fraîches pour 2 000 d'huile d'olive).

**Teinture de ciguë** (100 de feuilles pour 500 d'alcool à 60 degrés).

## CICUTINE OU CONICINE.

F. éq. $C^{16}H^{17}Az$.　　F. atom. $C^{8}H^{17}Az = 127$.

ORIGINE. — On l'extrait des semences de la grande ciguë (*Conium maculatum*).

CARACTÈRES. — Se présente sous forme d'un liquide alcalin, huileux, jaunâtre ou presque incolore, volatil, miscible avec l'alcool absolu, la benzine, le chloroforme et l'éther, capable de dissoudre le soufre et le phosphore.

La cicutine possède une odeur vireuse, forte et pénétrante, intermédiaire entre celle du tabac et de la souris, une saveur âcre, analogue à celle du tabac.

Les sels de cicutine sont cristallisables et déliquescents, non volatils, solubles dans l'alcool.

### MODE D'ADMINISTRATION ET DOSES.

La cicutine est très peu usitée. Deux de ses sels sont employés : le chlorhydrate (77 pour 100 de cicutine) et le bromhydrate (61,06 pour 100 de cicutine).

Le bromhydrate se présente en prismes rhomboïdaux droits, et se dissout dans 2 parties d'eau ou d'alcool. On l'administre à la dose de 5 à 15 centigrammes, en **potion**, en **sirop**, en **solution** ou en **granules**.

Pour l'usage externe : **glycéré** et **pommade**, 2 pour 100.

# COCA.

*Erythroxylum coca.* — Érythroxylées.

PARTIE EMPLOYÉE. — Feuilles.

CARACTÈRE. — La disposition des nervures est caractéristique; la nervure pétiolaire assez prononcée à la face inférieure fournit des deux côtés des petites nervures secondaires, qui ne tardent pas à s'anastomoser et à former deux ou trois séries d'arcades qui rappellent assez bien par leur disposition celle des artères mésentériques.

### MODE D'ADMINISTRATION ET DOSES.

**Infusion** de coca : 10 grammes pour 150 d'eau bouillante.

**Extrait aqueux :** 2 grammes par jour.

**Pastilles** contenant chacune 20 centigrammes de **poudre de feuilles :** 5 à 10 par jour.

**Vin de coca :** 60 grammes de feuilles pour 1 000 de vin de grenache.

## COCAÏNE.

F. éq. $C^{34}H^{21}AzO^8 + 2HO$.        F. atom. $C^{17}H^{21}AzO^4 + H^2O$.

CARACTÈRES. — La cocaïne cristallise en prismes à six pans incolores, inodores, de saveur amère et alcaline; soluble dans 704 parties d'eau, plus soluble dans l'alcool et mieux dans l'éther; se combine aux acides pour former des sels.

## CHLORHYDRATE DE COCAÏNE.

$C^{34}H^{20}ClAzO^8$.

Solution de chlorhydrate de cocaïne :

Eau distillée............................... 50 gr.
Cocaïne pure............................... 1

Dissolvez à chaud, puis ajoutez, goutte à goutte, de l'acide chlorhydrique pur jusqu'à dissolution complète ; versez ensuite, goutte à goutte, la solution suivante :

> Eau distillée.......................... 20 gr.
> Carbonate de soude pur.................. 5

Jusqu'à neutralisation au tournesol ; filtrez et conservez dans un flacon noir à l'émeri.

MODE D'ADMINISTRATION ET DOSES.

Ce sel s'administre à l'extérieur :
Pour l'anesthésie de l'œil, solution, 2 pour 100, 2 ou 3 gouttes ;
—        du larynx, 10 pour 100 ;
—        du pharynx, 10 à 20 pour 100 ;
—        des fosses nasales, 20 pour 100 ;
—        de l'oreille moyenne, 20 pour 100 ;
—        de l'urètre, 20 pour 100, 2 à 3 centimètres cubes.

A l'intérieur, en injections sous-cutanées pour anesthésie locale, 10 à 30 milligrammes ; ingéré par l'estomac, 15 milligrammes, 1 ou 2 fois par jour.

# COCHLÉARIA.

*Cochlearia officinalis.* — Crucifères (indigène).

**PARTIE EMPLOYÉE.** — Plante fraîche.

**CARACTÈRE.** — Les feuilles radicales sont en forme de cœur arrondi.

MODE D'ADMINISTRATION ET DOSES.

**Eau distillée de cochléaria.**
Le cochléaria fait partie du sirop de raifort composé.

**Alcoolat de cochléaria.**

(Feuilles, 9 parties, alcool à 80 degrés, 6 parties. On retire
5 parties de produit par la distillation.)

# COING.

*Cydonia vulgaris.* — Rosacées-pomacées.

## PARTIES EMPLOYÉES. — Fruit et semences.

### MODE D'ADMINISTRATION ET DOSES.

**Mucilage** de semences : semences, 1 partie, pour eau distillée, 10.
**Sirop de coings :** suc de coings, 1000 ; sucre, q. s.

# COLCHIQUE.

*Colchicum autumnale.* — Colchicacées.

## PARTIES EMPLOYÉES. — Fleurs, semences, bulbes.

### MODE D'ADMINISTRATION ET DOSES.

**Extrait de colchique,** 0,05 ;
**Alcoolature de colchique,** fleurs et semences (parties égales).
Doses : xv à xxv gouttes.
**Teinture de semences :**

Semences de colchique........ ...............     1
Alcool à 60 degrés.................... .. .....     5
    Dose : xv à xxv gouttes.

**Vin de colchique :**

Bulbes frais de colchique...................     100
Vin de Grenache........... .............     1000
    Dose : 50 à 100 grammes.

**Vinaigre de colchique :**

Bulbes frais de colchique incisés.......... . .. 200
Acide acétique. .........................,.. 20
Vinaigre blanc............................ 980

Les bulbes de colchique sont arrachés avant la floraison, à la fin de juin et juillet.

## COLCHICINE.

$C^{17}H^{23}AzO^6$.

CARACTÈRES. — Alcaloïde, principe actif du colchique, plus abondant dans les semences; se présente en poudre d'un blanc jaunâtre, d'amertume persistante, soluble dans l'eau, l'alcool et le chloroforme.

MODE D'ADMINISTRATION ET DOSES.

En **pilules :** Dose : un demi-milligramme.

## COLOMBO.

*Chasmanthera palmata.* — Ménispermées.

PARTIE EMPLOYÉE. — Racine.

MODE D'ADMINISTRATION ET DOSES.

**Infusion de colombo** (10 grammes par litre).
**Teinture de colombo** (1 pour 5).

## CONSOUDE.

*Symphitum officinale.* — Borraginées (indigène).

PARTIE EMPLOYÉE. — Racine.
COMPOSITION. — Elle renferme un peu d'acide gallique,

et un mucilage visqueux; son infusion colore en vert
brunâtre les persels de fer.

Fait partie du baume de Fioravanti.

MODE D'ADMINISTRATION ET DOSES.

Sirop de grande consoude.

# COPAHU.

ORIGINE. — Oléo-résine de plusieurs espèces de *Copai-
fera*. — Légumineuses-césalpiniées.

CARACTÈRES. — Le baume de copahu a la consistance et la couleur ambrée de l'huile d'olive, transparent
et presque toujours un peu fluorescent, d'une odeur
spéciale, aromatique et désagréable, d'une saveur âcre,
tenace et nauséeuse ; se colore, s'épaissit et parfois
même cristallise en vieillissant ; sa densité varie de 0,950
à 0,990.

Insoluble dans l'eau, soluble en partie dans l'alcool
anhydre, l'éther, les huiles fixes et volatiles. Sa résine se
combine avec les bases alcalino-terreuses et forme avec
elles des copahivates. Il devient aussi solidifiable. Distillé,
il donne 30 à 40 pour 100 d'huile volatile et laisse un
mélange de résine et d'acide copahivique. Il dévie, tantôt
à droite, tantôt à gauche, le plan de polarisation.

MODE D'ADMINISTRATION ET DOSES.

**Pilules de copahu** solidifié par la magnésie :

Copahu.................................. 16 gr.
Magnésie calcinée........................ 1

Mélangez, remuez de temps en temps ; la solidification de-
mande huit jours.

On fait avec la résine et l'acide copahivique, résidu de la distillation, des **pilules** de 25 centigrammes.

*Potion de Chopart (Codex).*

| | |
|---|---|
| Baume de copahu..................... | 50 gr. |
| Alcool rectifié à 80 degrés.............. | 50 |
| Sirop de Tolu..................... | 50 |
| Eau de menthe poivrée.............. | 100 |
| Acide azotique alcoolisé.............. | 5 |

# COQUE DU LEVANT.

ORIGINE. — Fruit de l'*Anamyrta cocculus*. Ménispermées.

LIEU D'ORIGINE. — Côtes de Malabar.

COMPOSITION. — Renferme : dans la semence de la *picrotoxine*, de la résine, un acide gras, une matière odorante, et, dans la coque, de la ménispermine, de la para-ménispermine, une substance alcaline jaune, de l'acide hypopicrotoxique, de la cire.

## PICROTOXINE.

F. éq. $C^{18}H^{10}O^8$.     F. atom. $C^9H^{10}O^4 = 182$.

CARACTÈRES. — Principe neutre, qui se présente sous la forme de petits prismes incolores, transparents, ou de houppes radiées, sans odeur, mais douées d'une saveur très amère. Elle est insoluble dans les huiles fixes et volatiles; elle se dissout dans 150 parties d'eau froide, dans 25 parties d'eau bouillante; dans 10 parties d'alcool à 90 degrés froid, dans 3 parties d'alcool bouillant, dans 2 parties 5 d'éther. Sa solution est lévogyre.

La picrotoxine est inaltérable à l'air, neutre aux

réactifs colorés; elle se dissout plus aisément à la faveur des acides ou des alcalis, mais sans donner lieu à des combinaisons. L'acide sulfurique concentré la dissout en prenant une couleur rouge safrané, qui passe au vert foncé par l'addition d'une trace de bichromate de potasse. L'acide azotique la transforme en acide oxalique. Elle réduit la liqueur cupro-potassique.

MODE D'ADMINISTRATION ET DOSES.

**Teinture alcoolique :** de 30 à 100 gouttes.

# COQUELICOT.

*Papaver rhœas.* — Papavéracées (indigène).

PARTIE EMPLOYÉE. — Pétales.

COMPOSITION. — Cette fleur renferme deux matières colorantes : l'une jaune (acide rhéadique), et l'autre rouge (acide erratique), de la chaux, de la résine, de l'albumine, de la gomme et de l'amidon.

MODE D'ADMINISTRATION ET DOSES.

**Infusion :** 5 grammes pour 1 000.
Fait partie des fleurs pectorales.

# CORIANDRE.

*Coriandrum sativum.* — Ombellifères (indigène).

PARTIE EMPLOYÉE. — Fruit.
COMPOSITION. — Renferme une huile volatile.

MODE D'ADMINISTRATION ET DOSES.

**Fruit en infusion :** 10 grammes pour 1 000.
Fait partie des quatre semences carminatives.

# COURGE.

*Cucurbita maxima.* — Cucurbitacées (indigène).

PARTIE EMPLOYÉE. — Semences.

#### MODE D'ADMINISTRATION ET DOSES.

**Poudre :** 15 à 20 grammes en **infusion** dans 250 grammes d'eau, 20 à 40 grammes en émulsion.

# COUSSO.

*Brayera anthelminthica.* — Rosacées (Abyssinie).

PARTIE EMPLOYÉE. — Sommités fleuries.

COMPOSITION. — Le cousso renferme un principe cristallin : la *koussine*, deux résines, une amère, l'autre âcre, du tannin précipitant en bleu et du tannin précipitant en vert les sels de fer ; une huile volatile, de la matière grasse, de la cire, etc.

#### MODE D'ADMINISTRATION ET DOSES.

**Infusion :** 15 à 20 grammes de poudre dans 250 grammes d'eau tiède.

En **granules :** 1 gramme de cousso pour 2 grammes de sucre. Dose : 50 grammes.

# CRÉOSOTE DU GOUDRON DE BOIS.

ORIGINE. — La créosote se retire du goudron de hêtre.

CARACTÈRES. — Liquide, oléagineux, incolore, transparent, d'une odeur forte et particulière, d'une saveur caustique, soluble dans 80 parties d'eau froide, très soluble dans l'alcool, l'éther et l'acide acétique, neutre au papier réactif.

MODE D'ADMINISTRATION ET DOSES.

A l'intérieur, **eau créosotée :** 1 pour 100 ; **vin créosoté :** créosote, 13ᵍ,50 ; alcool, 250 grammes ; vin de Malaga, Q. S. pour 1 litre.

**Huile de morue créosotée :** 20 centigrammes par cuillerée à soupe.

**Sirop créosoté :** sirop de quinquina préparé au vin de Malaga, 375 grammes ; alcool à 80 degrés, 125 grammes ; créosote, 3 grammes.

A l'extérieur, **glycérolé créosoté :** 10 pour 100 ; **pommade :** 1/15 ; **solution créosotée :** 10 à 20 pour 100.

# CRESSON DE FONTAINE.

*Nasturtium officinale*, D. C. — Crucifères.

PARTIE EMPLOYÉE. — Feuilles fraîches.

COMPOSITION. — Cette plante contient un principe sulfo-azoté analogue à celui des autres crucifères, un extrait amer, de l'iode, du fer, des phosphates, etc.

MODE D'ADMINISTRATION ET DOSES.

**Feuilles fraîches. — Alcoolature :** 10 à 30 grammes.

Fait partie du sirop de raifort composé ou sirop antiscorbutique.

# CROTON TIGLIUM.

*Croton tiglium.* — Euphorbiacées.

COMPOSITION. — Les semences renferment une huile

fixe, de l'acide *crotonique*, une huile volatile, une résine jaune, brune, de la stéarine, de la cire.

**PARTIE EMPLOYÉE.** — L'huile extraite des semences.

## HUILE DE CROTON.

**CARACTÈRES.** — Huile jaunâtre et transparente, ou brunâtre et épaisse suivant sa provenance. En vieillissant, elle laisse toujours déposer, quoique filtrée, une matière blanchâtre analogue à la stéarine. Elle présente quelquefois à sa surface des reflets d'un bleu verdâtre. Son odeur, qui rappelle celle du jalap, est désagréable ; sa saveur, âcre et des plus caustiques, prend à la gorge. Elle est entièrement soluble dans l'éther, incomplètement soluble dans l'alcool. L'action de l'air y détermine la formation de l'acide crotonique, qui la rend plus active. Sa densité est de 0,943.

**ESSAI.** — La falsification par les huiles fixes se reconnaît à ce que ces huiles sont insolubles dans l'alcool ; l'huile de ricin est au contraire très soluble dans l'alcool et jaunit par l'acide sulfurique. — S'il s'agit d'un mélange d'huile de ricin et d'euphorbe, la solution alcoolique de ce mélange blanchit par l'eau qui émulsionne la résine.

### MODE D'ADMINISTRATION ET DOSES.

A l'intérieur, l'huile de croton se donne à la dose de 1 à 2 gouttes en **pilules** ou en dissolution dans une huile douce.

A l'extérieur, l'huile de croton s'emploie pure en **frictions** à la dose de 1 à 20 gouttes.

# CUBÈBE.

*Piper cubeba.* — Pipéracées.

PARTIE EMPLOYÉE. — Fruits.

COMPOSITION. — Les fruits renferment une huile volatile, une résine, du cubébin.

L'*huile essentielle*, $C^{15}H^{24}$ (A. Schmidt), plus légère que l'eau, possède l'odeur du cubèbe ainsi que sa saveur chaude, aromatique et amère. Les fruits frais en renferment 6 à 15 pour 100.

La *résine* constituée par l'*acide cubébique* et une substance indifférente, le *cubébin*, $C^{33}H^{34}O^{10}$.

MODE D'ADMINISTRATION ET DOSES.

**Poudre :** de 8 à 16 grammes par jour.

**Extrait hydro-alcoolique éthéré :** de 75 centigrammes à 8 grammes par jour, en capsules gélatineuses.

# CUMIN.

*Cuminum cyminum,* L. — Ombellifères cuminées.

PARTIE EMPLOYÉE. — Les semences.

MODE D'ADMINISTRATION ET DOSES.

**Infusion :** 2 à 4 grammes dans 500 grammes d'eau.
Le cumin fait partie des quatre semences chaudes.

# CURARE.

*Ourari, vourali ou voorara.*

CARACTÈRES. — Poison retiré de diverses espèces de *strychnos* de l'Amérique du Sud, variables suivant les régions, principalement du *Strychnos castelnaeana* (Wedd).

COMPOSITION. — Cet extrait renferme un principe cristallisé, la *curarine*, $C^5H^{15}Az$ (Preyer), qui est déliquescent, soluble dans l'eau et l'alcool, insoluble dans l'éther et la benzine et ayant le caractère des alcaloïdes.

### MODE D'ADMINISTRATION ET DOSES.

**En injection sous-cutanée** à la dose de 1 milligramme dissous dans l'eau, qu'on peut répéter plusieurs fois dans la journée en surveillant son action sur la contractilité musculaire.

# CYNOGLOSSE.

*Cynoglossum officinale.* — Borraginées.

PARTIE EMPLOYÉE. — Racine.

COMPOSITION. — La racine de cynoglosse renferme un principe odorant, une matière colorante grasse, une résine, du tannin, un principe particulier, *la cynoglossine*.

### MODE D'ADMINISTRATION ET DOSES.

*Pilules de cynoglosse opiacées.*

| | |
|---|---|
| Extrait d'opium...................... | 10 gr. |
| Poudre de semences de jusquiame........ | 10 |
| — d'écorce de racine de cynoglosse... | 10 |
| — de myrrhe..................... | 15 |
| — d'oliban. .................... | 12 |
| — de safran......... ........... | 4 |
| — de castoréum................. | 4 |
| Mellite simple....................... | 35 |

Pour diviser en pilules de 20 centigrammes.

Chaque pilule contient 2 centigrammes d'extrait d'opium, autant de poudre de semences de jusquiame.

# DATTE.

ORIGINE. — Fruit du *Phœnix dactylifera*, L. — Palmiers.

LIEU D'ORIGINE. — Sud de l'Europe, Algérie, Orient.

PARTIE EMPLOYÉE. — Le fruit.

### MODE D'ADMINISTRATION ET DOSES.

**En décoction, en sirop, en pâte pectorale.**
Les dattes font partie des fruits pectoraux.

# DAUCUS DE CRÈTE.

*Athamantha cretensis.* — Ombellifères-sésélinées.

PARTIE EMPLOYÉE. — La semence.

### MODE D'ADMINISTRATION ET DOSES.

Les semences du daucus de Crète font partie des six semences carminatives ; elles entrent dans la thériaque, le mithridate, le sirop d'armoise.

# DIGITALE.

*Digitalis purpurea.* — Scrofulariées.

LIEU D'ORIGINE. — Indigène et surtout dans les Vosges.

PARTIES EMPLOYÉES. — Feuille récoltée avant la floraison. Semences.

CARACTÈRES. — Feuilles d'une grande amertume, ovales ou lancéolées, à face inférieure pâle garnie de poils simples, parcourue par un fort réseau de nervures saillantes, nervures secondaires se détachant obliquement de la nervure principale. L'infusion, traitée par l'ammoniaque, ne prend pas la coloration verte caractéristique que prend la conicine.

Les feuilles de digitale doivent être conservées dans un endroit sec. Elles perdent peu à peu leur activité et doivent être renouvelées tous les ans.

Composition. — Ces feuilles renferment deux huiles, dont l'une volatile, une matière grasse, un principe amer, la *digitaline,* plus le digitalin, la digitalose et l'acide digitalique.

### MODE D'ADMINISTRATION ET DOSES.

**Poudre** de digitale : de 5 à 20 centigrammes.

**Infusion** : 25 centigrammes pour 250.

**Macération :** 30 centigrammes pour 1000.

**Teinture** de digitale (1 pour 5) ; de x à xxx gouttes, une ou deux fois par jour.

*Sirop de digitale.*

Teinture de digitale....................     25 gr.

Sirop de sucre.................. ......   1000

Dose : 1 cuillerée à soupe répétée deux ou trois fois par jour.

Equivalents pharmaceutiques de la digitale.

1 milligramme de digitaline équivaut à :

**Poudre de feuilles de digitale,** 8 à 10 centigrammes.

**Teinture de digitale,** xviii gouttes ou 53 centigrammes.

**Teinture éthérée,** xxx gouttes ou 80 centigrammes.

**Extrait aqueux,** 45 milligrammes.

**Extrait alcoolique,** 56 milligrammes.

**Extrait éthéré,** 12 milligrammes.

**Sirop de digitale,** 20 grammes.

## DIGITALINE.

CARACTÈRES. — Substance blanche cristallisée, inodore, montrant au microscope des petits cristaux lamellaires prismatiques ; insoluble dans l'eau, à laquelle elle donne une saveur très amère, peu soluble dans l'éther et dans la benzine, mais très soluble dans l'alcool et surtout dans le chloroforme. Elle donne une belle couleur vert-émeraude au contact de l'acide chlorhydrique.

ESSAI. — La digitaline doit se dissoudre dans le chloroforme sans laisser de résidu appréciable. Son soluté aqueux ne doit se colorer ni en violet ni en noir, lorsqu'on y fait tomber une goutte de perchlorure de fer ; la production d'une telle coloration dénoterait dans la digitaline la présence du tannin. Calcinée sur une lame de platine, la digitaline doit disparaître entièrement.

#### MODE D'ADMINISTRATION ET DOSES.

La digitaline cristallisée s'administre en **granules** ou **pilules** de 1/4 de milligramme ; dose : 4 par jour. La digitale amorphe à la même dose ; cette dernière est moins régulière dans son action.

Les préparations de digitale s'éliminent lentement ; elles s'accumulent dans l'organisme ; il est bon d'en suspendre l'emploi tous les quatre ou cinq jours.

## DOUCE-AMÈRE.

*Solanum dulcamara.* — Solanées.

LIEU D'ORIGINE. — Indigène.
PARTIE EMPLOYÉE. — Tige.
COMPOSITION. — Les tiges renferment un extrait amer-

doux (picroglycion), une résine contenant de l'acide benzoïque, et en outre, de la *solanine.*

Le *picroglycion* ou *dulcamarine* est une substance cristalline, amère, puis douce.

La solanine est un alcaloïde faiblement amer, cristallisable en aiguilles soyeuses, formant des sels définis, à peine soluble dans l'éther, peu soluble dans l'alcool froid, assez soluble dans l'alcool bouillant.

### MODE D'ADMINISTRATION ET DOSES.

Les tiges de douce-amère s'administrent en **décoction**, aux doses croissantes de 8 à 40 grammes pour 1 000.

# ÉPURGE.

*Euphorbia latyris*, L. — Euphorbiacées.

**PARTIE EMPLOYÉE.** — Les semences contiennent une huile brune irritante.

**CARACTÈRES.** — L'huile d'épurge est brune, âcre, purgative.

### MODE D'ADMINISTRATION ET DOSES.

A l'intérieur, l'**huile** à la dose de iii à x gouttes.
A l'extérieur, comme dépilatoire.

# ERGOT DE SEIGLE.

*Claviceps purpurea.* — Champignon.

**ORIGINE.** — Mycélium d'un champignon qui se développe sur les épis du seigle.

**CARACTÈRES.** — Champignon cylindrique ou trigone, allongé, le plus souvent sillonné de déchirures longitudinales ou transversales, de couleur pourpre-foncé à l'extérieur, d'un blanc terne à l'intérieur, d'une odeur animalisée propre aux champignons, d'une saveur légèrement âcre et nauséeuse.

COMPOSITION. — *Mal définie.*

MODE D'ADMINISTRATION ET DOSES.

**Poudre :** en paquets de 50 centigrammes à 1 gramme, jusqu'à 2 grammes par jour.

*Macération.*

| | |
|---|---|
| Ergot de seigle grossièrement pulvérisé. | 100 gr. |
| Eau distillée froide..................... | 5000 |
| Alcool à 95 degrés............. ..... | Q. S. |

En injections sous-cutanées :

| | |
|---|---|
| Eau bouillie........................... | 30 gr. |
| Extrait aqueux d'ergot (improprement nommé ergotine)................... | 2 |

# ERYSIMUM.

*Sysimbrium officinale.* — Crucifères.

PARTIE EMPLOYÉE. — Feuilles et plante fleurie.

MODE D'ADMINISTRATION ET DOSES.

**Infusion :** 10 grammes pour 1000.

# EUCALYPTUS.

*Eucalyptus globulus.* — Myrtacées (Australie).

PARTIE EMPLOYÉE. — Feuilles (de seconde année).

COMPOSITION. — Toutes les parties de la plante renferment une essence aromatique, l'eucalyptol, qui a pour formule $C^{24}H^{20}O^2$ et décomposable en eucalyptène et eucalyptolène. Les feuilles renferment, en outre du tannin, une matière analogue au principe amer de l'absinthe.

MODE D'ADMINISTRATION ET DOSES.

**Poudre de feuilles :** 1 gramme à chaque repas.
**Infusion de feuilles :** 5 pour 250.
**Teinture d'eucalyptus :** 1 pour 5. xx à xxx gouttes.
**Extrait d'eucalyptus :** 1 à 4 grammes.
**Essence :** v gouttes à 2 grammes en capsules.

# FENOUIL.

*Fœniculum dulce.* — Ombellifères-sésélinées.

PARTIES EMPLOYÉES. — Fruits, racine.

MODE D'ADMINISTRATION ET DOSES.

**Infusion :** 10 grammes pour 1 000 grammes.
Les semences entrent dans la composition de la thériaque, du sirop des cinq racines et de l'eau vulnéraire.

# FÈVE DE CALABAR.

*Physostigma venenosum.* — Légumineuses-papilionacées.

PARTIE EMPLOYÉE. — Semences.
CARACTÈRES. — Fève longue de 25 millimètres, large de 10 à 15, du poids moyen de 3 grammes, insipide, inodore ; l'épisperme est dur, cassant, légèrement chagriné, d'une couleur brun-chocolat.
COMPOSITION. — La fève de Calabar contient une

amande renfermant beaucoup d'amidon, de légumine et d'huile fixe, et de l'*ésérine*.

## ÉSÉRINE.

ORIGINE. — Principe extrait de la fève de Calabar.

CARACTÈRES. — L'ésérine est formée de lamelles minces, rhomboïdales, incolores, mais se colorant facilement en rose et même en jaune sous différentes influences, notamment sous l'action de l'air ; peu soluble dans l'eau, elle se dissout dans l'alcool, l'éther, le chloroforme et la benzine. Par l'action des solutions alcalines diluées, elle se colore en rouge. Chauffée au bain-marie dans un ballon avec un excès d'ammoniaque, elle donne une liqueur qui, rendue acide, devient dichroïque, rouge et violette et qui, à l'air libre, fournit un résidu bleu, très soluble dans l'eau.

### MODE D'ADMINISTRATION ET DOSES.

Le sulfate d'ésérine s'administre en **injections sous-cutanées** à la dose de 1 à 5 milligrammes chez les enfants ; de 1 à 10 milligrammes chez l'adulte.

**Collyre :** à la dose de 5 centigrammes pour 15 grammes d'eau bouillie.

Il existe plusieurs sels d'ésérine ; le sulfate est le seul employé.

Les solutions de sulfate d'ésérine doivent être préparées au moment de l'emploi, car elles s'altèrent rapidement à l'air en prenant une coloration rouge.

# FÈVE DE SAINT-IGNACE.

*Strychnos Ignatii.* — Loganiacées.

PARTIE EMPLOYÉE. — Semence.

Composition. — Renferme, outre la strychnine, de la brucine et de l'igasurine.

MODE D'ADMINISTRATION ET DOSES.

En **poudre :** dose de 2 à 20 centigrammes en vingt-quatre heures.

Fait partie des gouttes amères de Baumé :

| | |
|---|---|
| Fèves de Saint-Ignace râpées.......... | 500 gr. |
| Carbonate de potasse................ | 5 |
| Suie............................. | 1 |
| Alcool à 60 degrés. ................ | 1000 |

Dose : de iii à v gouttes.

# FIEL DE BŒUF.

L'extrait de fiel de bœuf s'administre en **pilules** de 20 centigrammes.

# FOUGÈRE MALE.

*Nephrodium filix mas.* — Fougères.

Partie employée. — Rhizome, surtout les rhizomes frais.

Composition. — Le rhizome de la fougère mâle contient en particulier une résine brune, de l'*acide filicéique* et un alcali, la filicine, l'*acide filicique*, $C^{14}H^{18}O^5$.

MODES D'ADMINISTRATION ET DOSES.

Ce rhizome s'administre sous forme de **poudre** à la dose de 2 à 4 grammes. L'**oléo-résine** ou extrait éthéré à la dose de 4 grammes à 10 grammes, associé au calomel.

*Capsules de Créquy.*

Extrait éthéré de fougère mâle........... 10 gr.
Calomel................... ............ 1
    Pour 20 capsules.
Cinq toutes les cinq minutes.

Une heure ou deux heures après, on administre 20 grammes d'huile de ricin (traitement du tænia à l'hôpital Lariboisière).

# FRAISIER.

*Fragaria vesca*, L. — Rosacées-dryadées.

PARTIES EMPLOYÉES. — La racine et les fruits. |
COMPOSITION. — La racine de fraisier donne une décoction d'un beau rouge qui noircit les persels de fer.

MODE D'ADMINISTRATION ET DOSES.

**Décoction :** comme tisane (2 pour 100) et comme gargarisme.

# FRAMBOISES.

ORIGINE. — Fruit du framboisier, *Rubus idœus*. Rosacées-dryadées.
COMPOSITION. — Renferme des acides malique et citrique.

MODE D'ADMINISTRATION ET DOSES.

**Décoction :** comme tisane et gargarisme.
**Sirop** pour édulcorer les tisanes.

# FRÊNE.

*Fraxinus excelsior*. — Oléacées.

PARTIES EMPLOYÉES. — Feuilles, écorce.

## MODE D'ADMINISTRATION ET DOSES.

Les feuilles s'emploient en **décoction** : 5 grammes pour 250.

# FUMETERRE.

*Fumaria officinalis.* — Fumariées.

### PARTIE EMPLOYÉE. — Plante fleurie.

#### MODE D'ADMINISTRATION ET DOSES.

Le suc s'emploie à la dose de 60 à 200 grammes par jour.
On fait aussi une **décoction** et un **sirop** de fumeterre.
La fumeterre entre dans le vin antiscorbutique et le sirop de chicorée composé.

# GAÏAC.

*Guayacum officinale.* — Rutacées-zygophyllées.

### PARTIES EMPLOYÉES. — Bois, résine.

COMPOSITION. — La résine de gaïac est un produit complexe, où l'on signale les acides guaiacique et guaiaconique, de la gomme, et qui présente une odeur balsamique légère, qui s'exhale par la pulvérisation et la chaleur.

#### MODE D'ADMINISTRATION ET DOSES.

On emploie le bois et la résine, rarement l'extrait.
Le bois se donne en **décoction** à la dose de 32 à 250 grammes pour 1 litre d'eau.
On en fait une **teinture** alcoolique peu usitée (1 pour 5), v à x gouttes ; un **extrait** : 1 pour 18.
La résine s'administre en **pilules**, 1 à 4 grammes par jour ; en **émulsion** ou en **teinture**, 20 à 30 grammes.

# GALBANUM.

ORIGINE. — Gomme-résine produite par les *Ferula galbaniflua* et *rubricaulis*.

### MODE D'ADMINISTRATION ET DOSES.

En **pilules** de 25 centigrammes jusqu'à 2 grammes par jour.

Entre dans la thériaque, le diascordium, le baume de Fioravanti et l'emplâtre diachylon.

# GALLE DE CHÊNE.

ORIGINE. — Excroissance produite sur la feuille du *Quercus infectoria*, par la piqûre de la femelle du *Cynips gallæ tinctoriæ*, insecte hyménoptère.

COMPOSITION. — Renferme de l'acide gallotannique, 40 pour 100 ; de l'acide gallique, 3,5 ; de l'acide ellagique, une matière insoluble, 50, et une matière colorante, 6,5.

### MODE D'ADMINISTRATION ET DOSES.

En **infusion :** 20 pour 1000 comme contrepoison des alcaloïdes.

# GAROU.

*Daphne gnidium.* — Thyméléacées.

PARTIE EMPLOYÉE. — Ecorce.

COMPOSITION. — Renferme une résine âcre, de la *daphnine*, une huile volatile, un principe colorant jaune, une cire.

MODE D'ADMINISTRATION ET DOSES.

S'emploie surtout comme épispastique en **pommade.**

**Pommade** au garou.

**Extrait éthéré** de garou, 4 pour 100 d'axonge ou de vaseline.

# GÉLATINE ANIMALE.

ORIGINE. — Produit de transformation de la peau, des os et des cartilages des animaux.

CARACTÈRES. — Elle se présente en plaques d'une couleur brun clair, brillantes, transparentes, dures et cassantes, dont la surface porte la trace des filets en corde sur lesquels on l'a mise à dessécher.

MODE D'ADMINISTRATION ET DOSES.

On en fait dissoudre 500 grammes dans 2 litres d'eau pour **un bain.**

# GENIÈVRE.

*Juniperus communis* — Conifères.

PARTIES EMPLOYÉES. — Fruits et baies.

COMPOSITION. — Les baies de genièvre contiennent une huile volatile (1 à 2 pour 100), une résine, un sucre particulier, des acides acétique et malique, de la potasse et de la chaux.

MODE D'ADMINISTRATION ET DOSES.

Les baies de genièvre se prescrivent en **infusion** à la dose de 10 à 20 grammes par litre, et en **teinture alcoolique** à 2 pour 100 ; dose : 4 à 10 grammes. On en prépare aussi un **extrait.**

# GENTIANE.

*Gentiana lutea.* — Gentianées (indigène).

PARTIE EMPLOYÉE. — Racine.

COMPOSITION. — La racine de gentiane renferme un principe odorant, fugace, un principe amer ou *gentianin*, du sucre incristallisable, de la gomme, une matière colorante. On y a encore découvert deux principes distincts, l'un insipide (*gentisin*), l'autre amer (*gentianite*), et un véritable tannin, acide *gentianotannique*.

### MODE D'ADMINISTRATION ET DOSES.

**Poudre de gentiane** à la dose de 50 centigrammes à 4 grammes par jour.

**Tisane de gentiane :** 5 grammes de racine par litre.

**Extrait de gentiane** à la dose de 1 à 3 grammes par jour.

**Teinture de gentiane** (1 pour 5) à la dose de 4 à 8 grammes.

**Sirop de gentiane :** 15 à 30 grammes.

**Vin de gentiane :** 30 grammes de racine pour 1 litre de vin rouge, à la dose de 125 grammes par jour.

On prépare une **teinture de gentiane alcaline** ou élixir amer de Peyrilhe :

| | |
|---|---|
| Racine de gentiane................ | 100 gr. |
| Carbonate de soude................ | 30 |
| Alcool à 60 degrés................ | 3000 |

Enfin, la gentiane entre dans un grand nombre de préparations : le diascordium, la thériaque, etc.

# GINGEMBRE.

*Zingiber officinale.* — Zingibéracées.

PARTIE EMPLOYÉE. — Rhizome.

MODE D'ADMINISTRATION ET DOSES.

La **poudre** de gingembre se donne à la dose de 50 centi-grammes à 2 grammes.

**Infusion :** 8 à 15 grammes par litre. **Teinture,** 1 pour 5.

Le gingembre entre dans un grand nombre de médicaments composés de la pharmacie galénique, la thériaque, le diascordium, etc.


## GOMME ADRAGANTE.


ORIGINE. — Produit de l'*Astragalus verus*. Légumineuses-papilionacées.

COMPOSITION. — Elle se compose d'arabine, de bassorine et d'amidon, d'eau et de substances minérales.

La substance soluble dans l'eau est une modification de l'arabine, qui a reçu le nom de *tragacanthine*. La bassorine ne fait que s'y gonfler et lui communiquer une excessive viscosité.

MODE D'ADMINISTRATION ET DOSES.

On emploie la gomme adragante pour faire des mucilages. Le mucilage de gomme adragante renferme 10 pour 100 de son poids de gomme et 90 d'eau.


## GOMME AMMONIAQUE.


ORIGINE. — Gomme-résine du *Dorema ammoniacum*. Ombellifères.

COMPOSITION. — La gomme ammoniaque renferme une résine, de la gomme, une huile volatile, une matière gluténiforme et de l'eau.

MODE D'ADMINISTRATION ET DOSES.

Pour l'usage externe, la gomme ammoniaque s'emploie sous forme d'**emplâtre.**

A l'intérieur, on la donne en **pilules** ou en **émulsion,** à la dose de 60 centigrammes à 2 ou 4 grammes.

# GOMME ARABIQUE VRAIE.

ORIGINE. — Retirée de l'*Acacia senegalensis* et de l'*Acacia arabica.* Légumineuses-mimosées.

COMPOSITION. — La gomme arabique vraie est une substance ternaire, surtout constituée par l'arabine, soluble dans 2 parties d'eau froide, insoluble dans l'alcool. Sa solution aqueuse forme avec les sels de peroxyde de fer un précipité gélatineux d'un jaune rougeâtre.

MODE D'ADMINISTRATION ET DOSES.

Elle s'administre :

1° **En morceaux,** qu'on fait fondre dans la bouche.

2° **En poudre,** qu'on fait dissoudre dans l'eau pour faire la tisane ;

3° **En pastilles ;**

4° **En sirop.**

*Sirop de gomme.*

| | |
|---|---|
| Gomme blanche.................... | 100 gr. |
| Eau distillée..................... | 430 |
| Sucre blanc concassé............... | 670 |

Ce sirop contient le douzième de son poids de gomme.

La gomme arabique fait partie de presque toutes les préparations dites pectorales.

## GOMME-GUTTE.

ORIGINE. — Gomme-résine du *Garcinia Hanburii.*
Clusiacées. La gomme-gutte est le suc laiteux qui découle
des rameaux par incision, qu'on laisse concréter et durcir.

COMPOSITION. — Elle renferme une résine ou acide
cambodgique, $C^{40}H^{23}O^8$, friable, d'un jaune orangé, insoluble dans l'eau, soluble dans l'alcool, qui forme des sels
avec les alcalis.

### MODE D'ADMINISTRATION ET DOSES.

La gomme-gutte s'administre en **poudre**, à la dose de 10 à
50 centigrammes, unie à des substances alcalines et carminatives; sous forme de **pilules** ou de **teinture.**

Elle entre dans la composition des pilules écossaises et des
pilules de gomme-gutte, composées ou de Bontius.

## GOUDRON VÉGÉTAL.

ORIGINE. — Produit résineux demi-liquide, obtenu par
la combustion imparfaite des troncs de Conifères et des
résidus les plus pauvres en résine, provenant de leur
exploitation. En France, le goudron provient du pin mari-
time (*Pinus pinaster*).

COMPOSITION. — Le goudron de bois est un mélange de
résine, d'essence de térébenthine et d'huiles pyrogénées,
associées à une faible portion d'acide acétique. Sa réaction est acide; il est émulsionné par son poids de carbonate
de soude, cristallisé et solidifié par la magnésie.

CARACTÈRE. — Il est soluble dans l'alcool, l'éther, les
huiles fixes et volatiles.

MODE D'ADMINISTRATION ET DOSES.

**L'eau de goudron** se compose ainsi :

| | |
|---|---|
| Goudron végétal simple............. | 5 gr. |
| Sciure de bois de sapin............. | 15 |
| Eau distillée................ .. ...... | 1000 |

Le **sirop de goudron** se compose de :

| | |
|---|---|
| Goudron végétal purifié............. | 10 |
| Sciure de bois de sapin............. | 30 |
| Eau distillée..................... | 1000 |
| Sucre blanc..................... | 1200 environ. |

# GRENADIER.

*Punica granatum.* — Myrtacées-granatées.

PARTIE EMPLOYÉE. — Ecorce de la racine.

COMPOSITION. — Elle renferme un principe amer, du tannin, de l'acide gallique, de la résine en abondance et de la pelletiérine.

La pelletiérine, qui a pour formule $C^{16}H^{15}AzO^2$, est liquide, volatile, incolore, d'une odeur aromatique, et forme des sels, tannate, sulfate, etc.

MODE D'ADMINISTRATION ET DOSES.

L'écorce de racine de grenadier s'emploie en **poudre** à la dose de 4 à 8 grammes.

En **décoction,** 60 grammes pour 750 ; faites macérer avant pendant 12 heures, et faites réduire la décoction d'un tiers.

On en fait aussi un **extrait** éthéré.

La pelletiérine s'administre à la dose de 30 à 40 centigrammes pour les enfants ; et de 50 à 60 centigrammes pour les adultes, unie dans un peu d'eau à 1ᵍ,60 de tannin.

# GROSEILLE.

ORIGINE. — Fruit du groseillier rouge, *Ribes rubrum*. Grossulariées.

COMPOSITION. — Les groseilles contiennent de la pectine, de l'acide malique, de l'acide citrique, du sucre et un principe colorant violet, qui devient rouge à la faveur des acides.

### MODE D'ADMINISTRATION ET DOSES.

On fait avec le suc un **sirop** de groseilles simple ou framboisé.

# GRUAU.

ORIGINE. — Semence décortiquée de l'*Avena sativa*. Graminées.

COMPOSITION. — La graine de l'*Avena sativa* contient de l'amidon, du sucre, de la gomme, une huile grasse, jaune verdâtre, de l'albumine, du gluten et une substance protéique, l'avénine.

### MODE D'ADMINISTRATION ET DOSES.

Le gruau s'administre en **décoction**.

# GUARANA.

ORIGINE. — Pâte dure formée par les semences grossièrement pilées du *Paullinia sorbilis* (Mart.). Sapindacées.

COMPOSITION. — Masse cylindrique de 150 à 200 grammes, contenant de la caféine, de la gomme, de l'amidon, du tannin et un peu d'essences.

MODE D'ADMINISTRATION ET DOSES.

A la dose de 4 à 8 grammes, en **poudre**, dans un verre d'eau.

# GUIMAUVE.

*Althæa officinalis.* — Malvacées (indigène).

PARTIES EMPLOYÉES. — Racine, feuille, fleur.

COMPOSITION. — La racine, qui est la partie la plus employée, renferme une huile grasse, du mucilage, du sucre incristallisable, de l'amidon, de l'althéine, substance identique avec l'asparagine.

MODE D'ADMINISTRATION ET DOSES.

Les fleurs, feuilles et racines de guimauve entrent dans la préparation de **tisanes** pectorales.

On fait avec la racine un **sirop** de guimauve.

La **décoction** de racine sert à faire des cataplasmes.

Enfin la **poudre** est utilisée pour la préparation des pilules.

# HASCHISCH.

ORIGINE. — Préparation obtenue avec la feuille du chanvre de l'Inde, variété du *Cannabis sativa.* Ulmacées-cannabinées.

COMPOSITION. — Mal connue. On sait qu'il renferme une résine, la *cannabine*, et une essence, le *cannabène*.

La **teinture** alcoolique se prescrit en potion de xx gouttes à 2 et 3 grammes.

L'**extrait** alcoolique se donne à la dose de 5 à 20 centigrammes et jusqu'à 1 gramme.

# HELLÉBORE BLANC.

*Veratrum album.* — Colchicacées.

PARTIE EMPLOYÉE. — Rhizome.

COMPOSITION. — Renferme de la *vératrine*, de l'acide gallique, une matière grasse, une matière colorante jaune et des sels.

MODE D'ADMINISTRATION ET DOSES.

On ne s'en sert plus guère que pour l'usage externe, en **pommade** : poudre, 4 grammes ; vaseline, 30 grammes.

# HELLÉBORE NOIR.

*Helleborus niger.* — Renonculacées.

PARTIE EMPLOYÉE. — Racine.

COMPOSITION. — Renferme, entre autres principes, une huile volatile et une huile grasse acide, une matière résineuse, un principe amer et de l'acide gallique.

MODE D'ADMINISTRATION ET DOSES.

On prescrit la **poudre,** comme purgatif, à la dose de 30 à 80 centigrammes.

# HOUBLON.

*Humulus lupulus.* — Ulmacées-cannabinées.

Partie employée. — On emploie le cône des fleurs femelles et le *lupulin*, poussière jaune, réunie dans une multitude de petites glandes à la base de ses écailles.

Composition. —Le *lupulin* renferme une huile volatile, un principe amer (*lupulite*), une résine, une matière grasse, du tannin, des acides malique, acétique, carbonique, de la chaux, de la potasse et de l'ammoniaque, et, d'après Griessmayer, de la triméthylamine et un alcaloïde volatil, liquide, la lupuline.

Le principe amer du houblon ou *lupulite* est une substance ternaire, acide, cristallisable, très amère, soluble dans 20 parties d'eau, très soluble dans l'alcool et faiblement dans l'éther.

### MODE D'ADMINISTRATION ET DOSES.

On fait avec les cônes de houblon :
Une **infusion**, 10 à 20 grammes par litre ;
Une **teinture alcoolique**, qui se prend à la dose de 2 à 4 grammes ;
Un **extrait**, dont on donne 30 centigrammes à 2 grammes.
On emploie le lupulin en nature, à la dose de 50 centigrammes à 2 grammes par jour, dans du pain azyme.

# HUILE DE FOIE DE MORUE.

Origine. — Huile extraite du foie de la morue franche. *Gadus morrhua.* Poissons gadoïdes.
On en distingue plusieurs espèces commerciales, dont

les différences tiennent au mode de préparation et de purification ; suivant leur couleur, elles sont dites blanches, ambrées, blondes ou brunes.

Composition. — L'huile de foie de morue contient : des acides *margarique, oléique, butyrique, fellinique, cholique ;* de la *gaduine,* de l'*iode,* du *chlore,* des traces de *brome, phosphore, chaux, magnésie, soude, fer.*

L'huile blonde, obtenue par la fusion des foies récents à une température inférieure à 100 degrés, est seule en usage dans les hôpitaux.

Caractères. — Elle est limpide, jaune rougeâtre, non dichroïque, d'une odeur franche non putride, d'une saveur dépourvue d'âcreté. Sa densité est de 925 milligrammes à + 15 degrés. Elle est peu soluble dans l'alcool, beaucoup plus soluble dans l'éther ; elle se congèle à 0 degré. Sa réaction est légèrement acide ; elle contient une faible quantité d'iode à l'état de combinaison.

Essai. — Elle ne se solidifie pas par l'azotate acide de mercure. Si on laisse tomber 2 ou 3 gouttes d'acide sulfurique pur dans 1 gramme d'huile de foie de morue, il se développe une coloration violette qui s'éclaircit peu à peu, passe au rouge, puis au jaune brun.

MODE D'ADMINISTRATION ET DOSES.

L'huile de foie de morue s'administre à la dose de 4 à 6 cuillerées à soupe par jour.

# HYDROCOTYLE.

*Hydrocotyle asiatica.* — Ombellifères.

Partie employée. — Toutes les parties de la plante sont utilisables.

##### MODE D'ADMINISTRATION ET DOSES.

**L'extrait hydro-alcoolique** est la meilleure préparation. On le prescrit en **pilules** de 25 milligrammes, à la dose de 4 à 6 par jour, et en **sirop**.

# HYSOPE.

*Hysopus officinalis.* — Labiées (indigène).

PARTIE EMPLOYÉE. — Sommité fleurie.

COMPOSITION. — Renferme une huile volatile fluide, très brûlante au goût, un *stéaroptène* identique avec le camphre, une matière résineuse et du soufre.

##### MODE D'ADMINISTRATION ET DOSES.

L'hysope s'emploie en **infusion**, 5 grammes pour 1 litre.

L'hysope entre dans l'eau de mélisse, le baume tranquille et le sirop d'armoise composé.

# ICTHYOCOLLE.

ORIGINE. — Matière formée de la vessie natatoire de plusieurs esturgeons et particulièrement des *Acipenser vulgaris, ruthenus, huso.* Poissons chondroptérygiens.

USAGES. — Entre dans la composition des sparadraps à l'icthyocolle.

# IPÉCACUANHA.

ORIGINE. — Racine du *Cephœlis ipecacuanha.* Rubiacées.

COMPOSITION. — La racine d'*ipécacuanha annelé* renferme de l'*émétine*, ainsi nommée parce qu'elle est, par excellence, la matière vomitive; une matière grasse, odorante, etc.

MODE D'ADMINISTRATION ET DOSES.

**Poudre** d'ipécacuanha: de 1 à 3 grammes en 3 doses données de 10 en 10 minutes.

**Extrait d'ipéca,** obtenu en mettant 100 grammes d'ipéca avec 600 grammes d'alcool à 60 degrés.

*Sirop d'ipéca.*

| | |
|---|---|
| Extrait d'ipéca...................... | 10 gr. |
| Alcool à 60 degrés.................. | 30 |
| Eau distillée. ..................... | 340 |
| Sucre blanc................. ....... | 630 |

20 grammes de ce sirop contiennent 20 centigrammes d'extrait d'ipéca.

*Tablettes d'ipéca.*

| | |
|---|---|
| Ipéca pulvérisé.................... | 10 |
| Sucre pulvérisé.................... | 990 |
| Gomme adragante. ............ ..... | 8 |
| Eau de fleur d'oranger.............. | 60 |

Chaque tablette contient 1 centigramme de poudre d'ipéca.

ÉMÉTINE.

CARACTÈRES. — L'émétine est blanche, non cristallisée, ayant l'aspect d'un extrait lorsqu'elle est moins purifiée, inodore, légèrement amère, faiblement soluble dans l'eau, bien soluble dans l'alcool, moins dans l'éther et les huiles.

Elle se combine avec les acides comme les alcaloïdes, sans toutefois les saturer complètement.

MODE D'ADMINISTRATION ET DOSES.

**Pastilles d'émétine,** qui contiennent chacune un peu plus d'un demi-centigramme de ce principe.

*Poudre d'ipécacuanha opiacée (poudre de Dower).*

Poudre d'azotate de potasse...... .....   40 gr.
   —    de sulfate de potasse...........   40
   —    d'ipécacuanha...............   10
Opium officinal séché et pulvérisé......   10

1 gramme de cette poudre renferme 10 centigrammes d'opium sec.

# JABORANDI.

*Pilocarpus pinnatifolius.* — Rutacées.

PARTIE EMPLOYÉE. — Feuille.

COMPOSITION. — Les feuilles renferment, en dehors des éléments communs à d'autres végétaux, une résine âcre, du tannin et trois principes spéciaux : une huile essentielle, le *pilocarpène*, et deux alcaloïdes, la *pilocarpine* et la *jaborine*.

MODE D'ADMINISTRATION ET DOSES.

On administre la **poudre** de feuilles, à la dose de 4 grammes, dans 250 grammes d'eau.

## PILOCARPINE.

F. éq. $C^{22}H^{16}Az^2O^4$.     F. atom. $C^{11}H^{16}Az^2O^2 = 208$.

CARACTÈRES. — Alcaloïde extrait du *Pilocarpus pin-natifolius*, par Ernest Hardy, en 1875. Elle forme une sorte de sirop incolore, soluble dans l'eau et surtout dans l'alcool, la benzine et le chloroforme. Elle forme des sels cristallisables : le chlorhydrate et l'azotate sont surtout usités.

### MODE D'ADMINISTRATION ET DOSES.

La pilocarpine n'est jamais prescrite ; on a recours à ses sels.

**Chlorhydrate de pilocarpine :** $C^{22}H^{16}Az^2O^4HCl$.

Il cristallise en longues aiguilles, est très soluble dans l'eau, voire même déliquescent, et renferme 85,07 de pilocarpine.

Il s'administre en **injection sous-cutanée.**

Solution pour injections sous-cutanées:

> Chlorhydrate de pilocarpine..........    2 gr.
> Eau distillée bouillie................    100

1 centimètre cube de cette solution renferme 2 centi-grammes de chlorhydrate de pilocarpine, dose équivalant à 5 grammes de feuilles en infusion.

# JALAP TUBÉREUX OU OFFICINAL.

ORIGINE. — Tubercule radical de l'*Ipomœa purga*. Con-volvulacées.

CARACTÈRES. — Tubercules plus ou moins arrondis, lourds, sans plis profonds, à surface simplement réticulée, durs, pesants. Cassure nette, sans fibres ligneuses saillantes. Coupe transversale d'un gris cendré au centre, plus foncée vers la circonférence, montrant des cercles concentriques de couleur sombre, saveur âcre et strangulante.

Composition. — Le tubercule radical du jalap contient de la résine (15 à 18 pour 100). Cette résine, qui en est le principe actif, est soluble dans l'alcool, insoluble dans les huiles fixes et volatiles, aussi bien que dans l'eau. Elle est composée de deux principes distincts : 1° la *jalapine*, principe par excellence du jalap, insoluble dans l'éther, soluble dans l'alcool, incolore, inodore, insipide, jouissant de propriétés acides, et qui semble devoir être rapprochée des glucosides, par la transformation dont elle est susceptible ; 2° *l'acide jalapique*, principe odorant du jalap, de saveur âcre, consistance molle, propriétés acides, soluble dans l'éther et dans l'alcool.

### MODE D'ADMINISTRATION ET DOSES.

**Poudre** de jalap, à la dose de 1, 2 à 3 grammes.

La **résine** se prescrit à la dose de 20 à 50 ou 80 centigrammes en bols ou dans les mêmes véhicules que la poudre de racine.

**Teinture de jalap,** 1 pour 5, très peu usitée.

*Teinture de jalap composée (eau-de-vie allemande).*

| | |
|---|---|
| Racine de jalap............... ...... | 80 gr. |
| — de turbith.............. .. | 10 |
| Scammonée d'Alep.............. ... | 20 |
| Alcool à 60 degrés............ ..... | 960 |

Se donne à la dose de 15 à 30 grammes.

# JUJUBE.

ORIGINE. — Fruit du jujubier, *Ziziphus vulgaris.* Rhamnées.

Fait partie des fruits pectoraux et de la pâte dite de *jujubes.*

# JUSQUIAME NOIRE.

*Hyosciamus niger.* — Solanées (indigènes).

PARTIES EMPLOYÉES. — Feuille, semence.

COMPOSITION. — Les semences et les feuilles contiennent de l'hyosciamine et du nitrate de potasse, mais la quantité de ces deux substances diminue à partir de la floraison.

L'*hyosciamine* est un alcaloïde qui se présente d'abord sous la forme d'un liquide huileux et se concrète au bout de peu de temps, en touffes de cristaux qui sont solubles dans la benzine, le chloroforme, l'éther et l'eau. L'hyosciamine, qui est isomère avec l'atropine, a pour formule Eq. $C^{34}H^{28}AzO^{6}$; Atom. $C^{17}H^{23}AzO^{3}=289$.

Les graines n'en contiennent que 5 centigrammes pour 100 grammes et les feuilles encore moins.

### MODE D'ADMINISTRATION ET DOSES.

La **poudre de feuilles** se donne à la dose de 20 centigrammes à 2 grammes par jour. L'**infusion** et la **décoction** se préparent avec 2 à 4 grammes de feuilles pour 500 grammes d'eau. L'**extrait** aqueux, fait avec les feuilles de jusquiame, se donne à la dose de 20 centigrammes à 1 gramme en **pilules.**

L'**extrait alcoolique,** qu'on prépare avec les semences, se donne à la dose de 5 à 30 centigrammes.

La **teinture** faite avec les feuilles, 1 pour 5, se donne à la dose de 1 à 4 grammes environ.

L'**huile de jusquiame,** préparée avec les feuilles fraîches, 1 gramme de feuilles pour 2 grammes d'huile d'olive, s'emploie pour l'usage externe.

La jusquiame entre dans la composition du baume tranquille, des pilules de cynoglosse et des pilules de Méglin.


# LAITUE.

*Lactuca capitata.* — Synanthérées-chicoracées.


COMPOSITION. — La laitue renferme un suc laiteux, abondant dans la plante arrivée à son entier développement. Ce suc brunit à l'air et se concrète en une substance solide, connue sous le nom de *thridace*. La *thridace* est sans activité.

Le *lactucarium,* qu'on obtient par des incisions superficielles, se récolte à la façon de l'opium.

MODE D'ADMINISTRATION ET DOSES.

Les feuilles servent à faire des **cataplasmes** et des **décoctions.**

L'**eau distillée** est employée dans les potions calmantes, surtout chez les enfants.

Le lactucarium est un sédatif peu énergique.

La tisane d'oseille composée renferme de la laitue.


# LAURIER-CERISE.

*Prunus lauro-cerasus.* — Rosacées-amygdalées.


PARTIE EMPLOYÉE. — Feuille.

COMPOSITION. — Les feuilles de laurier-cerise, pilées et soumises à la distillation avec de l'eau, donnent de l'essence d'amandes amères et de l'*acide cyanhydrique*, que l'on suppose produite par décomposition de l'amygdaline amorphe.

MODE D'ADMINISTRATION ET DOSES.

**L'eau distillée** de laurier-cerise se fait avec 1 partie de feuilles de laurier-cerise fraîches pour 4 parties d'eau ; on retire 1, 5, parties de produit.

Elle doit renfermer, après préparation exacte, 50 milligrammes d'**acide cyanhydrique** pour 100 grammes d'eau distillée. Dose : 1 à 10 grammes.

## LAURIER COMMUN.

*Laurus nobilis.* — Lauracées.

PARTIES EMPLOYÉES. — Feuille, fruit.

COMPOSITION. — Les baies de laurier renferment une huile volatile, soluble dans l'alcool et l'éther, et une huile fixe, la *laurine* ou camphre de laurier.

MODE D'ADMINISTRATION ET DOSES.

Les feuilles de laurier s'emploient en **infusion :** 4 à 8 grammes pour 1000 ; en **lotions,** en **bains,** en **injections vaginales.**

**L'huile volatile** s'emploie à la dose de 1 à 2 grammes dans une potion huileuse.

L'huile volatile de baies de laurier entre dans la composition du baume de Fioravanti.

## LICHEN D'ISLANDE.

*Cetraria Islandica.* — Lichénées.

COMPOSITION. — L'eau bouillante enlève au lichen d'Islande jusqu'à 70 pour 100 d'une substance nommée *lichénine* ou amidon de lichen. La décoction (1 pour 20) se gélatinise en refroidissant et prend une teinte rougeâtre ou bleuâtre sous l'influence de la solution d'iode. La lichénine est par conséquent une sorte d'amidon. Le lichen d'Islande renferme, en outre, un principe amer nommé *acide cétrarique* ou *cétrarine*, de l'acide lichéno-stéarique, de l'acide oxalique et surtout de la *silice*.

### MODE D'ADMINISTRATION ET DOSES.

S'emploie en **décoction :** 10 grammes pour 1000 grammes d'eau ; portez à l'ébullition, rejetez cette première eau ; faites bouillir pendant une heure avec quantité suffisante d'eau pour obtenir un litre de décocté.

## LIERRE TERRESTRE.

*Glechoma hederacea.* — Labiées.

PARTIE EMPLOYÉE. — Plante fleurie.

### MODE D'ADMINISTRATION ET DOSES.

Le lierre terrestre fait partie des espèces béchiques.
On l'emploie en **infusion,** 10 grammes pour 1000.

## LIN.

*Linum usitatissimum.* — Linacées.

PARTIE EMPLOYÉE. — Semence.
COMPOSITION. — Le principe le plus important est l'*huile fixe* contenue dans les graines, dont on en retire de 25 à 30 pour 100. Le *mucilage* visqueux s'y trouve

dans la proportion de 15 pour 100 ; ses réactions chimiques sont celles de la gomme.

MODES D'ADMINISTRATION ET DOSES.

Les **semences** s'emploient crues, prises le matin à jeun, à la dose d'une cuillerée à soupe avec un demi-verre d'eau fraîche ou d'eau de Vichy.

La **farine de lin** forme la base de cataplasmes préparés par décoction.

La **farine émulsionnée** dans l'eau s'administre en **tisane.**

L'**huile de lin** s'administre quelquefois comme vermifuge, mais elle est employée surtout pour recouvrir les instruments de chirurgie, qui portent vulgairement le nom d'*instruments en gomme.*

# LOBÉLIE ENFLÉE.

*Lobelia inflata.* — Campanulacées-lobéliées.

PARTIE EMPLOYÉE. — Plante.

COMPOSITION. — La lobélie renferme un alcaloïde liquide, huileux, visqueux et transparent. La *lobéline* est volatile, elle se dissout dans l'eau, plus facilement dans l'alcool et l'éther. Elle neutralise les acides et forme avec eux des sels cristallisables, solubles dans l'eau et l'alcool. On a obtenu un chlorhydrate, un sulfate, un nitrate et un oxalate.

MODE D'ADMINISTRATION ET DOSES.

En **poudre,** comme expectorant, à la dose de 5 à 30 centigrammes ; comme émétique, à la dose de 50 centigrammes à 2 grammes.

**L'infusion** se fait avec 50 centigrammes à 2 grammes pour 1000.

**La teinture alcoolique,** 1 gramme pour 5, se prend à la dose de 2 à 8 grammes.

*Potion de lobélie* (Hôpital Lariboisière).

| | |
|---|---|
| Infusion de *Quillaya saponaria*....... | 100 gr. |
| Teinture de lobélie................. | 15 |
| Iodure de potassium. .............. | 5 |
| Teinture d'opium camphrée.. ....... | 20 |

Une cuillerée à café, deux fois par jour, dans une infusion de feuilles de menthe.

## LYCOPODE.

ORIGINE. — Spores du *Lycopodium clavatum*. Lycopodiacées.

COMPOSITION. — La poudre de lycopode contient une huile grasse (47 pour 100), un extractif mucilagineux et de la pollénine, qui paraît être la réunion de plusieurs principes immédiats.

### MODE D'ADMINISTRATION ET DOSES.

La poudre de lycopode n'est employée qu'en qualité de poudre absorbante.

## MANNE.

ORIGINE. — Suc concret obtenu par incision des troncs des *Fraxinus ornus* et *rotundifolia*. Oléacées.

COMPOSITION. — La manne contient de la *mannite,*

C$^{12}$H$^4$O$^{12}$, de la matière résineuse et acide, plus une petite quantité de substance azotée et de la dextrine.

La *mannite*, qui est le principe le plus abondant de la manne, 60 à 80 pour 100, est un sucre non fermentescible, sans action sur la lumière polarisée, blanc, cristallin, soluble dans 5 parties d'eau froide, dans beaucoup moins d'eau bouillante, très soluble dans l'alcool.

La *résine*, douée d'une odeur désagréable, d'un goût repoussant et nauséeux, semble être le principe actif de la manne.

Selon le degré de pureté, on distingue la *manne en larmes*, la *manne en sortes* et la *manne grasse ;* cette dernière, étant la plus impure et douée d'une saveur déplaisante, doit être rejetée.

#### MODE D'ADMINISTRATION ET DOSES.

La manne se donne, en **dissolution,** dans du lait ou dans de l'eau, à la dose de 15 à 30 grammes chez les jeunes sujets, et de 30 à 60 grammes pour un adulte.

# MARJOLAINE VULGAIRE.

*Origanum majorana.* — Labiées.

PARTIE EMPLOYÉE. — Sommités fleuries.

#### MODE D'ADMINISTRATION ET DOSES.

La marjolaine est une plante amère, aromatique, dont on prépare une **teinture** et une **eau distillée** très peu usitées ; elle entre dans la préparation du baume tranquille.

# MATICO.

*Piper angustifolium.* — Pipéracées.

PARTIE EMPLOYÉE. — Feuille.

COMPOSITION. — Le matico renferme une huile volatile, un principe amer, une résine molle d'un vert foncé, de la gomme, du tannin, etc.

#### MODE D'ADMINISTRATION ET DOSES.

En **poudre** : à la dose de **4 à 8** grammes.

L'**infusion** se fait avec 10 grammes de feuilles pour 1000 grammes d'eau.

L'**extrait** se prend à la dose de 20 à 30 centigrammes.

La **teinture alcoolique :** 1 pour 5, à la dose de 4 à 8 grammes ; enfin, on en fait un sirop ; dose moyenne : 30 grammes.

# MAUVE.

*Malva sylvestris.* — Malvacées.

, PARTIES EMPLOYÉES. — Fleurs, feuilles.

COMPOSITION. — La mauve renferme dans toutes ses parties une matière mucilagineuse, à laquelle elle doit ses qualités émollientes.

#### MODE D'ADMINISTRATION ET DOSES.

Les feuilles sont au nombre des espèces émollientes.

Les fleurs, rangées parmi les fleurs pectorales, sont prises en **infusion,** 10 grammes par litre.

# MÉLILOT.

*Melilotus officinalis.* — Légumineuses-papilionacées.

PARTIE EMPLOYÉE. — Sommités fleuries.

MODE D'ADMINISTRATION ET DOSES.

On emploie le mélilot en **infusion** ou en **décoction**, à la dose de 15 à 30 grammes par litre.

# MÉLISSE OFFICINALE.

*Melissa officinalis.* — Labiées.

COMPOSITION. — La mélisse renferme une huile essentielle, qu'on en sépare par distillation avec de l'eau.

MODE D'ADMINISTRATION ET DOSES.

La plante entière s'emploie en **infusion**, 15 pour 1000.
**L'eau distillée** de mélisse s'emploie à la dose de 60 à 90 grammes dans une potion.

*Alcoolat de mélisse composé.*

| | |
|---|---:|
| Mélisse fraîche en fleur. | 900 gr. |
| Zestes frais de citron. | 150 |
| Cannelle de Ceylan. | 80 |
| Girofles. | 80 |
| Muscades. | 80 |
| Coriandre. | 40 |
| Racine d'angélique. | 40 |
| Alcool à 80 degrés. | 5000 |

On retire 4500 d'alcoolat.
L'eau de mélisse jaune s'obtient en ajoutant à 1000 grammes de cet alcoolat 5 grammes de teinture de safran.

# MENTHE POIVRÉE.

*Mentha piperita.* — Labiées.

PARTIE EMPLOYÉE. — Sommités fleuries.

COMPOSITION. — La menthe contient une huile essentielle liquide, incolore, jaune pâle ou verdâtre. Son poids spécifique varie de 84 à 92 centigrammes. Son odeur est forte et agréable; sa saveur est aromatique et accompagnée d'une sensation de fraîcheur lorsque l'air aspiré traverse la bouche. Cette huile essentielle, refroidie à 4 degrés, laisse déposer des cristaux hexagonaux, incolores, d'un alcool nommé *menthol*, $C^{20}H^{20}O^{2}$. Ce corps bout à 212 degrés, et sa solution alcoolique dévie la lumière polarisée à gauche. Il est connu dans le commerce sous le nom d'essence chinoise ou japonaise de menthe poivrée.

MODE D'ADMINISTRATION ET DOSES.

La menthe s'emploie en **infusion,** 5 pour 1000.

**L'eau distillée,** préparée avec les sommités fraîches de menthe poivrée, s'emploie à la dose de 60 à 90 grammes dans les potions.

La **teinture d'essence de menthe** ou **alcool d'essence de menthe, esprit de menthe,** se prépare avec 2 grammes d'huile volatile de menthe poivrée pour 98 grammes d'alcool à 90 degrés ; dose : 2 à 8 grammes.

**L'essence de menthe** ou **huile volatile de menthe** se prépare avec 100 grammes de plantes fraîches pour 300 grammes d'eau, et s'administre à la dose de ii à v gouttes.

L'huile volatile entre dans la composition des **pastilles de menthe** à la goutte, préparées avec 5 grammes d'huile volatile pour 1000 de sucre blanc et 125 d'eau distillée.

Les **tablettes de menthe** ou **pastilles de menthe anglaise** contiennent 10 grammes d'huile volatile pour 1000 grammes de sucre et 100 grammes de mucilage de gomme.

Le **sirop de menthe** se fait avec 1800 grammes de sucre pour 1000 grammes d'eau distillée de menthe ; dose : 20 à 40 grammes.

La menthe poivrée fait partie des espèces aromatiques.

## MENTHE POULIOT.

*Mentha pulegium.* — Labiées.

Partie employée. — Sommité fleurie.

Composition. — Le principe le plus important est l'huile essentielle, connue en pharmacie sous le nom d'*oleum pulegii*. Sa formule est $C^{20}H^{16}O^2$.

MODE D'ADMINISTRATION ET DOSES.

En **infusion :** 5 pour 1000.
En **sirop :** 20 à 40 grammes.

## MENTHE VERTE.

*Mentha viridis.* — Labiées.

Partie employée. — Sommité fleurie.

MODE D'ADMINISTRATION ET DOSES.

En **infusion, eau distillée et huile essentielle,** comme pour la menthe poivrée.

## MÉNYANTHE.

*Menyanthes trifoliata.* — Gentianées-ményanthées.

Partie employée. — Feuille.
Fait partie du sirop antiscorbutique.

# MERCURIALE.

*Mercurialis annua.* — Euphorbiacées.

PARTIE EMPLOYÉE. — Plante.
COMPOSITION. — Elle renferme un principe amer, purgatif, soluble dans l'eau.

MODE D'ADMINISTRATION ET DOSES.

*Mellite de mercuriale.*

Mercuriale sèche........................  125
Eau distillée........................  1000
Miel blanc........................  1000

# MILLEFEUILLE.

*Achillea millefolium.* — Synanthérées.

PARTIE EMPLOYÉE. — Sommité fleuric (5 pour 1000).
COMPOSITION. — Renferme un principe amer, l'*achil-
léine*.

MODE D'ADMINISTRATION ET DOSES.

Infusion : 5 pour 1000.
Elle entre dans la composition de l'eau vulnéraire.

# MILLEPERTUIS.

*Hypericum perforatum.* — Hypéricinées.

PARTIE EMPLOYÉE. — Sommité fleurie, en infusion : 8 à
15 pour 1000.
Fait partie du baume tranquille, de l'eau vulnéraire,

de la thériaque, du sirop d'armoise, de l'emplâtre opodeldoch.

## MORELLE.

*Solanum nigrum.* — Solanées.

PARTIE EMPLOYÉE. — Plante.

#### MODE D'ADMINISTRATION ET DOSES.

La **plante fraîche**, écrasée, sert à faire des cataplasmes.
La **décoction** de plante sèche (50 pour 1000) s'emploie pour
usage externe.
Elle entre dans le baume tranquille et l'onguent populéum, etc.

## MOUTARDE BLANCHE.

*Sinapis alba.* — Crucifères.

PARTIE EMPLOYÉE. — Semence.

#### MODE D'ADMINISTRATION ET DOSES.

Les **semences** se prennent crues avec un demi-verre d'eau
naturelle ou de Vichy.

## MOUTARDE NOIRE.

*Brassica nigra.* — Crucifères.

PARTIE EMPLOYÉE. — Semence.
COMPOSITION. — La moutarde noire renferme deux principes : le *myronate de potasse* et la *synaptase*, qui, sous
l'influence de l'eau, donnent naissance à de l'essence de
moutarde.

La farine de semences de moutarde noire sert à faire des **sinapismes,** qui se préparent en mélangeant la farine à l'eau froide.

# MUGUET.

*Convallaria maialis.* — Liliacées-asparagées.

PARTIES EMPLOYÉES. — Fleur et plante entière.

COMPOSITION. — Le muguet renferme de la *convalla-marine*.

MODE D'ADMINISTRATION ET DOSES.

**L'infusion** de fleurs de muguet : 15 grammes pour 1000 ;

**Eau distillée** de fleurs de muguet ;

**Extrait aqueux de muguet,** avec la plante sèche, de 1 à 2 grammes.

La **convallamarine** se donne à la dose de 1 à 2 centigrammes.

# MÛRE.

ORIGINE. — Fruit du mûrier noir, *Morus nigra*. Morées.

MODE D'ADMINISTRATION ET DOSES.

**Décoction :** 60 grammes pour 750 d'eau en tisane ; 60 grammes pour 300 en **gargarisme.**

*Sirop de mûres.*

Suc de mûres.................... 1000 gr.
Sucre blanc................ ...... Q. S.

Pour 100 grammes de suc, 174 grammes de sucre.

# MUSC.

ORIGINE. — Produit renfermé dans une poche du chevrotin porte-musc, *Moschus moschiferus*, mammifère ruminant.

COMPOSITION. — Renferme une substance volatile spéciale très odorante, encore mal définie.

### MODE D'ADMINISTRATION ET DOSES.

**En poudre ;**

**Pilules, potion** ou **lavement,** à la dose de 30 centigrammes à 1 gramme.

**Eau distillée :** 30 à 60 grammes.

**Teinture de musc ;** musc : 10 grammes ; alcool à 80 degrés, 100 grammes ; dose : x à xx gouttes dans une potion.

**Incompatibles :** Les acides et les matières astringentes.

# MUSCADE.

ORIGINE. — Semence du muscadier cultivé, *Myristica moschata*. Myristicées.

PARTIE EMPLOYÉE. — Amande.

L'arille qui entoure la semence est connue sous le nom de *macis*.

COMPOSITION. — Le principe le plus important est la graisse qui forme environ le quart de son poids et qui est connue sous le nom de *beurre de muscade*.

### MODE D'ADMINISTRATION ET DOSES.

**En poudre,** à la dose de 30 centigrammes à 4 grammes.

**Huile volatile** ou essence de muscades, dose : ii à x gouttes dans une potion.

**Huile volatile de macis :** de même de ii à x gouttes.
Le **beurre de muscade** fait partie du baume nerval.

*Baume nerval.*

| | |
|---|---|
| Beurre de muscade................. | 450 gr. |
| Moelle de bœuf.................... | 350 |
| Huile d'amandes douces............ | 100 |
| — volatile de romarin........... | 30 |
| — — de girofle............. | 15 |
| Camphre.......................... | 15 |
| Baume de Tolu.................... | 30 |
| Alcool à 80 degrés................ | 60 |

# MYRRHE.

Origine. — Gomme résine qui découle de divers Balsamodendron et particulièrement du *Balsamodendron opobalsamum.* Bursérées.

MODE D'ADMINISTRATION ET DOSES.

**Poudre :** de 50 centigrammes à 4 grammes.

*Teinture de myrrhe.*

| | |
|---|---|
| Myrrhe........................ | 100 gr. |
| Alcool à 80 degrés............ | 500 |

La myrrhe entre dans la composition de la thériaque, des pilules de cynoglosse, du baume de Fioravanti, des pilules d'aloès et de myrrhe, des pilules de rhubarbe, de galbanum composées, et de l'élixir de Garus.

# NERPRUN.

*Rhamnus catharticus.* — Rhamnées.

PARTIE EMPLOYÉE. — Fruit.

COMPOSITION. — Le suc des baies de nerprun renferme

une matière colorante verte, des acides acétique et malique, une matière gommeuse, du sucre et une substance
amère (*cathartine?*).

MODE D'ADMINISTRATION ET DOSES.

Le sirop de nerprun, que l'on prépare avec parties égales de
sucre et de suc de nerprun, s'administre à la dose de 15 à
30 grammes, le plus souvent associé à l'eau-de-vie allemande.

# NICOTIANE OU TABAC.

*Nicotiana tabacum.* — Solanées.

PARTIE EMPLOYÉE. — Feuille.

COMPOSITION. — Les feuilles de tabac renferment, entre
autres principes, de la *nicotine* et une huile jaune ayant
l'odeur, le goût et les propriétés de la plante.

La *nicotine* ($C^{20}H^{14}Az^2$) est un alcaloïde liquide, incolore,
d'une odeur âcre et d'un goût âcre et brûlant. Elle est soluble dans l'eau, l'alcool, l'éther, les huiles fixes et volatiles ; se combine avec les acides et forme des sels déliquescents, parmi lesquels l'acétate est incristallisable. La
proportion de nicotine varie considérablement dans les
divers tabacs, suivant les lieux de production.

MODE D'ADMINISTRATION ET DOSES.

**L'infusion** de tabac se donne en lavement, à la dose de 1 à
5 grammes pour 250 grammes d'eau bouillante.

**L'infusion** s'emploie à l'extérieur, en lotions, à la dose
de 8 grammes pour 1 litre d'eau.

## NOIX VOMIQUE.

ORIGINE. — Semence du *Strychnos nux vomica*. Loganiacées.

COMPOSITION. — La noix vomique renferme de l'acide strychnique ou igasurique, de la *strychnine* et de la *brucine* en combinaison avec cet acide ; un troisième alcaloïde, découvert dans l'eau mère servant à la préparation des deux premiers, qui a reçu le nom d'*igasurine*. Cet alcaloïde ressemble beaucoup à la brucine ; sa solubilité dans l'eau est deux fois et demie plus grande et sa constitution chimique est discutée.

### MODE D'ADMINISTRATION ET DOSES.

La **poudre** se prend à la dose de 30 à 60 centigrammes par jour.

La **teinture alcoolique** (1 pour 5 d'alcool à 80 degrés) se prescrit à la dose de x à xx gouttes.

L'**extrait alcoolique** (1 pour 8 d'alcool à 80 degrés) se donne à la dose croissante de 5 à 20 centigrammes par jour.

## STRYCHNINE.

F. éq. $C^{42}H^{22}Az^2O^4$.        F. atom. $C^{21}H^{22}Az^2O^2$.

CARACTÈRES. — La strychnine est un alcaloïde très répandu dans les plantes de la famille des Strychnées.

C'est une substance blanche, solide, cristallisable par évaporation spontanée en octaèdres ou en prismes ; d'une saveur excessivement amère ; ni fusible, ni volatile ; décomposable entre 312 et 315 degrés ; anhydre ; soluble dans 2500 parties d'eau bouillante et dans 6 687 parties d'eau froide ; soluble dans 106 parties d'alcool à 95 degrés, presque insoluble dans l'éther ; mais elle se dissout aisément dans le chloroforme (1 pour 7, 1) et dans les acides étendus pour former des sels définis, aussi amers et plus solubles qu'elle-même.

La strychnine précipite la plupart des bases organiques alcalines ; pure, elle ne doit pas être colorée en rouge par l'acide nitrique, coloration qui serait due à la présence de la brucine dont on n'a pu la dépouiller. Une solution très étendue de strychnine est précipitée en blanc par un courant de chlore ; traitée par l'acide sulfurique et le bichromate de potasse, les bioxydes de plomb et de manganèse, elle donne une belle coloration bleue.

### MODE D'ADMINISTRATION ET DOSES.

La strychnine s'administre à l'intérieur en **pilules** de 1 milligramme, et en potion. Les doses varient de 5 à 15 milligrammes.

La strychnine est peu employée en raison de sa faible solubilité ; ses sels, et surtout le sulfate, sont usités le plus souvent.

Le **sirop de sulfate de strychnine** se prépare avec 5 centigrammes de sulfate de strychnine pour 200 grammes de sirop de sucre ; 20 grammes de ce sirop contiennent 5 milligrammes de sulfate de strychnine.

Pour **injections sous-cutanées,** ou se sert de la solution aqueuse de sulfate de strychnine au millième.

Le sulfate de strychnine s'emploie également en **pilules** de 1 milligramme.

## BRUCINE.

F. éq. $C^{46}H^{26}Az^2O^8$ ; 8Aq.     F. atom. $C^{23}H^{26}Az^2O^4 + 4H^2O$.

CARACTÈRES. — La brucine constitue des prismes

rhomboïdaux obliques, contenant 15,45 pour 100 d'eau, efflorescents, fusibles un peu au-dessus de 100 degrés dans leur eau de cristallisation. Elle est soluble dans 850 parties d'eau froide et dans 500 parties d'eau bouillante ; elle est plus soluble dans l'alcool et la benzine, très soluble dans le chloroforme, insoluble dans l'éther ; elle est lévogyre. L'acide nitrique la colore en rouge-sang.

Elle est très peu usitée.

## NOYER COMMUN.

*Juglans regia.* — Juglandées.

PARTIES EMPLOYÉES. — Feuille, péricarpe, huile exprimée de la graine.

COMPOSITION. — Toutes ces parties contiennent une grande quantité de *tannin.*

### MODE D'ADMINISTRATION ET DOSES.

La **tisane** de feuilles de noyer est faite, par **infusion,** avec 10 grammes de feuilles pour 500 grammes d'eau.

On emploie, pour **lotions,** une **décoction** beaucoup plus chargée : 50 pour 1000 grammes d'eau.

**L'extrait de feuilles de noyer** se prescrit en pilules de 20 centigrammes, au nombre de 2 à 8 par jour.

## OPIUM.

ORIGINE. — Suc épaissi provenant des incisions faites aux capsules du pavot officinal, *Papaver somniferum album.* Papavéracées.

CARACTÈRES. — L'opium officinal est celui d'*Anatolie,* qu'on nomme *opium de Smyrne.* Il est en masses enveloppées de fruits de rumex, formées de larmes agglutinées, visibles quand la substance est molle ; la saveur est âcre et amère, l'odeur nauséeuse spéciale ; ne doit pas contenir plus de 8 à 10 pour 100 d'eau, il doit renfermer 10 à 12 pour 100 de morphine.

COMPOSITION. — L'opium ne contient pas moins d'une vingtaine de principes, dont six cristallisables, azotés et plus ou moins alcalins, ont reçu les noms de *morphine, codéine, pseudomorphine, paramorphine (thébaïne), narcotine, narcéine ;* un autre également cristallisable, non azoté, nommé *méconine ;* deux acides, les *acides méconique* et *acétique ;* une huile fixe, une huile volatile, une résine, etc.

Les proportions de ces principes sont à peu près les suivantes :

| | |
|---|---|
| Morphine.................... | 10,00 pour 100 |
| Codéine.................... | 0,05 |
| Thébaïne...... ......... | 0,15 |
| Narcotine.................. | 6,00 |
| Papavérine.................. | 1,00 |
| Narcéine...... ........... | 0,004 |
| Méconine........ ......... | 0,026 |
| Acide méconique............. | 4,00 |
| Acide thébolactique. ......... | 1,50 |

### MODE D'ADMINISTRATION ET DOSES.

L'opium brut, source des autres préparations pharmaceutiques, est lui-même rarement employé.

**Pulvérisé,** on l'administre à la dose de 2 à 20 centigrammes.

*Extrait d'opium.*

| | |
|---|---|
| Opium officinal.................. | 1 000 gr. |
| Eau distillée froide. ............. | 12 000 |

Cet extrait ferme représente le double de son poids d'opium brut. Il se donne à la dose de 1 à 10 centigrammes.

La **teinture d'extrait d'opium** se prépare avec 1 partie d'extrait d'opium pour 12 parties d'alcool à 60 degrés.

*Teinture d'opium camphrée (élixir parégorique).*

Extrait d'opium. . . . . . . . . . . . . . . . . . . . . .     3 gr.
Acide benzoïque. . . . . . . . . . . . . . . . . . . .     3
Huile volatile d'anis. . . . . . . . . . . . . . . .     3
Camphre. . . . . . . . . . . . . . . . . . . . . . . . . . .     2
Alcool à 60 degrés. . . . . . . . . . . . . . . . . .     650

10 grammes de cette teinture renferment 5 centigrammes d'extrait d'opium.

*Sirop d'opium (sirop thébaïque).*

Extrait d'opium. . . . . . . . . . . . . . . . . . . . . .     2 gr.
Eau distillée. . . . . . . . . . . . . . . . . . . . . . .     8
Sirop de sucre. . . . . . . . . . . . . . . . . . . . . .     990

20 grammes de ce sirop contiennent 4 centigrammes d'extrait d'opium.

*Sirop diacode (sirop d'opium faible).*

Extrait d'opium. . . . . . . . . . . . . . . . . . . . . .     0ᵍ,50
Eau distillée. . . . . . . . . . . . . . . . . . . . . . . .     4 ,50
Sirop de sucre. . . . . . . . . . . . . . . . . . . . . .     995 ,00

20 grammes de ce sirop contiennent 1 centigramme d'extrait d'opium.

*Pilules de cynoglosse.*

Extrait d'opium. . . . . . . . . . . . . . . . . . . . . .     10 gr.
Poudre de semences de jusquiame. . . . . .     10
   —   d'écorce de racine de cynoglosse.     10
   —   de myrrhe. . . . . . . . . . . . . . . . . . .     15
   —   d'oliban. . . . . . . . . . . . . . . . . . . . .     12

Safran.............................. 4
Castoréum........................... 4
Mellite simple ..................... 95

Les pilules de 20 centigrammes contiennent 2 centigrammes d'extrait d'opium et autant de poudre de jusquiame.

*Laudanum de Sydenham (vin d'opium composé).*

Opium officinal divisé............... 200 gr.
Safran incisé........................ 100
Cannelle de Ceylan................... 15
Girofles concassés................... 15
Vin de Grenache...................... 1600

4 grammes de laudanum de Sydenham correspondent environ à 50 centigrammes d'opium brut, et à 25 centigrammes d'extrait d'opium.

*Laudanum de Rousseau (teinture d'opium par fermentation).*

Opium officinal...................... 200 gr.
Miel blanc........................... 600
Eau distillée........................ 3 litres.
Levure de bière fraîche.............. 40 gr.
Alcool à 60 degrés................... 200

Après la préparation, on obtient 800 grammes de produit.

4 grammes de laudanum de Rousseau correspondent à environ 1 gramme d'opium et à 50 centigrammes d'extrait d'opium.

*Gouttes noires anglaises.*

Opium officinal...................... 100 gr.
Acide acétique à 1,060............... 60
Eau distillée........................ 540
Safran............................... 8
Muscade.............................. 25
Sucre................................ 30

On doit obtenir 200 grammes de produit.

Les gouttes noires représentent la moitié de leur poids d'opium ou le quart d'extrait d'opium ; 1 partie équivaut à 2 parties de laudanum de Rousseau et à 4 parties de laudanum de Sydenham.

### Diascordium.

| | | | |
|---|---|---|---|
| *Extrait d'opium* | 10 gr. | Poivre long | 10 gr. |
| Feuilles sèches de scor- | | Cannelle de Ceylan | 40 |
| dium | 60 | Dictame de Crète | 20 |
| Pétales de roses rouges | 20 | Benjoin | 20 |
| Racine de bistorte | 20 | Galbanum | 20 |
| — de gentiane | 20 | Gomme arabique | 20 |
| — de tormentille | 20 | Bol d'Arménie composé | 80 |
| Semences d'épine-vinette | 20 | Miel rosat | 1300 |
| Gingembre | 10 | Vin de Grenache | 200 |

### Thériaque.

| | | | |
|---|---|---|---|
| Gingembre | 60 gr. | Sommités de marrube | |
| Iris de Florence | 60 | blanc | 30 |
| Valériane | 80 | Sommités de pouliot de | |
| Acore aromatique | 30 | montagne | 30 |
| Rhapontic | 30 | Sommités de chamædris | 20 |
| Quintefeuille | 30 | Sommités de chamæpitys | 20 |
| Racine d'aristoloche clé- | | Sommités de millepertuis | 20 |
| matite | 10 | Sommités de petite cen- | |
| Racine d'asarum | 10 | taurée | 10 |
| — de gentiane | 20 | Pétales de roses rouges | 60 |
| — de méum | 20 | Safran | 40 |
| Bois d'aloès | 10 | Fleurs de stœchas | 30 |
| Essence de cannelle de | | Ecorce sèche de citron | 60 |
| Ceylan | 100 | Poivre long | 120 |
| Squames sèches de scille | 60 | Poivre noir | 60 |
| Dictame de Crète | 30 | Fruits de persil | 30 |
| Feuilles sèches de laurier | | — d'ammi officinal | 20 |
| commun | 30 | — de fenouil | 20 |
| Feuilles sèches de scor- | 60 | — d'anis | 50 |
| dium | 60 | — de séseli de Mar- | |
| Sommités de calament | 30 | seille | 20 |

| | | | |
|---|---|---|---|
| Fruits de daucus de Crète. | 10 gr. | Myrrhe.............. | 20 gr. |
| Semences d'ers......... | 20 | Oliban.............. | 30 |
| — de navet sauvage............. | 60 | Sagapénum.......... | 20 |
| | | Galbanum........... | 10 |
| Semences de petit cardamome............. | 80 | Opopanax........... | 10 |
| | | Benjoin............. | 20 |
| Agaric blanc.......... | 60 | Castoréum.......... | 10 |
| *Opium de Smyrne*....... | 120 | Mie de pain desséchée.... | 60 |
| Suc de réglisse........ | 60 | Terre sigillée......... | 20 |
| Cachou............. | 40 | Sulfate de fer desséché... | 20 |
| Gomme arabique....... | 20 | Bitume de Judée....... | 80 |

1 gramme de diascordium contient 6 milligrammes d'*extrait d'opium*.

Toutes ces substances pilées ensemble forment la **poudre thériacale**.

| | |
|---|---|
| Poudre thériacale................... | 1000 gr. |
| Térébenthine de Chio.............. | 50 |
| Miel blanc....................... | 3500 |
| Vin de Grenache.................. | 250 |

Toutes ces substances réunies forment la thériaque.
4 grammes de thériaque contiennent :

| | |
|---|---|
| Opium brut. ...................... | 0ᵍ,05 |
| Ou extrait d'opium................ | 0 ,025 |

## MORPHINE.

F. éq. $C^{34}H^{19}AzO^6$, 2aq.　　　F. atom. $C^{17}H^{10}AzO^3+H^2O$.

CARACTÈRES. — La morphine est le principal alcaloïde de l'opium. Elle forme des prismes rhomboïdaux droits, hémièdres, incolores, brillants, contenant 5,94 pour 100 d'eau de cristallisation. Desséchée, elle fond à 120 degrés. Elle est soluble dans 1000 parties d'eau froide, dans 500 parties d'eau bouillante; dans 40 parties d'alcool à

90 degrés froid et dans 24 parties du même liquide bouillant. La morphine est très soluble dans les lessives alcalines et même dans l'eau de chaux, mais peu soluble dans l'ammoniaque. Elle est assez soluble dans l'éther acétique. La morphine cristallisée et hydratée est presque insoluble dans l'éther, le chloroforme et les huiles essentielles; elle est lévogyre.

Ses principaux caractères chimiques sont de prendre une belle couleur rouge par l'acide nitrique concentré, de se colorer en bleu par les sels de fer au maximum et de réduire l'acide iodique.

Les sels de morphine les plus usités sont : l'acétate, le chlorhydrate et le sulfate.

## CHLORHYDRATE DE MORPHINE.

F. éq. $C^{34}H^{19}AzO^6$, HCl; 6aq.    F. atom. $C^{17}H^{19}AzO^3$, HCl$+3H^2O$.

CARACTÈRES. — Le chlorhydrate de morphine est cristallisé en fibres soyeuses, incolores, neutres aux papiers réactifs ; il est soluble dans 20 parties d'eau froide et dans 1 partie d'eau bouillante ; il est aussi très soluble dans l'alcool. 100 parties de ce sel cristallisé contiennent 75,90 de morphine et 14,38 d'eau.

### MODE D'ADMINISTRATION ET DOSES.

Le chlorhydrate de morphine se donne à l'intérieur, à la dose de 1 à 2 ou 3 et jusqu'à 5 centigrammes dans la journée.

**Pour injections hypodermiques,** on se sert habituellement de la solution aqueuse au centième.

Eau distillée bouillie..................... $10^g,00$
Chlorhydrate de morphine ............. 0 ,10

## CODÉINE.

F. éq. $C^{36}H^{21}AzO^6, 2aq.$     F. atom. $C^{18}H^{21}AzO^3+H^2O.$

CARACTÈRES. — La codéine forme des cristaux volumineux, dérivés du prisme rhomboïdal droit, contenant 5,68 pour 100 d'eau. Elle devient anhydre à 120 degrés. Chauffée dans l'eau bouillante, elle se transforme en un liquide huileux. Elle est soluble dans 60 parties d'eau à $+15$ degrés; très soluble dans l'alcool, l'éther et le chloroforme. L'ammoniaque la dissout; elle est au contraire insoluble dans les alcalis caustiques. Dans l'éther pur, elle se dépose en petits cristaux brillants et anhydres. Elle est lévogyre. La codéine, calcinée sur une lame de platine, doit disparaître complètement, sans laisser de résidu et sans produire d'odeur de caramel. Elle doit se dissoudre entièrement dans l'éther à 65 degrés; mise au contact de l'acide azotique, elle ne se colore pas en rouge; l'acide sulfurique ne la brunit pas.

La codéine s'administre sous les mêmes formes pharmaceutiques et en quantité quintuple, sextuple de celle de la morphine.

*Sirop de codéine.*

| | |
|---|---|
| Codéine pulvérisée................... | 0g,20 |
| Alcool à 90 degrés.................... | 5 ,00 |
| Sirop de sucre....................... | 95 ,00 |

20 grammes de ce sirop contiennent 4 centigrammes de codéine.

## NARCÉINE.

F. éq. $C^{46}H^{29}AzO^{18}, 4aq.$     F. atom. $C^{23}H^{29}AzO^9+2H^2O.$

CARACTÈRES. — La narcéine cristallise en aiguilles

prismatiques, incolores, soyeuses, réunies en masses légères. A 13 degrés, la narcéine est soluble dans 1285 parties d'eau et dans 945 parties d'alcool à 80 degrés. Elle
est plus soluble dans l'eau et l'alcool chauds et dans l'eau
chargée d'oxydes alcalins ou d'ammoniaque. Elle est insoluble dans l'éther. Elle perd, à 110 degrés, son eau de
cristallisation, soit 7,21 pour 100 de son poids. Lorsqu'elle
est anhydre, elle fond à 145 degrés.

La narcéine ne réduit pas l'acide iodique et n'est pas
colorée en bleu par le perchlorure de fer; traitée par une
solution d'iode à 2 pour 1000, elle donne une belle coloration bleue.

MODE D'ADMINISTRATION ET DOSES.

**Pilules** : de 4 à 10 centigrammes.

En **potion** : de 4 à 10 centigrammes, avec addition, dans
100 grammes d'eau, de 5 centigrammes de potasse caustique
et quelques gouttes d'acide chlorhydrique pour dissoudre.

En **lavement** ou en **suppositoire**, de 1 à 5 centigrammes.

# OPOPANAX.

ORIGINE.— Gomme résine supposée extraite de l'*Opo-
panax chironium* (K). Ombellifères.

COMPOSITION.— Elle renferme une résine, 42 pour 100;
de la gomme, 33 pour 100; une huile volatile probablement sulfurée, etc.

MODE D'ADMINISTRATION ET DOSES.

En **pilules** : de 50 centigrammes à 1 gramme.
En **lavement**: de 2 à 4 grammes.
Entre dans la composition de la thériaque.

# ORANGER VRAI A FRUIT DOUX.

*Citrus aurantium*, R. — Aurantiacées.

**PARTIES EMPLOYÉES.** — Fleurs en infusion.
Le suc du fruit en macération ou infusion fait l'oran-
geade. L'épicarpe du fruit mûr fournit une huile volatile
connue sous le nom d'*essence de Portugal*.

# ORANGER AMER OU BIGARADIER.

*Citrus vulgaris*, R. — Rutacées-aurantiacées.

**PARTIES EMPLOYÉES.** — Feuille, dite *feuille d'oranger*.
Fleur, dite *fleur d'oranger*. L'épicarpe du fruit vert, dit
*écorce d'orange amère*.

MODE D'ADMINISTRATION ET DOSES.

Feuille: en **infusion,** souvent jointe au tilleul.
Fleur : en **eau distillée,** en **sirop.**
Ecorce d'orange amère en **sirop** et en **teinture** : x à xv gouttes,
pour édulcorer les substances amères ou fades.
L'écorce d'orange amère entre dans le sirop antiscorbutique,
l'esprit carminatif de Sylvius et la teinture stomachique.

# ORGE.

*Hordeum vulgare.* — Graminées.

**PARTIE EMPLOYÉE.** — Semence séparée du péricarpe,
et nommée *orge mondé ;* ou bien privée en outre de son
tégument propre et réduite à son endosperme amylacé
et nommée alors *orge perlé*.

MODE D'ADMINISTRATION ET DOSES.

La **tisane** d'orge s'emploie à la dose de 20 grammes par litre. On emploie aussi la décoction d'orge en **gargarisme** et en **lotion.**

# ORIGAN VULGAIRE.

*Origanum vulgare.* — Labiées.

PARTIE EMPLOYÉE. — Sommité fleurie.

MODE D'ADMINISTRATION ET DOSES.

S'emploie en **infusion** à la dose de 10 à 15 grammes par litre.

Il entre dans l'eau vulnéraire, le sirop d'armoise, etc.

# ORTIE BLANCHE.

*Lamium album.* — Labiées.

PARTIE EMPLOYÉE. — Fleur.

MODE D'ADMINISTRATION ET DOSES.

En **infusion :** 15 grammes par litre.

# OSEILLE COMMUNE.

*Rumex acetosa.* — Polygonées.

PARTIES EMPLOYÉES. — Racine. Plante fraîche.

COMPOSITION. — Les feuilles fraîches d'oseille renferment du *quadroxalate de potasse* ou sel d'oseille, de l'acide tartrique, du mucilage, de la fécule, de la chlorophylle et du ligneux.

### MODE D'ADMINISTRATION ET DOSES.

L'oseille fait la base du bouillon d'herbes, appelé communément *bouillon aux herbes* ou *tisane d'oseille composée*.

# PANAMA (BOIS DE).

ORIGINE. — Provenant (?) du *Quillaya saponaria*. Rosacées.

COMPOSITION. — Il renferme, entre autres principes, de la *saponine*, une matière particulière très piquante, soluble dans l'eau et l'alcool; une matière grasse, etc.

### MODE D'ADMINISTRATION ET DOSES.

**L'infusion,** faite à la dose de 10 grammes par litre, s'emploie à l'intérieur.

La **décoction** s'emploie à l'extérieur, 20 grammes par litre.

On en prépare une **teinture** (1 pour 5).

La **teinture de Panama** sert à faire des émulsions stables de goudron, de baume de Canada, de Tolu, de copahu, de coaltar.

*Teinture de quillaya coaltarée.*

Goudron de houille...................... 1 gr.
Teinture de quillaya..................... 4

# PARIÉTAIRE.

*Parietaria officinalis.* — Urticées.

PARTIE EMPLOYÉE. — Plante.

COMPOSITION. — Elle renferme une forte proportion de nitrate de potasse.

MODE D'ADMINISTRATION ET DOSES.

S'emploie en **infusion** à la dose de 20 grammes par litre.

# PATIENCE.

ORIGINE. — *Racine* donnée par diverses espèces de rumex, et particulièrement le *Rumex obtusifolius*. Polygonées.

MODE D'ADMINISTRATION ET DOSES.

S'emploie en **infusion** à la dose de 20 grammes par litre.

# PAVOT BLANC.

*Papaver somniferum album.* — Papavéracées.

PARTIES EMPLOYÉES. — Feuille, capsule.

COMPOSITION. — Cette variété cultivée du *Papaver somniferum* se distingue par ses pétales blancs et ses capsules imperforées. Elle fournit les diverses sortes commerciales d'opium exotique.

MODE D'ADMINISTRATION ET DOSES.

Les feuilles font partie de l'onguent populéum.

Les capsules s'emploient en **tisane,** en **lavement** ou en **décoction** pour l'usage externe.

Les têtes de pavot doivent être cueillies encore vertes, séchées avec soin et choisies de la dernière récolte. Elles doivent être préalablement débarrassées des semences innombrables qu'elles recèlent, avant d'être soumises à l'ébullition dans l'eau, à laquelle elles cèdent en partie leurs principes actifs. Dose : une tête pour 500 grammes d'eau.

# PÊCHER.

*Prunus persica.* — Rosacées-prunées.

PARTIE EMPLOYÉE. — Fleur.

### MODE D'ADMINISTRATION ET DOSES.

Les fleurs se prennent en **infusion** à la dose de 15 à 30 grammes par litre.

On en prépare un **sirop**, plus fréquemment usité chez les enfants, à la dose de 8 à 60 grammes.

# PENSÉE SAUVAGE.

*Viola tricolor arvensis.* — Violacées.

PARTIES EMPLOYÉES. — Plante fleurie et fleur.

### MODE D'ADMINISTRATION ET DOSES.

S'emploie en **infusion** à la dose de 10 grammes par litre.

# PERSIL.

*Petroselinum sativum.* — Ombellifères.

PARTIES EMPLOYÉES. — Racine, fruit.

COMPOSITION. — Le fruit, qui est la partie la plus active, renferme une huile volatile, une matière grasse butyreuse, et l'*apiol*.

L'*apiol* est un liquide jaunâtre, huileux, non volatil, plus dense que l'eau, qui ne le dissout pas ; bien soluble dans l'alcool, soluble en toute proportion dans l'éther et le chloroforme; d'une saveur âcre et piquante et d'une odeur tenace rappelant celle de la graine.

MODE D'ADMINISTRATION ET DOSES.

La racine de persil est une des cinq racines apéritives.

Le fruit, improprement appelé *semence*, fait partie des quatre semences chaudes.

L'apiol se prescrit, sous forme de **capsules,** à la dose de 30 à 60 centigrammes.

# PERVENCHE (GRANDE ET PETITE).

*Vinca major* et *Vinca minor*. — Apocynées.

PARTIE EMPLOYÉE. — Feuille.

MODE D'ADMINISTRATION ET DOSES.

On se sert particulièrement de la petite pervenche à la dose de 15 grammes en **infusion** ou **décoction,** soit pour **tisane,** soit pour **lavement.**

# PEUPLIER.

*Populus nigra*. —. Salicacées.

PARTIE EMPLOYÉE. — Bourgeon.

COMPOSITION. — Les bourgeons de peuplier renferment une forte proportion de résine et d'huile volatile.

MODE D'ADMINISTRATION ET DOSES.

Les bourgeons de peuplier ne sont guère usités que pour la préparation de l'onguent populéum.

*Onguent populéum.*

| | |
|---|---|
| Bourgeons de peuplier récemment séchés... | 800 gr. |
| Feuilles fraîches de pavot............... | 500 |
| — de belladone................... | 500 |
| — de jusquiame ................... | 500 |
| — de morelle................... | 500 |
| Axonge.......................... | 4000 |

Le bois de peuplier fournit un charbon poreux très propre aux usages médicinaux, connu sous le nom de *charbon de Belloc.*

# PHELLANDRIE AQUATIQUE.

*Œnante phellandrium (phellandrium aquaticum).* — Ombellifères.

PARTIE EMPLOYÉE. — Fruit, à tort nommé *graine.*

MODE D'ADMINISTRATION ET DOSES.

En **poudre,** à la dose de 2 à 4 grammes dans les vingt-quatre heures.

# PIED-DE-CHAT.

*Antennaria dioïca.* — Synanthérées.

PARTIE EMPLOYÉE. — Capitule.

MODE D'ADMINISTRATION ET DOSES.

Fait partie des quatre fleurs ou espèces pectorales. S'emploie en **infusion.**

# PISTACHE.

ORIGINE. — Semence du pistachier. *Pistacia vera.* Térébinthacées-anacardiées.

Composition. — Les pistaches contiennent de l'huile fixe, une fécule colorée, de l'amidon et une matière colorante verte.

#### MODE D'ADMINISTRATION ET DOSES.

On en prépare une **émulsion, looch vert** et un **sirop**.

# PLANTAIN.

*Plantago major, plantago media, plantago lanceolata.* — Plantaginées.

#### MODE D'ADMINISTRATION ET DOSES.

**L'eau distillée** est surtout employée.

# PODOPHYLLUM.

Origine. — Rhizome du *Podophyllum peltatum*. Berbéridées-podophyllées.

Composition. — Il renferme, entre autres principes, le *podophyllin*, principe actif résineux, variant de 3,5 à 5 pour 100 dans ce rhizome; la berbérine, un alcaloïde incolore, un principe odorant et de la saponine.

Le *podophyllin* est une substance résineuse en poudre brillante, très âcre et amère, soluble dans l'alcool et l'éther.

#### MODE D'ADMINISTRATION ET DOSES.

Le podophyllin est seul prescrit. Il s'administre en **poudre,** en **pilules,** de 2 à 5 centigrammes, associé à l'extrait de belladone ou au gingembre.

*Pilules de podophyllin.*

Podophyllin........................... 0$^g$,03
Gingembre gris. .................... 0 ,05
Miel................................ Q. S.

Conserver ces pilules dans une bouteille bien bouchée.


# POIX DE BOURGOGNE.

ORIGINE. — Térébenthine très consistante, tirée par incisions de la pesse, épicéa ou faux sapin, *Pinus abies* (*Abies excelsa*). Conifères.

COMPOSITION. — On n'y trouve que de la résine et une petite proportion d'huile volatile.

CARACTÈRES. — La poix de Bourgogne doit être parfumée, non amère, incomplètement soluble, à froid, dans l'alcool.

MODE D'ADMINISTRATION ET DOSES.

*Emplâtre de poix de Bourgogne.*

Cire jaune........................... 1 gr.
Poix de Bourgogne................... 3


# POLYGALA DE VIRGINIE.

*Polygala senega.* — Polygalées.

PARTIE EMPLOYÉE. — Racine.

MODE D'ADMINISTRATION ET DOSES.

Le polygala s'administre en **infusion** (10 grammes par litre), sous forme d'**extrait alcoolique** et en **poudre**.

# PYRÈTHRE OFFICINAL.

*Anacyclus pyrethrum.* — Synanthérées.

PARTIE EMPLOYÉE. — Racine.

MODE D'ADMINISTRATION ET DOSES.

S'emploie à l'extérieur, en **poudre** et sous forme de **teinture.**

# QUASSIE AMÈRE.

*Quassia amara.* — Rutacées-quassiées.

PARTIE EMPLOYÉE. — Bois.

COMPOSITION. — Son principe actif est la quassine, très soluble dans l'eau et dans l'alcool, qui a été obtenue à l'état de pureté sous forme de prismes blancs.

MODE D'ADMINISTRATION ET DOSES.

Le quassia amara s'administre en **macération** (5 grammes par litre); en **poudre,** à la dose de 30 centigrammes à 2 grammes.

On en prépare une **teinture** (1 pour 5 d'alcool à 60 degrés); un **extrait.**

*Vin de quassia.*

Quassia amara. . . . . . . . . . . . . . . . . . . . .    30 gr.
Alcool à 60 degrés. . . . . . . . . . . . . . . . .    30
Vin blanc. . . . . . . . . . . . . . . . . . . . . . . . .   1000

# QUINQUINAS.

ORIGINE. — Écorces de diverses espèces de Cinchona, Rubiacées, croissant dans les Andes de l'Amérique du Sud, et cultivées actuellement dans les Indes anglaises et hollandaises.

Les espèces officinales sont :

1° Le *Quinquina calisaya*, quinquina jaune royal, du *Cinchona calisaya*. On doit rejeter celles de ces écorces qui donnent moins de 25 pour 1000 de sulfate de quinine cristallisée;

2° Le *Quinquina gris Huanuco*, provenant des *Cinchona micrantha*, *nitida* et *Peruviana;* et le *Quinquina gris de Loxa*, du *Cinchona officinalis* et du *Cinchona crispa*. Ces écorces doivent contenir au moins 15 pour 1000 d'alcaloïdes salifiables, dans lesquels la quinine doit figurer au moins pour un dixième;

3° Le *quinquina rouge*, provenant du *Cinchona succi-rubra*, qui doit fournir au moins 30 pour 1000 de sulfate d'alcaloïdes, dont 20 au moins de sulfate de quinine.

COMPOSITION. — Les quinquinas renferment : de la *quinine*, la *cinchonine*, l'*aricine*, la *quinidine*, l'*acide kinique*, l'*acide kino-tannique*, l'*acide kinonique*, le rouge cinchonique, de la gomme, une matière colorante jaune, une matière grasse verte.

MODE D'ADMINISTRATION ET DOSES.

On fait un fréquent usage de la **poudre** de quinquina, soit à l'extérieur, soit à l'intérieur. A l'intérieur, elle se donne à la dose de 50 centigrammes à 20 grammes dans du pain azyme ou sous forme d'opiat, avec une quantité suffisante de sirop.

Préparations de quinquina par l'eau :
On emploie la **macération** de quinquina, l'**infusion** dans l'eau bouillante et la **décoction** à 60 grammes par litre.

*Extrait mou de quinquina gris.*

| | |
|---|---|
| Quinquina gris...................... | 1 gr. |
| Eau distillée bouillante.............. | 12 |

Cet extrait se donne à la dose de 50 centigrammes à 12 grammes par jour, en **pilules** et en **potion**.

Préparations de quinquina par l'alcool :

*Teinture de quinquina.*

| | |
|---|---|
| Quinquina gris...................... | 1 gr. |
| Alcool à 60 degrés.................. | 5 |

Cette teinture se prend à la dose de 2 à 15 grammes.

*Vin de quinquina.*

| | |
|---|---|
| Quinquina gris...................... | 50 gr. |
| Alcool à 60 degrés................. | 100 |
| Vin rouge. ...................... | 1000 |

Dose : 60 grammes par jour.

*Vin de quinquina ferrugineux.*

| | |
|---|---|
| Sulfate de fer pur cristallisé.......... | 2ᵍ,50 |
| Acide citrique cristallisé............. | 2 ,00 |
| Eau distillée chaude................ | 10 ,00 |
| Vin de quinquina................... | 760 ,00 |
| Sirop simple...................... | 230 ,00 |

50 grammes de ce vin contiennent 10 centigrammes de sulfate ferreux cristallisé, correspondant à 2 centigrammes de fer métallique.

**Incompatibles :** acides concentrés, sels de fer, sulfate de zinc, nitrate d'argent, bichlorure de mercure, tartre stibié ; infusions de camomille, de rhubarbe ; solution de cachou.

*Extrait alcoolique de quinquina.*

Quinquina calisaya en poudre demi-fine..   1 gr.
Alcool à 60 degrés....................   6
Eau distillée froide...................   1
    Dose : de 30 centigrammes à 4 grammes.

*Sirop de quinquina.*

Quinquina calisaya en poudre demi-fine.   100 gr.
Alcool à 30 degrés...................   1000
Eau ...............................   Q. S.
Sucre blanc.......................   1000
    Dose : 20 à 60 grammes par jour.

## QUININE HYDRATÉE.

F. éq. $C^{40}H^{24}Az^2O^4$, 6aq.     F. atom. $C^{20}H^{24}Az^2O^2 + 3H^2O$.

CARACTÈRES. — L'hydrate de quinine se présente en cristaux très fins, contenant 14,28 pour 100 d'eau. A 57 degrés, il subit la fusion aqueuse. Dans une atmosphère desséchée, il abandonne 9,5 pour 100 d'eau, c'est-à-dire 4 équivalents. A 100 degrés, il se transforme en quinine anhydre, fusible à 177 degrés. L'hydrate de quinine est soluble dans 1670 parties d'eau à + 15 degrés ; il est facilement soluble dans l'eau chaude, l'alcool et l'éther. Sa saveur est très amère. Il est lévogyre et possède une réaction alcaline.

## SULFATE DE QUININE.

F. éq. $C^{40}H^{24}Az^2O^4$, $SO^3HO$, 7aq.    F. atom. $(C^{20}H^{24}Az^2O^2)^2SO^4H^2 + 7H^2O$.

CARACTÈRES. — Le sulfate de quinine, employé en médecine, est le *sulfate basique,* qu'on désigne encore à tort sous le nom de *sulfate neutre.*

Ce sel se présente ordinairement en masses blanches, très légères, formées par la réunion de petites aiguilles déliées, soyeuses et feutrées. Il est d'une saveur très amère, peu soluble dans l'eau froide, soluble dans 30 parties d'eau bouillante, d'où il se dépose presque en totalité par le refroidissement ; il est également soluble dans l'alcool, mais l'éther en dissout à peine.

L'addition d'une petite quantité d'acide sulfurique augmente beaucoup la solubilité du sulfate de quinine dans l'eau ; il se forme alors un sulfate acide, dont la solution est transparente et offre des reflets bleuâtres. Le sulfate de quinine, exposé à l'air sec, s'effleurit en perdant une partie de son eau de cristallisation.

Essai. — Par dessiccation complète à 100 degrés, 1 gramme de sulfate de quinine officinal doit laisser un résidu ne pesant pas moins de 85 centigrammes (eau en excès).

Le sulfate de quinine officinal est combustible sans résidu (matières minérales fixes).

Il ne se colore pas sensiblement au contact de l'acide sulfurique pur et concentré (matières étrangères, matières sucrées et glucosides), et se dissout complètement dans cet acide dilué (acides gras, amidon), ainsi que dans un mélange de 5 parties d'alcool à 95 degrés et de 10 parties de chloroforme (sels minéraux). Sa solution aqueuse ne précipite pas l'azotate d'argent (chlorures) ; chauffée avec un excès de soude diluée, elle ne dégage pas de vapeurs ammoniacales bleuissant le papier rouge de tournesol.

Essai. — La fraude la plus fréquente que l'on fait subir au sulfate de quinine, c'est une addition de sulfates de cinchonine ou de quinidine ; à cause de la difficulté qu'on éprouve à séparer d'une manière absolue, par les moyens usités dans l'industrie, les sulfates des diverses bases contenues dans le quinquina, on a admis une tolérance de 3 et demi pour 100 de ces sulfates de cinchonine et de quinidine, et, pour reconnaître si cette teneur n'a pas été dépassée, on suit la méthode suivante : on prend 2 grammes de sulfate de quinine, on les chauffe dans un tube à essai, à 60 degrés, avec 20 centimètres cubes d'eau distillée ; on laisse refroidir à 15 degrés et on filtre.

A 5 centimètres cubes de la liqueur filtrée, on ajoute 7 centimètres cubes d'une solution ammoniacale ayant pour densité 0,960. Le tube étant bouché et agité, le mélange doit rester limpide.

D'autre part, 5 centimètres cubes de la même liqueur, saturée à 15 degrés, étant évaporés à 100 degrés dans une capsule de platine, le résidu sec ne doit pas peser plus de 15 milligrammes.

### MODE D'ADMINISTRATION ET DOSES.

Le sulfate de quinine s'administre en **poudre,** dans du pain à chanter, du miel, des confitures, etc., à la dose de 10 centigrammes à 2 grammes par jour.

En **pilules :**

> Sulfate de quinine.............. . 10 cent.
> Conserve de roses............ .... Q. S.
>> Pour une pilule.

Ces pilules doivent être préparées de préférence au moment de s'en servir.

En **solution :**

> Sulfate de quinine.................. 50 gr.
> Eau distillée....................... 600
> Acide sulfurique dilué.............. Q. S.

20 centimètres cubes de cette solution renferment 1 gramme de sulfate de quinine.

## BROMHYDRATE DE QUININE OFFICINAL.

F. éq. $C^{40}H^{24}Az^2O^4, HBr; 2aq.$     F. atom. $C^{20}H^{24}Az^2O^2, HBr+H^2O$.

CARACTÈRES. — Le bromhydrate de quinine basique ou officinal se dépose en aiguilles fines et soyeuses, groupées autour d'un point central. Il est soluble dans 60 parties d'eau froide et très soluble dans l'eau bouillante. Sa solution ne doit pas précipiter par les sulfates solubles. 100 parties de ce sel cristallisé contiennent 76,60 de quinine et 4,25 d'eau.

### MODE D'ADMINISTRATION ET DOSES.

On le prescrit en nature à doses un peu plus faibles que le sulfate.

## CHLORHYDRATE DE QUININE.

F. éq. $C^{40}H^{24}Az^2O^4, HCL; 4aq.$     F. atom. $C^{20}H^{24}Az^2O^2, HCL+2H^2O$.

CARACTÈRES. — Le chlorhydrate basique de quinine constitue des aiguilles fines, longues, soyeuses, non efflorescentes à la température ordinaire, mais perdant 1 équivalent d'eau à une température un peu plus élevée. Il est soluble dans 25 parties d'eau à + 15 degrés, dans 5 parties d'eau bouillante, dans 3 parties d'alcool à 90 degrés, et dans 10 parties de chloroforme. 100 parties de ce sel cristallisé contiennent 84,71 de quinine et 9,08 d'eau.

## SALICYLATE DE QUININE.

F. éq. $C^{40}H^{24}Az^2O^4,C^{14}H^5O^5HO$; aq. F. atom. $2(C^{20}H^{24}Az^2O^2, C^7H^6O^6)+H^2O$.

CARACTÈRES. — Le salicylate de quinine est un sel blanc, cristallisé, qui se dissout à + 10 degrés dans 900 parties d'eau environ. 100 parties de ce sel cristallisé contiennent 68,79 de quinine et 1,91 d'eau, qui se dégage complètement à 100 degrés.

### MODE D'ADMINISTRATION ET DOSES.

Le salicylate de quinine s'administre en **poudre** ou en **pilules** à la dose de 1 à 2 grammes par jour.

## VALÉRIANATE DE QUININE.

F. éq. $C^{40}H^{24}Az^2O^4, C^{10}H^9O^3HO$.      F. atom. $C^{20}H^{24}Az^2O^2, C^5H^{10}O^2$.

CARACTÈRES. — Le valérianate de quinine forme des cristaux prismatiques, souvent volumineux et anhydres. Il est soluble dans 110 parties d'eau froide, 40 parties d'eau bouillante, 6 parties d'alcool à 80 degrés froid, et 1 partie du même liquide bouillant. 100 parties de ce sel contiennent 76,06 de quinine.

### MODE D'ADMINISTRATION ET DOSES.

On le prescrit, à la dose de 20 à 50 centigrammes et même 1 gramme par jour, en **pilules** ou en **potion.**

Enfin, il existe des citrate, iodhydrate, ferrocyanhydrate, lactate et tannate de quinine, moins usités que les précédents.

*Richesse en quinine des divers sels.*

Hydrate de quinine................  85$^g$,72 pour 100
Acétate...........................  84 ,37
**Chlorhydrate basique...........  81 ,71**
Lactate basique...................  78 ,26
Bromhydrate basique..............  76 ,60
Valérianate basique...............  76 ,06
**Sulfate basique................  74 ,31**
Sulfovinate neutre................  71 ,20
Arséniate.........................  69 ,38
**Salicylate basique.............  68 ,79**
Citrate...........................  67 ,08
Bromhydrate neutre...............  60 ,67
**Sulfate neutre (bisulfate)....  59 ,12**
Ferrocyanate (bisulfate)..........  56 ,25
Iodhydrate acide.................  55 ,95
**Tannate........................  26 ,60**

*Solubilité des sels de quinine.*

100 grammes d'eau dissolvent :

Sulfovinate neutre de quinine. ..........  30$^g$,30
Bromhydrate neutre................  15 ,80
Sulfate neutre (bisulfate)..............  11 ,30
Lactate basique......................  9 ,70
**Chlorhydrate basique..............  4 ,60**
Valérianate basique..................  2 ,90
Bromhydrate basique.................  2 ,20
**Sulfate basique...................  0 ,17**
Citrate............................  0 ,12
Mannate...........................  0 ,12
**Salicylate basique...............  0 ,11**
Hydrate............................  0 ,059

Pour administrer 1 gramme de quinine il faut prescrire :

Hydrate de quinine. ......... ............  1$^g$,16
Acétate................................  1 ,18

| | |
|---|---|
| **Chlorhydrate basique**.................. | **1ᵍ,22** |
| Lactate basique....................... | 1 ,27 |
| Bromhydrate basique................... | 1 ,30 |
| Valérianate basique. .................. | 1 ,31 |
| **Sulfate basique**..................... | **1 ,34** |
| Sulfovinate neutre. ................... | 1 ,39 |
| Arséniate............................. | 1 ,44 |
| **Salicylate basique**. ................. | **1 ,45** |
| Citrate. ............................. | 1 ,49 |
| Bromhydrate neutre.................... | 1 ,64 |
| **Sulfate neutre (bisulfate)**........... | **1 ,69** |
| Ferrocyanate......................... | 1 ,77 |
| Iodhydrate........................... | 1 ,78 |
| **Tannate**............................. | **4 ,42** |

# RAIFORT SAUVAGE.

*Cochlearia armoracia.* — Crucifères.

PARTIE EMPLOYÉE. — Racine.

COMPOSITION. — La racine de raifort renferme, entre autres principes, une résine amère et un principe qui donne au contact de l'eau une huile volatile. L'huile volatile possède un goût d'abord douceâtre, puis âcre et brûlant ; elle est légèrement soluble dans l'eau et se dissout aisément dans l'alcool. Elle contient du soufre et de l'azote, mais pas d'oxygène, et se confond avec l'essence de moutarde. Pas plus que cette dernière, elle ne préexiste dans la plante : elle résulte d'une sorte de fermentation produite par l'action réciproque du myronate de potassium et de la myrosine l'une sur l'autre en présence de l'eau.

MODE D'ADMINISTRATION ET DOSES.

La racine de raifort se donne râpée à la dose de 2 à 4 grammes. On prescrivait également l'**eau distillée.**

Les préparations les plus usitées sont : la **teinture de raifort composée** et le **sirop de raifort composé** ou **sirop antiscorbutique**.

*Teinture de raifort composée.*

Racine fraîche de raifort............. 200 gr.
Semence de moutarde noire.......... 100
Chlorhydrate d'ammoniaque.......... 50
Alcool à 60 degrés................. 400
Alcoolat de cochléaria composé....... 400

*Sirop de raifort composé (sirop antiscorbutique).*

Feuilles fraîches de cochléaria........ 1000
— de cresson.......... 1000
Racine fraîche de raifort............. 1000
Feuilles sèches de ményanthe........ 100
Zestes d'oranges amères............. 200
Cannelle de Ceylan................. 50
Vin blanc........................ 4000
Sucre blanc. .................... 5000

On l'administre à la dose de 30 à 60 grammes.

Le **sirop de raifort iodé** s'obtient de la manière suivante :

Iode sublimé...... ................ . 1 gr.
Alcool à 90 degrés................. 15
Sirop de raifort composé............. 985

20 grammes de ce sirop renferment 2 centigrammes d'iode.

*Sirop iodo-café-tannique.*

Sirop de café..................... 500 gr.
Teinture d'iode ................... 8

20 grammes de ce sirop renferment 3 centigrammes d'iode.

# RATANHIA.

ORIGINE. — Racine de diverses espèces de krameria, Polygalées croissant en Amérique.

On trouve actuellement dans le commerce :

1° Le ratanhia du Pérou, *Krameria triandra ;*

2° Le ratanhia de la Nouvelle-Grenade ou de Sava-
nille, *Krameria Ixina Granatensis.*

COMPOSITION. — La racine de ratanhia renferme environ 42 pour 100 de tannin, un peu d'acide gallique, de la
gomme, de la matière colorante et de l'acide kramérique.

MODES D'ADMINISTRATION ET DOSES.

On emploie la **poudre,** assez rarement, à la dose de 50 centigrammes à 4 grammes ; l'**infusion** à la dose de 20 grammes
par litre.

On en prépare une **teinture** (1 pour 5 d'alcool à 60 degrés),
qui s'emploie le plus souvent à l'extérieur.

L'**extrait** de ratanhia se donne, en **pilules** ou en **potion,** à la
dose habituelle de 2 à 4 grammes.

*Sirop de ratanhia.*

Extrait de ratanhia................ 25
Sirop de sucre.................... 975

20 grammes de ce sirop renferment 50 centigrammes d'extrait de ratanhia.

*Suppositoires d'extrait de ratanhia.*

Extrait de ratanhia desséché et pulvérisé. 1 gr.
Beurre de cacao...................... 3

# RÉGLISSE.

*Glycyrrhiza glabra.* — Légumineuses-papilionacées.

PARTIE EMPLOYÉE. — Rhizome.

COMPOSITION. — La racine de réglisse contient de la

glycyrrhizine, de l'amidon, de l'asparagine, une huile résineuse, des sels, etc. La glycyrrhizine, ou sucre de réglisse, est incristallisable, soluble dans l'eau et l'alcool. Elle se combine avec les bases et les sels; les acides la précipitent de ses dissolutions.

MODE D'ADMINISTRATION ET DOSES.

La racine de réglisse, ratissée pour la débarrasser, autant que possible, de son amertume, fait la base de la **tisane commune** des hôpitaux; on la donne en **macération** à la dose de 10 grammes par litre.

## REINE-DES-PRÉS OU ULMAIRE.

*Spiræa ulmaria.* — Rosacées-spirées.

PARTIE EMPLOYÉE. — Fleur.

COMPOSITION. — Les fleurs d'ulmaire possèdent une odeur agréable, due à une huile essentielle, composée : 1° d'*aldéhyde salicylique*, $C^{14}H^6O^4$; 2° d'un carbure d'hydrogène, isomérique avec l'essence de térébenthine.

MODE D'ADMINISTRATION ET DOSES.

On emploie l'**infusion** de reine-des-prés à la dose de 10 grammes par litre.

## RHUBARBE DE CHINE, DE MOSCOVIE, DE PERSE.

ORIGINE. — Tige et souche du *Rheum officinale* et de quelques autres espèces du même genre, particulièrement du *Rheum palmatum*. Polygonées.

CARACTÈRES. — Morceaux plus ou moins réguliers, montrant sur la coupe transversale des taches étoilées, au milieu de marbrures irrégulières, et sur la surface cylindrique latérale de nombreuses lignes blanches se croisant en mailles losangiques très fines.

COMPOSITION. — La racine de rhubarbe renferme, entre autres principes, des sels, de l'oxalate de chaux en forte proportion, une matière jaune cristalline, granuleuse, nommée *acide chrysophanique* ($C^{10}H^3O^3$) ou acide rhubarbarique ou rhéine, une résine qui se décompose en trois espèces : aporétine, phéorétine et érythrorétine.

### MODE D'ADMINISTRATION ET DOSES.

La rhubarbe s'administre ordinairement en **poudre** à la dose de 30 centigrammes à 1 gramme.

On en fait une tisane par **macération** avec 5 grammes pour 1000 d'eau froide.

L'**extrait aqueux** de rhubarbe, obtenu par macération, se donne en **pilules** de 15 à 50 centigrammes et de 4 grammes comme purgatif.

La **teinture alcoolique** (1 pour 5 d'alcool à 60 degrés) se donne à la dose de 4 à 5 grammes, et, comme **purgatif,** 10 à 15.

*Vin de rhubarbe.*

| | |
|---|---|
| Rhubarbe.......................... | 60 gr. |
| Vin de Grenache.................. | 1000 |
| Dose : 50 grammes | |

*Sirop de rhubarbe composé (sirop de chicorée composé).*

| | |
|---|---|
| Rhubarbe de Chine................ | 200 gr. |
| Racine sèche de chicorée........... | 200 |
| Feuilles sèches de chicorée.......... | 300 |
| —    de fumeterre......... | 100 |
| —    de scolopendre ....... | 100 |

Baies d'alkékenge................. 50 gr.
Cannelle de Ceylan............... 20
Santal citrin.................... 20
Sucre blanc..................... 3000
Eau distillée.................... Q. S.
Dose : 20 à 50 grammes pour les enfants.

La rhubarbe s'administre encore en **pastilles**; elle fait aussi partie de l'électuaire catholicum ou de rhubarbe composé.

*Potion purgative.*

Racine de rhubarbe concassée......... 4 gr.
Manne en sorte................ ... 60
Eau bouillante.................... 150
(Hôpitaux militaires.)

# RICIN.

*Ricinus communis.* — Euphorbiacées.

PARTIE EMPLOYÉE. — Semence.

COMPOSITION. — Les semences de ricin contiennent une huile grasse, un principe âcre volatil, l'acide ricinoléique, une résine insipide, un principe âcre fixe, de la ricinine, alcaloïde cristallisé, soluble dans l'alcool, dans l'eau, moins dans l'éther, sans propriétés purgatives.

L'huile de ricin est visqueuse, très peu colorée, inodore. Elle est douce au goût, un peu fade, insoluble dans l'eau, très soluble dans l'alcool concentré, ce qui la distingue des autres huiles, et dans l'éther. Elle se congèle vers — 6 degrés et n'est nullement siccative.

MODE D'ADMINISTRATION ET DOSES.

**L'huile de ricin** s'administre à la dose de 15 à 60 grammes. On peut la donner également en **capsules.**

L'huile de ricin sert aussi à modifier le collodion, auquel elle communique une remarquable élasticité. Cela constitue le collodion élastique, formé de 1 partie d'huile pour 15 de collodion normal.


# RIZ.

*Oryza sativa.* — Graminées.


PARTIE EMPLOYÉE. — Fruit décortiqué.

MODE D'ADMINISTRATION ET DOSES.

Le riz n'est employé qu'en **tisane**, préparée par décoction avec 20 grammes par litre.


# ROMARIN.

*Rosmarinus officinalis.* — Labiées.


PARTIE EMPLOYÉE. — Jeune rameau fleuri.

COMPOSITION. — Il renferme une huile volatile particulière, une matière résineuse, de l'acide tannique et du ligneux.

MODE D'ADMINISTRATION ET DOSES.

**L'infusion** (10 grammes par litre) est rarement employée. Le romarin entre dans le baume opodeldoch et le baume tranquille.


# RONCE.

*Rubus fructicosus.* — Rosacées-fragariées.


PARTIE EMPLOYÉE. — Feuille.

Mode d'administration et doses.

Les feuilles sont employées en **décoction** (20 pour 100).

# ROSE ROUGE OU ROSE DE PROVINS.

*Rosa gallica.* — Rosacées.

Partie employée.— Bouton floral mondé de son calice.

Composition. — Les pétales de rose rouge renferment une huile volatile, une matière colorante, du tannin, de l'acide gallique, une matière grasse et des sels.

Mode d'administration et doses.

A l'extérieur, on emploie l'**infusion** ou la **décoction** de pétales de rose en **lotions, lavements** ou **injections.**

La **tisane de rose rouge** se prépare par **infusion** de 10 grammes de pétales dans 1 litre d'eau.

*Vinaigre rosat.*

| | |
|---|---|
| Pétales de rose rouge.................. | 100 gr. |
| Acide acétique cristallisable........... | 20 |
| Vinaigre blanc...................... | 980 |

S'emploie, à l'extérieur, en **injections.**

*Mellite de roses rouges, miel rosat.*

| | |
|---|---|
| Roses rouges récemment séchées et pulvérisées. | 1000 gr. |
| Miel blanc............................... | 6000 |
| Alcool à 30 degrés....................... | Q. S. |

*Conserve de roses.*

| | |
|---|---|
| Pétales de rose rouge pulvérisés............... | 10 gr. |
| Eau distillée de rose........................ | 10 |
| Sucre en poudre........................... | 65 |
| Glycérine officinale........................ | 5 |

La **poudre** de rose entre dans le diascordium.

L'**eau distillée** de roses, fréquemment employée dans les collyres, se prépare avec les roses pâles ou roses à cent feuilles, fournies par le *Rosa centifolia*.

# RUE.

*Ruta graveolens.* — Rutacées-rutées.

Partie employée. — Plante fleurie.

Composition. — La rue contient une huile volatile, un extractif amer, de l'*acide rutique* et de la *rutine*.

L'*huile volatile*, $C^{20}H^{20}O^2$, d'un jaune pâle, possède un goût amer âcre. Elle est un peu plus soluble dans l'eau que les autres essences et se dissout encore dans l'alcool.

MODE D'ADMINISTRATION ET DOSES.

On administre la **poudre** de rue à la dose de 1 à 2 grammes par jour. L'**infusion** se fait avec 4 grammes de feuilles pour 1 litre d'eau. On donne 5 à 6 gouttes de son **huile essentielle** dans les potions emménagogues.

*Extrait alcoolique de rue.*

Feuilles sèches de rue.................. 1 gr.
Alcool à 60 degrés.................... 2

Cet **extrait** se donne en **pilules** à la dose de 5 à 10 centigrammes.

# SABINE.

*Juniperus sabinia.* — Conifères.

Partie employée. — Sommité des rameaux.

Composition. — La sabine renferme une huile volatile, une résine, de l'acide gallique, des sels calcaires, etc.

L'huile volatile, $C^{10}H^8$, présente exaltée l'odeur désagréable de la plante avec un goût âcre et amer.

### MODE D'ADMINISTRATION ET DOSES.

On l'administre en **poudre** à la dose de 50 centigrammes à 1 gramme et même 2 grammes. L'**infusion** se fait avec la même quantité pour 1 litre d'eau. L'**extrait** se prescrit à la même dose et l'**huile volatile** à celle de 10 à 20 gouttes.

La **poudre** de sabine s'emploie surtout à l'extérieur.


# SAFRAN.

*Crocus sativus.* — Iridées.


Partie employée. — Divisions stigmatifères du style.

Composition. — Les stigmates de safran contiennent une huile volatile, de la polychroïte, etc.

L'huile volatile, principe actif du safran, est d'un goût brûlant, âcre, un peu amer; elle est légèrement soluble dans l'eau.

La polychroïte est une matière colorante, un glucoside, qui, sous l'influence des acides, se décompose en glucose, huile essentielle et en une substance colorante appelée *crocine.*

### MODE D'ADMINISTRATION ET DOSES.

Le safran se donne en **poudre** ou en **pilules,** à la dose de 50 centigrammes à 1 et 2 grammes.

L'**infusion** se fait avec 2 à 4 grammes par litre.

La **teinture de safran** (1 pour 10 d'alcool à 80 degrés) est aussi fréquemment prescrite en **potion** à la dose de 2 à 4 grammes.

Le **sirop** est très peu usité.

Le safran entre dans le laudanum de Sydenham, la thériaque, etc.

# SALSEPAREILLE.

ORIGINE. — Racine adventive d'un certain nombre d'espèces de smilax, croissant depuis le Mexique jusqu'au Brésil (Smilacées). La salsepareille employée en France est surtout la salsepareille du Mexique, faussement nommée pendant longtemps *Salsepareille Honduras*. Elle provient du *Smilex medica*.

COMPOSITION. — La salsepareille renferme un principe cristallin, la *smilacine*, une résine, une huile volatile, de l'amidon, une huile grasse aromatique, etc.

La *smilacine* est une substance inodore, quoique volatile, insipide, légèrement soluble dans l'eau froide, plus soluble dans l'eau chaude, soluble dans l'alcool, l'éther et les huiles. Elle se dissout dans les acides minéraux, sans pour cela former des sels, et présente quelque analogie avec la saponine.

### MODE D'ADMINISTRATION ET DOSES.

La **tisane** de salsepareille se fait avec la **décoction** de 50 grammes de racine dans 1000 grammes d'eau.

*Tisane de Feltz.*

| | |
|---|---|
| Salsepareille fendue et coupée........ | 60 gr. |
| Colle de poisson.................... | 10 |
| Sulfure d'antimoine pulvérisé........ | 80 |
| Eau distillée..................... | 2000 |

On fait bouillir jusqu'à réduction de moitié.

A prendre 1 litre par jour.

La salsepareille est souvent unie aux trois autres espèces sudorifiques : gaïac, sassafras, squine.

*Sirop de salsepareille.*

| | |
|---|---|
| Racine de salsepareille mondée....... | 1000 gr. |
| Eau distillée. .................... | Q. S. |
| Sucre blanc..................... | 2000 |

*Sirop de salsepareille composé (sirop de Cuisinier).*

| | |
|---|---|
| Salsepareille fendue et coupée....... | 1000 gr. |
| Fleurs sèches de bourrache....... .. | 60 |
| Pétales de roses pâles............ | 60 |
| Feuilles de séné................. | 60 |
| Fruits d'anis vert................ | 60 |
| Eau distillée.................... | Q. S. |
| Sucre blanc. ................... | 1000 |
| Miel......................... | 1000 |

# SANGSUE MÉDICINALE.

*Hirudo medicinalis.* — Annélides-hirudinées.

La sangsue médicinale, la seule employée, est la sangsue grise. Les sangsues doivent être choisies de grosseur moyenne, très élastiques et prenant bien la forme d'une olive lorsqu'elles sont froissées dans la main. Elles doivent pouvoir être comprimées de la ventouse anale à la ventouse orale sans qu'il s'écoule de sang par celle-ci. Néanmoins, les grosses sangsues de marais en laissent souvent échapper une petite quantité; mais ce sang est visqueux, d'un noir verdâtre, au lieu d'être rouge comme celui que rendent les sangsues gorgées. Dans tous les cas, on doit rejeter les sangsues qui donneraient, à la

9

pression exercée d'une ventouse à l'autre, plus de 15 pour 100 de leur poids de sang.

Les plus petites sangsues ne doivent pas peser moins de 1ᵍ,50, ni les plus grosses excéder le poids de 2 grammes.

Les sangsues ne doivent servir qu'une fois; elles pourraient devenir des agents infectieux.

## SANTAL CITRIN.

Bois du *Santalum album*. — Santalacées.

PARTIE EMPLOYÉE. — Huile volatile.

### MODE D'ADMINISTRATION ET DOSES.

On administre l'essence de santal citrin en **capsules,** en même nombre que celles de copahu (4 à 8 par jour).

*Potion au santal.*

| | |
|---|---|
| Santal citrin.................... | 4 à 6 gr. |
| Essence de menthe............. | vi à xii gouttes. |
| Sirop simple................... | 60 à 80 gr. |

## SAPONAIRE OFFICINALE.

*Saponaria officinalis.*— Caryophyllées.

PARTIES EMPLOYÉES. — Racine, tige, feuille.

COMPOSITION. — La racine de saponaire contient une résine brune et molle, de la *saponine*, de la gomme, etc.

La saponine est un corps neutre, d'une saveur âcre, soluble dans l'alcool, très soluble dans l'eau, à laquelle elle communique de la viscosité et la propriété de mousser par l'agitation. La saponine dissout les corps gras à peu près comme feraient les oléates de potasse ou de soude.

MODES D'ADMINISTRATION ET DOSES.

La saponaire est employée en **décoction** à la dose de 10 grammes par litre.

L'**extrait** de saponaire, obtenu par macération de 1 partie pour 8 d'eau distillée froide, se prend à la dose de 1 à 2 grammes.

Le **sirop** de saponaire se prépare avec 100 grammes de racine de saponaire pour 1500 d'eau distillée bouillante et q. s. de sucre.

## SASSAFRAS.

*Laurus sassafras.* — Lauracées.

PARTIE EMPLOYÉE. — Bois.

COMPOSITION. — Le sassafras contient une huile volatile, une résine, du tannin et de la matière extractive.

MODE D'ADMINISTRATION ET DOSES.

Le sassafras se donne en **poudre** à la dose de 4 grammes; en **infusion**, à la dose de 10 grammes par litre.

Il fait partie des quatre bois sudorifiques.

## SAUGE OFFICINALE.

*Salvia officinalis.* — Labiécs.

PARTIE EMPLOYÉE. — Plante fleurie.

COMPOSITION. — Elle possède une odeur fortement aromatique et une saveur âcre qu'elle doit à une huile volatile très abondante.

### MODE D'ADMINISTRATION ET DOSES.

La sauge s'administre en **infusion** de 5 grammes pour 1 litre. On l'emploie aussi en **décoction** pour l'usage externe et en fomentation.

Elle fait partie des espèces aromatiques.

*Espèces aromatiques.*

| | |
|---|---|
| Feuilles et sommités d'absinthe. | Feuilles et sommités de romarin. |
| — d'hysope. | — de sauge. |
| — de menthe poivrée. | — de serpolet. |
| | — de thym. |
| — d'origan. | |

Parties égales.

*Espèces vulnéraires.*

| | |
|---|---|
| Feuilles et sommités d'absinthe. | Feuilles et sommités de romarin. |
| — de bétoine. | — de sanicle. |
| — de bugle. | — de sauge. |
| — de calament. | — de scolopendre |
| — de chamœdrys. | — de scordium. |
| — d'hysope. | — de thym. |
| — de lierre terrestre. | — de véronique. |
| | — d'arnica. |
| — de mille-feuille. | — de pied-de-chat. |
| — d'origan. | |
| — de pervenche. | — de tussilage. |

Parties égales.

*Alcoolat vulnéraire.*

| | |
|---|---|
| Feuilles fraîches d'absinthe......... | 100 gr. |
| — d'angélique........ | 100 |
| — de basilic.......... | 100 |
| — de calament........ | 100 |
| — de fenouil.......... | 100 |
| — d'hysope........... | 100 |
| — de marjolaine...... | 100 |

| | | |
|---|---|---|
| Feuilles fraîches de mélisse | | 100 gr. |
| — | de menthe | 100 |
| — | d'origan | 100 |
| — | de romarin | 100 |
| — | de rue | 100 |
| — | de sarriette | 100 |
| — | de sauge | 100 |
| — | de serpolet | 100 |
| — | de thym | 100 |
| Sommités fleuries et fraîches d'hypéricum | | 100 |
| — | de lavande | 100 |
| Alcool à 60 degrés | | 4500 |

Pour obtenir 3000 grammes d'alcoolat.


# SCAMMONÉE D'ALEP.


ORIGINE. — Suc concret de la racine du *Convolvulus scammonia*. Convolvulacées.

CARACTÈRES. — La scammonée d'Alep est en fragments gris bleuâtre, recouverts d'une poudre blanchâtre, légers, friables, spongieux, à cassure noire et brillante. Son odeur est très faible, sa saveur est âcre; elle forme avec la salive ou avec l'eau une sorte d'émulsion blanchâtre. Elle est soluble en grande proportion dans l'alcool. Elle abandonne à l'éther 85 pour 100 de résine.

COMPOSITION. — La scammonée renferme une *résine*, un extractif, de l'amidon, etc.

La résine, décolorée par le charbon, est une substance inodore et à peu près insipide, bien qu'elle soit le principe actif de la scammonée. Elle est soluble dans l'éther et l'essence de térébenthine.

La scammonée se donne en **poudre**, à la dose de 50 centigrammes à 1 ou rarement 2 grammes.

La **résine** de scammonée se prescrit à la dose de 40 à 60 centigrammes en potion.

On fait avec la scammonée une **teinture** (1 pour 5 d'alcool à 80 degrés).

On prépare aussi des **biscuits purgatifs** à la scammonée, des **pilules hydragogues** composées.

La scammonée entre dans l'électuaire Diaphœnix, dans la potion purgative et le lavement purgatif des peintres ; l'eau-de-vie allemande, etc.


# SCILLE.

*Urginea scilla, Scilla maritima.* — Liliacées.


PARTIE EMPLOYÉE. — Bulbe.

COMPOSITION. — La scille renferme une matière volatile et âcre, un principe amer particulier : *scillitine*, une résine, du mucilage, de la gomme, etc.




La scille se donne en **poudre** à la dose de 10 à 30 centigrammes ; en **teinture** (1 pour 5 d'alcool à 60 degrés) à la dose de 1 à 4 grammes.


*Extrait de scille.*

Squames sèches de scille concassées....     1000 gr.
Alcool à 60 degrés....................     8000

Se donne en **pilules** de 10 centigrammes.

*Vin de scille.*

Squames sèches de scille.............     60 gr.
Vin rouge........................     1000

10 grammes contiennent 60 centigrammes de scille.

*Vin scillitique amer (vin diurétique amer de la Charité).*

Racine d'asclépiade............... ...     15 gr.
   —     d'angélique. .................     15
Squames de scille............ .....     15
Quinquina gris....................     60
Ecorce de winter. ...................     60
Feuilles d'absinthe..................     30
   —     de mélisse.............. ...     30
Baies de genièvre..................     15
Macis. ........................     15
Ecorce fraîche de citron..............     30
Alcool à 60 degrés. .................     200
Vin blanc.........................     4 litres.

Ce vin s'administre à la dose de 50 à 100 grammes par
jour.

100 grammes contiennent 30 centigrammes de scille.

*Vin diurétique de Trousseau.*

Squames de scille...................     15 gr.
Feuilles sèches de digitale............. •     5
Baies de genièvre................. ..     75
Acétate de potasse sec......... ......     50
Vin blanc. .....................     900
Alcool à 90 degrés................ .....     100

20 grammes de ce vin contiennent 10 centigrammes de poudre de digitale et 30 centigrammes de scille.

Dose : de 5 à 20 grammes dans la journée.

*Vinaigre scillitique.*

Squames de scille sèches..............     100 gr.
Acide acétique cristallisable. ...........     20
Vinaigre blanc....... .......... ...     980

Cette préparation est surtout employée pour l'usage externe.

Oxymel scillitique.

Vinaigre scillitique...................... 1 gr.
Miel blanc............................. 4

Se prescrit à la dose de 15, 30 et même 60 grammes par jour.

A l'extérieur, la **teinture** de scille se prescrit fréquemment en **frictions.**

# SEMEN-CONTRA.

ORIGINE. — Capitule jeune de divers artémisia : *Artemisia ceria, maritima, stecheana.* Synanthérées.

COMPOSITION. — Le semen-contra renferme de la santonine, une huile volatile, un principe amer résineux, etc.

### MODE D'ADMINISTRATION ET DOSES.

Le semen-contra s'emploie en **poudre** à la dose de 4 à 8 grammes chez les adultes, moitié moindre chez les enfants ; en **infusion,** à dose double, dans 500 grammes d'eau.

## SANTONINE.

F. éq. $C^{30}H^{18}O^6$.      F. atom. $C^{15}H^{18}O^3$.

CARACTÈRES. — La santonine se présente en cristaux prismatiques blancs, d'un aspect nacré, sans odeur et sans saveur, anhydres, fusibles à 170 degrés ; solubles dans 300 parties d'eau froide et dans 250 parties d'eau bouillante, dans 40 parties d'alcool à 90 degrés froid et dans 3 parties d'alcool bouillant, dans 70 parties d'éther pur et dans 5 parties de chloroforme. L'acide sulfurique concentré la dissout à froid; elle s'en sépare sans altération quand on y ajoute de l'eau.

La santonine jaunit sous l'influence de la lumière. Chauffée légèrement avec une solution alcoolique de potasse, elle donne une liqueur rouge qui, si elle est suffisamment concentrée, laisse déposer, par le refroidissement, des aiguilles soyeuses de même couleur. Elle forme des santoninates en se combinant avec les alcalis.

ESSAI. — La santonine doit être complètement soluble dans l'alcool et le chloroforme; calcinée sur une lame de platine, elle ne doit pas laisser de résidu.

Traitée par l'acide chlorhydrique étendu de 9 parties d'eau, cette substance ne se dissout que très incomplètement, et la dissolution ne doit pas avoir de saveur amère ni donner de précipité lorsqu'on y ajoute un léger excès d'ammoniaque (strychnine).

MODE D'ADMINISTRATION ET DOSES.

La santonine se prescrit à la dose de 5 à 10 centigrammes chez les enfants et de 15 à 30 centigrammes chez les adultes.


# SÉNÉ.

ORIGINE. — Folioles et fruits, improprement nommés follicules, de diverses espèces de cassia. Légumineuses-cassiées. Les sénés qu'on trouve le plus souvent sont :

1° Le séné de la Palte, d'Egypte ou d'Alexandrie, *Cassia lenitiva* (*Cassia acutifolia*) ;

2° Le séné de Tesinevelly, *Cassia angustifolia* (*Cassia lanceolata*).

Composition. — Le séné renferme comme substances actives : une huile volatile, de l'acide chrysophanique et la cathartine ou acide cathartique.

MODE D'ADMINISTRATION ET DOSES.

On administre le séné en **infusion**, à la dose de 8 à 10 grammes pour 250 grammes d'eau.

*Lavement purgatif.*

| | |
|---|---|
| Feuilles de séné.................. ...... | 16 gr. |
| Sulfate de soude..................... | 16 |
| Eau bouillante...................... | 500 |

*Médecine noire.*

| | |
|---|---|
| Feuilles de séné mondées.............. | 10 gr. |
| Rhubarbe choisie............... ........ | 5 |
| Sulfate de soude........... .. ........ | 15 |
| Manne en sorte...................... | 60 |
| Eau distillée bouillante... ............. | 100 |

# SQUINE.

*Smilax chinia.* — Liliacées-asparagées.

Partie employée. — Souche.

Composition. — Elle renferme une résine balsamique, de la *smilacine*, une matière colorante gommeuse rouge, une matière colorante résineuse, etc.

MODE D'ADMINISTRATION ET DOSES.

La squine fait partie des quatre bois sudorifiques.

# STRAMOINE OU POMME-ÉPINEUSE.

*Datura stramonium.* — Solanacées.

PARTIES EMPLOYÉES. — Feuille, semence.

COMPOSITION. — Les feuilles contiennent une résine, de la daturine, des sels et tous les principes communs aux autres plantes.

La daturine est un alcaloïde dont la formule $C^{34}H^{23}AzO^{6}$ est identique avec celle de l'atropine, à laquelle elle ressemble d'ailleurs extrêmement. Les deux alcaloïdes cristallisent cependant d'une façon différente. D'autre part, tandis que l'atropine n'agit pas sur la lumière polarisée, la daturine dévie à gauche le plan de polarisation ; enfin, les sels d'atropine sont précipités par le chlorure de platine, ce qui n'a pas lieu avec ceux de daturine, et l'inverse se passe avec l'acide picrique.

La daturine est blanche, cristalline, inodore, d'un goût amarescent comme celui du tabac.

A peine soluble dans l'eau froide, plus soluble dans l'eau bouillante, elle se dissout aisément dans l'alcool, moins bien dans l'éther, et se combine avec les acides minéraux pour former des sels.

### MODE D'ADMINISTRATION ET DOSES.

Le stramoine se donne en **poudre :** les feuilles à la dose de 5 centigrammes, les semences à celle de 25 milligrammes.

Les feuilles se prescrivent en **infusion** à la dose de 5 à 50 centigrammes dans 150 grammes d'eau.

**L'extrait aqueux** de feuilles se donne à la dose de 2 à 20 centigrammes; l'**extrait alcoolique** de semences se donne à la dose de 1 à 10 centigrammes.

La **teinture** (1 pour 5 d'alcool à 60 degrés) est usitée pour l'usage externe surtout, en **frictions.**

Enfin, dans l'asthme, on emploie fréquemment les **cigares de feuilles** de *Datura stramonium.*

*Baume tranquille.*

| | | |
|---|---|---:|
| Feuilles fraîches de stramoine......... | 200ᵍ,00 |
| — de jusquiame......... | 200 ,00 |
| — de morelle........... | 200 ,00 |
| — de nicotiane......... | 200 ,00 |
| — de pavot............. | 200 ,00 |
| Huile essentielle d'absinthe.. ........ | 0 ,50 |
| — d'hysope............ | 0 ,50 |
| — de marjolaine........ | 0 ,50 |
| — de menthe........... | 0 ,50 |
| — de rue............. | 0 ,00 |
| — de romarin.......... | 0 ,50 |
| — de sauge........... | 0 ,50 |
| — de thym.. .......... | 0 ,50 |
| Huile d'olive..................... . | 5000 ,00 |

# STYRAX LIQUIDE.

ORIGINE. — Baume provenant du *Liquidambar orientalis.* Balsamifluées.

COMPOSITION. — Le styrax liquide se compose : d'huile volatile (styrol), d'acide cinnamique, de styracine, d'une résine molle et d'une résine dure.

L'huile volatile, styrol ou cinnamère ($C^{16}H^8$), est extrêmement volatile, d'une saveur brûlante et d'une odeur aromatique spéciale, soluble dans l'éther et dans l'alcool.

La styracine est une substance cristallisable, incolore,

insoluble dans l'eau, soluble dans l'éther et l'alcool bouillant.

MODE D'ADMINISTRATION ET DOSES.

Le styrax liquide se donne, mais rarement, en **pilules** à la dose de 50 centigrammes à 2 et 4 grammes par jour.

*Onguent de styrax.*

| | |
|---|---|
| Huile d'olive................ .......... . | 150 gr. |
| Styrax liquide..................... | 100 |
| Colophane. .................... .. | 180 |
| Résine élémi...... ............ | 100 |
| Cire jaune.............. ...... ... | 100 |

# SUREAU.

*Sambucus nigra.* — Caprifoliacées.

PARTIES EMPLOYÉES. — Ecorce, fleur, fruit.

COMPOSITION. — Les fleurs renferment une huile volatile, une résine âcre, de l'acide tannique, des sels minéraux, etc.

Le suc des baies de sureau contient de l'acide malique, un peu d'acide citrique, du sucre, de la pectine et une matière colorante devenant rouge par les acides et verte par les alcalis.

La seconde écorce, la partie la plus active de la plante, renferme de l'acide valérianique, une huile volatile, une résine, etc.

MODE D'ADMINISTRATION ET DOSES.

La seconde écorce de sureau s'emploie en **décoction** à la dose de 15 à 30 grammes pour 250 grammes d'eau.

**L'infusion de fleur de sureau** se fait avec 10 grammes de fleurs pour 1000 grammes d'eau. Cette même infusion peut servir en **fomentations.**

On prépare avec les fleurs une eau distillée encore usitée.

Le suc des baies, concentré et additionné de sucre, est employé sous le nom de **rob de sureau** à la dose de 4 à 16 grammes.

## TÉRÉBENTHINES.

ORIGINE. — Oléo-résines retirées de diverses espèces de la famille des Conifères et des Térébinthacées.

Les principales sortes sont :

1° Térébenthine d'Alsace, des Vosges ou de Strasbourg, térébenthine au citron, retirée du sapin argenté, *Pinus picea* (*Abies pectinata*). Conifères. — Siccative à l'air;

2° Térébenthine de Bordeaux ou térébenthine commune, retirée du *Pinus pinaster* (*Pinus maritima*). Conifères.— Très siccative;

3° Térébenthine de Venise, retirée du mélèze, *Pinus larix* (*Larix Europœa*). Conifères. — Non siccative à l'air;

4° Térébenthine de Chio, retirée du térébinthe, *Pistacia Terebinthus*. Térébinthacées-anacardiées; épaisse, d'un gris verdâtre, nébuleuse, à odeur faible de térébenthine et de fenouil; à saveur douce, parfumée, incomplètement soluble dans l'alcool; complètement soluble dans l'éther.

COMPOSITION. — Les térébenthines sont généralement d'une consistance visqueuse se rapprochant davantage, tantôt de la fluidité, tantôt de la mollesse, selon la proportion plus ou moins forte du principe volatil, fluide, eu égard à la matière résineuse solide. Elles contiennent de 15 à 30 pour 100 d'essence.

La térébenthine de Venise, la plus usitée, contient 18 à 25 pour 100 d'*huile essentielle*. Lorsqu'on la soumet à la distillation, elle fournit environ un huitième de son huile essentielle, et le résidu est une matière solide, sèche, connue sous le nom de *colophane*.

Le galipot, la résine ordinaire, la poix noire, jaune, blanche ou de Bourgogne, sont, ainsi que le goudron, des substances que l'on obtient en mélangeant ou faisant subir diverses préparations aux produits de la térébenthine.

*Décoction de térébenthine.*

| | |
|---|---|
| Térébenthine de mélèze... ............ | 100 gr. |
| Eau. ............................. | 100 |

*Sirop de térébenthine.*

| | |
|---|---|
| Térébenthine au citron.............. | 100 gr. |
| Sirop de sucre..................... | 1000 |

*Pilules de térébenthine.*

| | |
|---|---|
| Térébenthine d'Alsace............... | 2 gr. |
| Carbonate de magnésie hydraté........ | 2 |

*Pilules de térébenthine cuite.*

| | |
|---|---|
| Térébenthine cuite.................. | 0,20 |

*Onguent digestif simple.*

| | |
|---|---|
| Térébenthine du mélèze ............. | 40 gr. |
| Jaune d'œuf n° 1 (poids moyen)........ | 20 |
| Huile d'olive...................... | 10 |

L'onguent digestif animé s'obtient avec une partie d'onguent digestif simple et une partie de styrax liquide.

*Onguent d'althéa.*

| | |
|---|---|
| Huile de fénugrec.................. | 800 gr. |
| Cire jaune........................ | 200 |
| Colophane........................ | 100 |
| Térébenthine du mélèze... ........... | 100 |

## ESSENCE DE TÉRÉBENTHINE.

CARACTÈRES. — L'essence de térébenthine, $C^{20}H^{16}$, est liquide, incolore, d'une odeur forte et pénétrante, inflammable; elle est insoluble dans l'eau, soluble dans l'alcool concentré; elle dissout les résines, les baumes, le camphre, les huiles essentielles, etc.; traitée par l'acide chlorhydrique, elle s'y combine et donne naissance à un camphre artificiel.

### MODE D'ADMINISTRATION ET DOSES.

L'essence de térébenthine s'administre, sous beaucoup de formes, à l'intérieur et à l'extérieur.

La térébenthine et l'essence se donnent en **capsules.**

*Potion hémostatique.*

| | |
|---|---|
| Essence de térébenthine. | 4ᵍ,00 |
| Gomme adragante | 0 ,50 |
| Sirop de fleur d'oranger | 20 ,00 |
| Eau distillée de tilleul | 100 ,00 |

Pour l'usage externe, l'essence de térébenthine s'emploie en **lavements, en liniments, en compresses.**

## ALCOOLAT DE FIORAVANTI.

*Baume de Fioravanti.*

| | |
|---|---|
| Térébenthine du mélèze | 500 gr. |
| Résine élémi | 100 |
| — tacamaque | 100 |
| Succin | 100 |
| Styrax liquide | 100 |
| Galbanum | 100 |
| Myrrhe | 100 |

Baies de laurier. . . . . . . . . . . . . . .  . . . .    100 gr.
Aloès. . . . . . . . . . . . . . . . . . . . . . . . . . . . . .    50
Galanga. . . .  . . . . . . . . . . . . . . . . . . . .    50
Gingembre. . . . . . . . . . . . . . . . . . . . . . .    50.
Zédoaire. . . . . . . . . . . . . . . . . . . . . . . .    50
Cannelle de Ceylan. . . . . . . . . . / . . . . . . .    50
Girofle. . . . . . . . . . . . . . . . . . .  . . .    50
Muscade. . . . . . . . .  . . . . . . . . . . . . . . .    50
Fleurs de dictame de Crète. . . . . . . . . . .    50
Alcool à 80 degrés. . . . . . . . . . . . . . . .    3000

Pour obtenir 2 500 d'alcoolat.

# THAPSIA.

*Thapsia garganica.* — Ombellifères.

PARTIE EMPLOYÉE. — Racine.

COMPOSITION. — L'écorce de la racine donne, par l'action de l'alcool bouillant, une résine vésicante.

MODE D'ADMINISTRATION ET DOSES.

Cette résine entre dans la composition d'un **sparadrap** et d'un **emplâtre révulsifs.**

# THÉ.

*Thea chinensis.* — Ternstrœmiacées.

PARTIE EMPLOYÉE. — Feuille.

Les variétés commerciales de thé sont nombreuses et se divisent en deux catégories : les thés verts et les thés noirs. Leur coloration dépend du mode de préparation.

COMPOSITION. — Le thé renferme comme composants principaux une substance volatile, une huile grasse, de

la théine, une matière caséeuse, de la gomme, du tannin
et du ligneux. Le thé noir renferme plus de tannin que le
thé vert : 48 au lieu de 41.

La théine ($C^{16}H^{10}Az^4O^8$) est un alcaloïde volatil, identique
avec la caféine, qui se trouve non seulement dans le thé
et le café, mais aussi dans le guarana ou paullinia, ainsi
que dans le maté ou thé du Paraguay.

MODE D'ADMINISTRATION ET DOSES.

Le thé s'administre en **infusion** à la dose de 10 à 20 grammes par litre.

# THYM.

*Thymus vulgaris.* — Labiées.

PARTIE EMPLOYÉE. — Plante fleurie.

COMPOSITION. — Le thym est principalement constitué
par une huile volatile, du tannin, un principe amer.

L'huile essentielle de thym, d'abord rouge, devient
blanche par une seconde distillation. Elle se compose de
thymène, essence liquide ($C^{20}H^{16}$), isomérique avec celle de
térébenthine, et de thymol ($C^{20}H^{14}O^2$), stéaroptène qui est
l'un des homologues supérieurs de l'acide phénique.

L'acide thymique ou thymol concentré possède une
saveur âcre et caustique, une odeur agréable qui rappelle
celle du thym. Il est fort peu soluble dans l'eau, très soluble dans l'alcool. Il se dissout aussi dans l'éther et les
corps gras ; il se combine facilement avec les alcalis, tels
que la potasse et la soude, et forme des sels solubles.
L'acide thymique possède la propriété de se combiner

avec les tissus animaux et de les rendre complètement imputrescibles.

MODE D'ADMINISTRATION ET DOSES.

Le thym s'emploie à l'intérieur en **infusion**, 10 à 15 grammes par litre d'eau bouillante. On en prépare une **infusion plus concentrée** pour usage externe ; le thym fait partie des espèces aromatiques.

L'**eau distillée** est très peu usitée.

L'**acide thymique** s'emploie, pour usage externe, en **lotions** et en **pansements, inhalations,** etc.

# TILLEUL.

*Tilia sylvestris.* — Tiliacées.

## PARTIE EMPLOYÉE. — Fleur.

MODE D'ADMINISTRATION ET DOSES.

La fleur de tilleul se donne en **infusion :** 10 grammes par litre. L'**eau distillée** (1 partie de fleurs pour 4 de produit) est souvent employée comme excipient en potion.

# TURBITH VÉGÉTAL.

*Spomœa turpethum.* — Convolvulacées.

## PARTIE EMPLOYÉE. — Racine.

MODE D'ADMINISTRATION ET DOSES.

Cette racine entre dans la composition de l'eau-de-vie allemande.

# TUSSILAGE OU PAS-D'ANE.

*Tussilago farfara.* — Synanthérées.

PARTIE EMPLOYÉE. — Capitule.

### MODE D'ADMINISTRATION ET DOSES.

Les fleurs de tussilage se donnent en **infusion** : 10 grammes par litre. Elles font partie des fleurs pectorales.

# UVA-URSI OU BUSSEROLE.

*Arctostaphylos uva-ursi.* — Ericacées.

PARTIE EMPLOYÉE. — Feuille.
COMPOSITION. — Les feuilles d'uva-ursi contiennent du tannin, de l'arbutine, des acides citrique et malique, etc.

### MODE D'ADMINISTRATION ET DOSES.

La busserole se donne en **infusion** à la dose de 10 grammes pour 1 000 d'eau bouillante.

# VALÉRIANE OFFICINALE.

*Valeriana officinalis.* — Valérianées.

PARTIE EMPLOYÉE. — Racine.
COMPOSITION. — La valériane contient une huile volatile, de l'acide valérianique, de l'amidon, etc.

### MODE D'ADMINISTRATION ET DOSES.

La **poudre de valériane** se donne à la dose de 2 à 10 grammes.

La **racine** se donne en **infusion :** 10 grammes par litre.

L'**eau distillée de valériane** (1 partie de racine pour 4 de produit) est peu usitée.

La **teinture alcoolique** (1 pour 5 d'alcool à 60 degrés) et la **teinture éthérée** (1 pour 500) s'emploient : la première, à la dose de 5 à 10 grammes en **potion,** la seconde, à la dose de 2 grammes.

L'**extrait de valériane** (préparé avec 1 pour 6 d'alcool à 60 degrés) est la préparation la plus employée : il se donne à la dose de 2 à 4 grammes en **pilules** de 25 centigrammes.

Cet extrait entre dans la composition des pilules de Méglin.

*Pilules de Méglin.*

| | |
|---|---|
| Extrait de jusquiame (semences)........... | 0ᵍ,50 |
| — de valériane.................... | 0 ,50 |
| Oxyde de zinc pur................... .. | 0 ,50 |
| Pour dix pilules. | |

L'acide valérianique ($C^{10} H^{10} O^4$), est liquide huileux, volatil ; il paraît être le véritable principe actif de la valériane. Il peut se prescrire à la dose de deux à trois gouttes dans une **potion;** mais, le plus ordinairement, on l'administre sous la forme d'un **sel,** tel que le valérianate de zinc, de fer, de quinine, d'atropine ou d'ammoniaque.


# VALÉRIANATE D'AMMONIAQUE.

Ce sel est neutre, solide, blanc cristallisé en prismes. Les cristaux sont très hygroscopiques.

### MODE D'ADMINISTRATION ET DOSES.

En **solution** dans une potion à la dose de 10 centigrammes à 1 gramme.

*Sirop de valérianate d'ammoniaque.*

| | |
|---|---|
| Sirop de Tolu................... ...... | 24 gr. |
| Valérianate d'ammoniaque............... | 3 |
| Dose : 1 cuillerée à café. | |

*Teinture de valériane ammoniacale.*

Racine de valériane.................... 125 gr.
Alcoolat ammoniacal................. 900

## VALÉRIANATE DE QUININE.

### MODE D'ADMINISTRATION ET DOSES.

Se présente en cristaux prismatiques, souvent volumineux et anhydres. Soluble dans 11 parties d'eau froide, 4 parties d'eau bouillante, 6 parties d'alcool à 80 degrés à froid et une partie du même liquide bouillant ; 100 parties de ce sel contiennent 76,06 de quinine.

Dose : 1 à 2 grammes.

## VALÉRIANATE DE ZINC.

Cristallin, en paillettes nacrées que l'eau mouille difficilement et dont elle ne dissout à froid que 2 pour 100.

### MODE D'ADMINISTRATION ET DOSES.

En **pilules**, à la dose de 5 à 15 centigrammes.

## VANILLE.

*Vanilla planifolia.* — Orchidées.

PARTIE EMPLOYÉE. — Fruit.

COMPOSITION. — La vanille renferme une huile fixe odorante ; une résine molle, une matière sucrée, acide benzoïque, etc.

Le principe odorant est surtout la vanilline, principe cristallisable soluble dans l'éther et dans l'alcool. La vanilline ($C^{16}H^{8}O^{6}$) est l'éther méthylique de l'aldéhyde protocatéchique et peut être préparée artificiellement.

MODE D'ADMINISTRATION ET DOSES.

La vanille s'administre en **poudre** et en **teinture** (1 pour 10 d'alcool à 80 degrés).


# VIOLETTE ODORANTE.

*Viola odorata.* — Violacées.


PARTIE EMPLOYÉE. — Fleur.

MODE D'ADMINISTRATION ET DOSES.

Les fleurs de violette s'emploient en **infusion**, à la dose de 10 grammes par litre.

*Sirop de violette.*

Pétales de violette récents et mondés....  1000 gr.
Eau distillée...............  ........  Q. S.
Sucre......................................  3800

Ce sirop est rougi par les acides les plus faibles, et verdi par les alcalis.


# ZÉDOAIRE RONDE.

*Curcuma aromatica.* — Zingibéracées.


PARTIE EMPLOYÉE. — Rhizome.

MODE D'ADMINISTRATION ET DOSES.

S'emploie en **poudre** à la dose de 2 à 4 grammes, et en **infusion** à la dose de 4 à 8 grammes.

# TABLEAU ANNEXE

---

## ALCOOL.

Alcool éthylique, alcool ordinaire, esprit-de-vin.

F. éq. $C^4H^6O^2 = 46$.　F. atom. $C^2H^6O = 46$.

CARACTÈRES. — L'alcool à 95 degrés centésimaux est un liquide incolore très mobile, possédant une odeur particulière, suave, pénétrante et une saveur brûlante, franche, sans goût spécial de provenance. Sa densité est de 0,8161 à + 15 degrés, l'eau à + 4 degrés étant prise pour [unité; il bout à 79°,9, il est facilement inflammable et complètement volatil.

Sa composition en poids est exprimée par $92^g,43$ d'alcool et $7^g,57$ d'eau à la température de + 15 degrés; 100 volumes renfermant 95 volumes d'alcool et 6,19 volumes d'eau.

L'alcool doit être neutre aux papiers réactifs; chauffé dans une capsule au bain-marie, il ne doit pas laisser de résidu et on ne doit percevoir aucune odeur étrangère ni pendant ni après son évaporation. Il ne doit pas brunir par l'addition de son volume d'acide sulfurique officinal. Dilué avec le double de son volume d'eau distillée, il doit donner une solution limpide dans laquelle l'azotate d'argent ne produit ni précipité ni coloration.

On doit le conserver dans un lieu frais et dans des vases bien bouchés.

Essai. — Le degré de l'alcool ou sa force réelle se vérifie au moyen de l'alcoomètre centésimal.

Plongé dans l'alcool à + 15 degrés, cet instrument doit marquer 95 degrés. Si la température est inférieure ou supérieure à + 15 degrés, on se reportera aux tables de correction de Gay-Lussac.

L'alcool à 95 degrés sert à préparer les alcools employés à la préparation des médicaments.

Pour les pansements, on peut se servir de l'alcool marquant de 92 à 95 degrés, dit de *mauvais goût*. Cet alcool ne doit pas être sensiblement coloré, il doit s'enflammer facilement et brûler avec une flamme non fuligineuse sans laisser de résidu sensible.

Il ne doit contenir aucun produit toxique.

*Potion de Todd.*

| | |
|---|---|
| Eau-de-vie vieille. | 40 gr. |
| Sirop simple. | 30 |
| Teinture de cannelle. | 5 |
| Eau distillée. | 75 |

# EAU DE COLOGNE.

*Teinture d'essence de citron composée.*

| | |
|---|---|
| Huile volatile de bergamote. | 10 gr. |
| — de Portugal. | 10 |
| — de citron. | 2 |
| — de fleur d'oranger (néroli). | 2 |
| — de romarin. | 2 |
| Alcool à 90 degrés. | 1000 |

## BAUDRUCHE.

L'intestin de mouton séché et préparé sert à faire les pansements par occlusion. On prépare aussi une baudruche gommée adhésive. Le plus souvent on la fixe avec du collodion.

## BIÈRE.

Boisson préparée avec de l'orge fermenté et du houblon. Les différences que présentent les bières proviennent de la concentration, plus ou moins considérable, du moût, du degré de torréfaction et des proportions de malt et de houblon.

La bière doit contenir au moins 3 pour 100 d'alcool. La bière de Paris contient 2,5 à 3 pour 100 d'alcool; la petite bière, 1,1 pour 100; la bière de Strasbourg, 2,5 à 4,5 pour 100; celle de Lille, 2,9 à 3,5 pour 100. Les bières anglaises en contiennent jusqu'à 8 pour 100.

La quantité d'extrait contenu dans la bière varie suivant le mode de préparation; elle est en moyenne dans les proportions suivantes :

| | |
|---|---|
| Porter et ale. . . . . . . . . . . . . . . . | 50 gr. pour 1 litre. |
| Bière de Bavière. . . . . . . . . . . . . | 65 |
| — forte de Strasbourg. . . . . . | 40 |
| — forte de Lille. . . . . . . . . . . | 40 |
| — blanche de Paris. . . . . . . . . | 80 |

La bière doit être limpide, transparente, modérément amère et sans âcreté ; l'amertume provenant du houblon doit en présenter l'arome.

La bière ne doit rougir que faiblement le papier de tournesol et ne donner qu'un faible précipité par le chlorure de baryum et l'oxalate d'ammoniaque.

FALSIFICATIONS. — Elles consistent à substituer au houblon des substances d'un prix moins élevé. Généralement, on emploie les menus morceaux et les feuilles de buis, les feuilles de ményanthe, la petite centaurée, la racine de gentiane.

La bière s'altère facilement, surtout lorsque la température est élevée, ou qu'elle est débouchée depuis quelque temps : elle devient trouble et imbuvable. On a cherché à conserver la bière par l'acide salicylique. Cette addition est proscrite par le Comité d'hygiène.

## BOUILLON D'HERBES.

| | |
|---|---|
| Feuilles fraîches d'oseille............ | 40 gr. |
| —           de laitue. ........... | 20 |
| —           de cerfeuil......... . | 10 |
| Sel marin. ....................... | 2 |
| Beurre frais...................... | 5 |
| Eau distillée. .................... | 1000 |

## CÉRAT SIMPLE.

| | |
|---|---|
| Cire blanche. ..................... | 100 gr. |
| Huile d'amandes douces............. | 300 |

## CÉRAT DE GALIEN.

| | |
|---|---|
| Cire blanche...................... | 100 gr. |
| Huile d'amandes douces............. | 400 |
| Eau distillée de rose.............. | 300 |

## COLD CREAM.

| | |
|---|---|
| Blanc de baleine.................... | 60 gr. |
| Cire blanche................ ....... | 30 |
| Huile d'amandes douces............ ..... | 215 |
| Eau de roses..................... | 60 |
| Teinture de benjoin................. | xv gouttes. |
| Huile volatile de roses............. ..... | x gouttes. |

## COLLODION.

| | |
|---|---|
| Fulmicoton........................ | 5 gr. |
| Éther officinal........ ........... | 71 |
| Alcool à 95 degrés,................. | 20 |

En ajoutant 7 grammes d'huile de ricin, on obtient le collodion élastique.

### COLLODION (NON RÉTRACTILE).

Diluer le collodion ordinaire dans un mélange de 4 parties d'éther pour 1 partie d'alcool à 40 degrés, jusqu'à ce que le collodion devienne fluide comme de l'eau et qu'en le secouant les bulles d'air remontent et disparaissent presque instantanément. Pour le faire adhérer à la peau, on éparpille sur la surface que l'on désire couvrir une couche très fine de filaments de coton ou de ouate à pansement, transparente comme une toile d'araignée, puis on verse largement le collodion sur le coton, en prenant soin de ne pas l'entraîner par un flot trop considérable de liquide. Le collodion en excès s'écoule vers les parties déclives où on le reçoit sur un peu de charpie ou de coton pour l'arrêter au passage.

Un pansement collodionné, appliqué dans ces condi-

tions, peut rester en place pendant quatre ou cinq se-
maines, et plus, sans irriter la peau. Il est d'ailleurs aisé
de le recoller en renversant une nouvelle quantité de collodion après avoir réparé les parties défectueuses avec
quelques brins de coton.

## DENTIFRICES.

### *Poudre dentifrice acide.*

| | |
|---|---|
| Tartrate acide de potasse porphyrisé..... | 200$^g$,00 |
| Sucre de lait porphyrisé............... | 200 ,00 |
| Carmin n° 40..................... | 0 ,40 |
| Essence de menthe poivrée............ | 1 ,00 |

### *Poudre dentifrice alcaline.*

| | |
|---|---|
| Carbonate de chaux précipité........... | 100 gr. |
| — de magnésie en poudre....... | 100 |
| Poudre de quinquina gris.............. | 100 |
| Essence de menthe poivrée............ | 1 |

### *Poudre dentifrice au charbon et au quinquina.*

| | |
|---|---|
| Poudre de charbon végétal............ | 200 gr. |
| — de quinquina gris.............. | 100 |
| Essence de menthe poivrée............ | 1 |

### *Poudre dentifrice de craie préparée.*

| | |
|---|---|
| Camphre en poudre très fine........... | 10 gr. |
| Carbonate de chaux précipité........... | 90 |

### *Electuaire dentifrice.*

| | |
|---|---|
| Poudre dentifrice acide................ | 100 gr. |
| Miel blanc..................... | 75 |
| Glycérine officinale................. | 25 |

### *Elixir dentifrice.*

| | |
|---|---|
| Huile volatile de cannelle de Ceylan.... | 1 gr. |
| —   de baSiane................ | 2 |
| —   de girofle................ | 2 |
| —   de menthe.............. | 8 |
| Teinture de benjoin............ ..... | 8 |
| —  de cochenille.............. | 20 |
| —  de gaïac................. . | 8 |
| —  de pyrèthre............... | 8 |
| Alcool à 80 degrés................ | 1000 |

### *Mastic dentaire.*

| | |
|---|---|
| Mastic en larmes................ ........ | 20 gr. |
| Ether à 758 milligrammes............ | 10 |

### *Mastic dentaire au benjoin.*

| | |
|---|---|
| Benjoin en larmes................ .. | 20 gr. |
| Ether à 0,758..................... | 10 |

# FUMIGATIONS.

### *Papier nitré.*

Papier blanc non collé, imprégné d'une solution saturée à froid d'azotate de potasse.

### *Papier arsenical (cigarettes arsenicales).*

| | |
|---|---|
| Arséniate de soude............... | 1 gr. |
| Eau distillée................. ..... | 20 |

Pour une feuille de papier non collé divisée en 20 cigarettes.

### *Fumigation à l'acide sulfureux.*

Mettez le soufre concassé dans un vase de terre évasé, arrosez d'alcool et allumez.

3 à 4 kilogrammes pour une pièce de 100 mètres cubes.

*Fumigation de chlore.*

Chlorure de sodium pulvérisé.......... 250 gr.
Bioxyde de manganèse. ............... 100
Acide sulfurique du commerce.......... 200
Eau commune....................... 200

Pour une pièce de 100 mètres cubes de capacité.

# PRÉPARATIONS GOMMEUSES.

*Julep simple.*

Sirop simple...................... 30 gr.
Eau distillée de fleur d'oranger... ...... 20
Eau distillée..................... 100

*Julep gommeux.*

Gomme pulvérisée. ................... 10 gr.
Sirop simple. ..................... 30
Eau distillée de fleur d'oranger .......... 10
Eau distillée...................... 100

*Potion pectorale.*

Infusé de fleurs pectorales............. 120 gr.
Sirop de gomme.................... 30

*Potion antispasmodique.*

Sirop de fleur d'oranger ............... 30 gr.
Eau distillée de tilleul................ 90
   —       de fleur d'oranger .... .... 30
Liqueur d'Hoffmann. ................ 4
   On peut y ajouter :
Laudanum de Sydenham............. 0,80

# LAIT.

Le lait de vache a une densité qui varie de 1,028 à 1,036. Il est légèrement alcalin au moment de la traite, mais il perd promptement cette qualité au contact de l'air, et si la température est de 25 ou 30 degrés, il ne tarde pas à éprouver la fermentation acide. L'acide lactique, qui prend alors naissance, réagit sur la caséine et détermine assez rapidement la coagulation. On dit alors que le lait a tourné. Pour éviter cette altération, on ajoute fréquemment dans le commerce 1 gramme de bicarbonate de soude par litre.

La qualité du lait peut varier sous certaines influences; ainsi, les dernières traites donnent toujours beaucoup plus de crème et de beurre, et la différence est d'autant plus grande que les traites ont lieu à de plus grands intervalles. Le régime alimentaire des vaches modifie également les qualités et la composition du lait; et les plantes qui servent à la nourriture de l'animal communiquent à ce liquide leur odeur, leur saveur et quelquefois même leur couleur et leurs propriétés purgatives.

*Composition moyenne d'un litre de lait de vache.*

| | |
|---|---|
| Eau (par dessiccation à 100 degrés)...... | 898 gr. |
| Beurre............................... | 40 |
| Caséine et albumine.................... | 36 |
| Sucre de lait......................... | 51 |
| Sels fixes............................ | 7 |
| | 1032 |

Sophistications. — Les sophistications les plus ordinaires du lait consistent dans la soustraction de la crème et l'addition d'eau. On essaye de dissimuler la fraude en ajoutant au lait des substances qui rendent au lait son opacité et sa densité. Ces substances sont le jaune d'œuf, l'amidon, la farine, la dextrine, quelques matières colorantes jaunes ou un peu de sucre. Toutefois, ces falsifications sont extrêmement rares.

## PETIT-LAIT.

Le petit-lait s'obtient en faisant bouillir le lait de vache et en le faisant coaguler au moyen d'une solution faite avec une solution d'acide citrique à 1 pour 8. Le petit-lait ne doit pas être acide. Il doit contenir 45 grammes de sucre de lait pour 1 litre.

## PAIN AZYME OU PAIN A CHANTER.

Se fait avec une pâte dépourvue de levain et par conséquent n'a pas fermenté.

## PAIN DE GLUTEN.

Le gluten est la matière azotée, insoluble dans l'eau, qui donne à la farine des céréales la propriété de former avec l'eau une pâte liante.

Le gluten n'est pas un principe immédiat, il est formé de quatre substances albuminoïdes : 1° la glutine, faiblement soluble dans l'alcool ; 2° la fibrine ; 3° la mucédine ou mucine ; 4° la gliadine.

Le pain de gluten est donc du pain privé d'amidon.

# PEPSINE.

La pepsine médicinale constitue une poudre d'un blanc grisâtre, qui est un mélange de pepsine extractive et d'amidon. Elle a une odeur qui rappelle franchement celle de la présure, mais qui n'a rien de putride ; elle est partiellement soluble dans l'eau.

La pepsine extractive se retire de l'estomac du porc ou encore des caillettes de mouton ou de veau. Elle doit se dissoudre dans l'eau sans laisser de résidu sensible.

Essai. — La pepsine médicinale en poudre doit répondre à l'essai suivant :

Introduisez dans un petit flacon à large ouverture :

| | |
|---|---|
| Pepsine médicinale.................... | 0$^g$,50 |
| Eau distillée......................... | 60 ,00 |
| Acide chlorhydrique officinal.......... | 0 ,60 |

Placez ce flacon dans une étuve à eau chaude dont la température devra être maintenue à 50 degrés et faites digérer pendant 6 heures en ayant soin d'agiter fréquemment jusqu'à dissolution complète de la fibrine, et puis toutes les heures environ.

Dix centimètres cubes de la liqueur refroidie et filtrée ne devront pas se troubler par l'addition de 20 à 30 gouttes d'acide azotique.

Observation. — La pepsine extractive doit répondre à ce mode d'essai à la dose de 20 centigrammes seulement.

*Vin de pepsine.*

| | |
|---|---|
| Pepsine médicinale en poudre......... | 50 gr. |
| Ou pepsine extractive................ | 20 |
| Vin de Lunel ou de Grenache......... .. | 1000 |

*Elixir de pepsine.*

| | |
|---|---|
| Pepsine médicinale en poudre......... | 50 gr. |
| Ou pepsine extractive................ | 20 |
| Eau distillée........................ | 450 |
| Alcool à 80 degrés................... | 150 |
| Sirop simple..................... .... | 400 |
| Huile essentielle pour aromatiser....... | Q. S. |

La maltine et la pancréatine ne figurent pas au Codex.

# ŒUF.

Le jaune d'œuf sert à faire les émulsions et en particulier le lavement huileux.

Un jaune d'œuf délayé dans l'eau chaude et sucré constitue le lait de poule.

*Eau albumineuse.*

| | |
|---|---|
| Blanc d'œuf........................ | No 4 |
| Eau............................... | 1000 gr. |
| Eau distillée de fleur d'oranger......... | 10 |

# PAPIERS MÉDICAMENTEUX.

Papier arsenical, papier nitré (voyez Fumigations).

*Papier à cautères.*

| | |
|---|---|
| Poix blanche....................... | 450 gr. |
| Cire blanche....................... | 600 |
| Térébenthine du mélèze.............. | 100 |

*Papier chimique.*

| | |
|---|---|
| Huile d'olive....................... | 2000 gr. |
| Minium pulvérisé................... | 1000 |
| Cire jaune......................... | 60 |

*Papier goudronné (emplâtre du pauvre homme).*

| | | |
|---|---|---|
| Colophane...................................... | 300 gr. |
| Goudron végétal purifié. .............. | 200 |
| Cire jaune........................... | 100 |

*Pommade épispastiqne.*

| | |
|---|---|
| Suif de mouton........................ | 240 gr. |
| Axonge benzoïnée.............. ..... | 360 |
| Cantharides en poudre grossière. ....,... | 100 |

*Papier épispastique.*

| | Nº 1. | Nº 2. | Nº 3. |
|---|---|---|---|
| Pommade épispastique.... | 360 | 450 | 600 |
| Axonge benzoïnée. ....... | 150 | 90 | » |
| Suif de mouton........ .. | 100 | 60 | » |
| Cire blanche........ ..... | 60 | 60 | 60 |

# PAPIER MOUTARDE.

Feuille de papier recouverte d'une couche de farine de moutarde privée de toute matière grasse et appliquée au moyen d'un agglutinatif ne contenant ni eau, ni alcool, ni matière grasse ou emplastique.

# SAVON.

Le savon dur est fabriqué avec une lessive de soude et de l'huile d'olive ou de sésame ou d'arachide, dans le midi de l'Europe. Dans le Nord, ces huiles sont remplacées par du suif, de l'huile de palme ou d'autres corps gras.

Le savon médicinal ou amygdalin est ainsi composé :

| | |
|---|---|
| Huile d'amandes douces.............. | 2100 gr. |
| Lessive des savonniers................. | 1000 |

Il s'emploie en pains, en poudre ou en teinture.

*Teinture de savon.*

Savon amygdalin sec................ 100 gr.
Alcool à 60 degrés................. 500

Le savon mou, dit aussi savon noir, savon vert, est fabriqué avec une lessive de potasse caustique et les huiles les moins chères, telles que : huile de lin, de chènevis, d'œillette, de colza, de navette, les huiles de poisson, l'acide oléique, etc.

*Savon animal.*

Graisse de veau.................... 500
Lessive des savonniers............. 250
Eau distillée...................... 1000
Chlorure de sodium................. 100

## SUC D'HERBES.

Feuilles fraîches de chicorée.
—          de cresson.
—          de fumeterre.
—          de laitue.
Parties égales.

# TABLETTES.

Les tablettes de baume de Tolu contiennent. 0,05
—          de bicarbonate de soude...... 0,025
—          de borate de soude.......... 0,10
—          de cachou................. 0,10
—          de calomel................. 0,05
—          de carbonate de magnésie.... 0,20
—          de charbon................. 0,50
—          de chlorate de potasse........ 0,10

Les tablettes de gomme.................... 0,10
—        de guimauve................ 0,10
—        d'ipécacuanha.............. 0,01
—        de kermès. ................. 0,01
—        de lactate de fer........... 0,05
—        de lichen.................. 0,50
—        de manne.................. 0,20
—        d'essence de menthe......... 0,01
—        de santonine......... ..... 0,01
—        de soufre. ................ 0,10
—        de sous-nitrate de bismuth... 0,10

Les pastilles de menthe à la goutte contiennent : huile essentielle de menthe, 0, 005.

# ACÉTATE D'AMMONIAQUE LIQUIDE.

Esprit de Mendérérus.

CARACTÈRES. — Liquide incolore dont la densité doit être de 1,036; soluble dans l'eau et l'alcool. Contient près du cinquième de son poids d'acétate d'ammoniaque solide.

ESSAI. — S'assurer de la densité, doit être incolore; l'acide acétique et l'oxalate d'ammoniaque ne doivent pas le précipiter en blanc (présence de la chaux); en solution étendue, il ne doit pas précipiter par l'azotate d'argent (chlorures).

MODE D'ADMINISTRATION ET DOSES.

A l'intérieur, 8 à 30 grammes en **potion**.
**Altérations :** acides, alcalis.
**Incompatibles :** sels de mercure et d'argent.

*Potion à l'acétate d'ammoniaque.*

| | |
|---|---|
| Acétate d'ammoniaque liquide........... | 20 gr. |
| Eau de tilleul......................... | 90 |
| Eau de menthe......................... | 20 |
| Sirop simple.......................... | 30 |

# ACÉTATE NEUTRE DE PLOMB.

Sel de Saturne, sucre de Saturne.

F. éq. $C^4H^3O^3$, PbO ; 3aq $=$ 189.5.      F. atom. $(C^2H^2O^3)^2Pb$.

CARACTÈRES. — Petits cristaux blancs, agglomérés, sous forme de prismes rhomboïdaux obliques à sommets dièdres. Saveur sucrée, puis astringente. Légèrement efflorescent. Soluble à $+$ 15 degrés dans 1,69 d'eau et dans 8 parties d'alcool.

### MODE D'ADMINISTRATION ET DOSES.

A l'intérieur en **solution** ou en **pilules,** 10 centigrammes à 1 gramme.

A l'extérieur, en **collyre,** 25 à 30 centigrammes pour 30 grammes d'eau distillée.

ESSAI. — Entièrement soluble dans l'eau distillée; doit être exempt de cuivre, que l'on décélerait par l'ammoniaque, une lame de fer.

**Altérations :** acides chlorhydrique, phosphorique, sulfurique et leurs sels solubles.

**Incompatibles :** le tannin, l'aloès, le borax, l'eau commune, les iodures alcalins, le lait, les préparations d'opium.

# SOUS-ACÉTATE DE PLOMB LIQUIDE.

Acétate basique de plomb, extrait de Saturne.

CARACTÈRES. — Le sous-acétate de plomb liquide doit être incolore, de saveur douce et sucrée, puis astringente, doit marquer 1,32 au densimètre (35° B), réaction alcaline; soluble dans l'eau et l'alcool.

Essai. — Traité par un excès d'ammoniaque, il doit donner un précipité blanc, sans aucune coloration de la liqueur surnageante.

MODE D'ADMINISTRATION ET DOSES.

Employé à l'extérieur en **lotions, collyres, injections;** sa dissolution dans l'eau commune constitue l'eau blanche.

**Altérations et incompatibles :** les mêmes que ceux de l'acétate neutre de plomb.

## EAU BLANCHE OU DE SATURNE.

Eau de Goulard, eau végéto-minérale.

*Lotion avec l'acétate de plomb.*

Sous-acétate de plomb liquide........... 20 gr.
Eau de rivière......................... 900
Alcoolat vulnéraire..................... 80

## ACÉTATE DE POTASSE SEC.

*Acetas potassicus.*

F. éq. $C^4H^3O^3KO = 98,1$.     F. atom. $C^2H^3O^2K = 98,1$.

Caractères. — L'acétate de potasse doit être blanc, léger, sans odeur d'empyreume, très déliquescent à l'air; très soluble dans l'eau, l'alcool fort, il ne doit pas présenter de réaction alcaline.

Essai. — Doit être entièrement soluble dans l'eau et l'alcool, sans odeur empyreumatique; ne doit pas être précipité par les sulfates solubles ni par l'oxalate d'ammoniaque (chaux); sa dissolution alcoolique ne doit pas se colorer en jaune en brûlant (soude).

MODE D'ADMINISTRATION ET DOSES.

A l'intérieur, de 4 à 20 grammes en **boisson** dans la tisane et en **potion.**

**Incompatibles :** acides, sels acides, sels d'argent, persels de fer, sels de mercure, fruits acides.

*Tisane diurétique apéritive.*

Décoction de chiendent ou d'espèces apéritives
    diurétiques. ............................. 1000 gr.
Acétate de potasse........................  20
Sirop de sucre. ..........................  100

*Potion diurétique apéritive.*

Acétate de potasse......................  10 gr.
Eau distillée de fenouil..................  120
Sirop des cinq racines...................  30

# ACÉTATE DE SOUDE CRISTALLISÉ.

*Acetas sodicus.*

F. éq. C⁴H³O³NaO ; 6aq = 136.     F. atom. C²H³O²Na + 3H²O = 136.

$$\text{F. éq. } C^4H^3O^3NaO \; ; \; 6aq = 136. \qquad \text{F. atom. } C^2H^3O^2Na + 3H^2O = 136.$$

CARACTÈRES. — Prismes clinorhombiques incolores, efflorescents à l'air sec; soluble dans 3 parties d'eau froide, dans son poids d'eau bouillante et dans 5 parties d'alcool à 80 degrés.

ESSAI. — Il ne doit pas précipiter par l'acide tartrique (potasse).

MODE D'ADMINISTRATION ET DOSES.

**Altérations et incompatibles :** les mêmes que l'acétate de potasse.

# ACIDE ACÉTIQUE CRISTALLISABLE.

Acide acétique monohydraté, acide acétique pur.

*Acidum aceticum.*

F. éq. $C^4H^3O^3HO = 60$.        F. atom. $C^2H^4O^2 = 60$.

CARACTÈRES. — Cristallisé en lames minces, incolores, transparentes. Odeur vive et piquante, caractéristique, saveur caustique. Fusible à $+$ 17 degrés, bouillant à $+120$ degrés. Soluble dans l'eau et l'alcool en toutes proportions. Brûle avec une flamme bleue, dissout l'albumine et les résines. Très volatil, doit être conservé dans des vases bien bouchés.

ESSAI. — Complètement volatil, combustible avec flamme bleue, se solidifie à $+$ 16 degrés, ne doit pas coaguler la solution aqueuse d'albumine; 100 grammes de cet acide sont saturés par $88^g,33$ de carbonate de soude anhydre.

### MODE D'ADMINISTRATION ET DOSES.

S'emploie dans des flacons garnis de sulfate de potasse granulé en olfaction contre les syncopes, les malaises avec défaillance; comme rubéfiant et vésicant pour produire une vésication extemporanée; comme caustique contre les excroissances, verrues.

**Altérations :** acides chlorhydrique, sulfurique; l'eau en léger excès.

## ACIDE ACÉTIQUE DU COMMERCE A 1,060.
### Acide pyroligneux purifié.

Cet acide contient 50 pour 100 d'acide acétique cristallisable.

CARACTÈRES. — Liquide incolore à odeur et à saveur très prononcées de vinaigre. Densité : 1,060. Volatil sans résidu.

ESSAI. — Doit être dépourvu d'odeur empyreumatique, volatil sans résidu et saturer 44,16 de carbonate de soude anhydre.

#### MODE D'ADMINISTRATION ET DOSES.

S'emploie en **lotions,** en **olfactions,** comme le précédent.

**Altérations :** acides chlorhydrique, sulfurique, sulfate, acétate de soude, matières empyreumatiques; eau en excès.

## ACIDE ARSÉNIEUX.
### Oxyde blanc d'arsenic, arsenic blanc.

F. éq. $AsO^3 = 99$.     F. atom. $As^2O^3 = 198$.

CARACTÈRES. — Poudre blanche cristalline sans odeur, d'une saveur faiblement acide; d'une densité de 3,689. Complètement volatilisable.

Soluble dans 80 parties d'eau froide, dans 9 parties d'eau bouillante; dans 140 parties d'alcool à 90 degrés froid et 31 parties d'alcool bouillant; soluble dans 5 parties de glycérine et dans l'acide chlorhydrique.

L'acide arsénieux possède une saveur âcre qui malheureusement ne se développe que très lentement; pour cette raison, on n'est point en garde contre un aliment qui en renferme. Il est inaltérable à l'air, complètement volatilisable et il répand une odeur d'ail très prononcée quand on le projette sur des charbons incandescents. Sa solubilité dans l'eau s'accroît par l'addition d'une certaine quantité d'acide chlorhydrique ; cette solution précipite en jaune par l'acide sulfhydrique, et le précipité se dissout facilement dans l'ammoniaque en donnant une liqueur incolore. L'acide azotique le dissout à chaud, en le transformant en acide arsénique. 100 grammes d'acide arsénieux contiennent 75$^g$,757 d'arsenic.

FALSIFICATION. — Sulfate de baryte, sulfate de chaux, craie.

OBSERVATION. — *Très vénéneux*, et d'un maniement très dangereux.

### MODE D'ADMINISTRATION ET DOSES.

Employé à l'intérieur sous forme de **granules,** de **pilules** ou de **solutions** titrées : à la dose de 1 à 6 milligrammes par jour.

**Incompatibles :** oxyde d'antimoine, sulfate d'arsenic.

**Eaux minérales** qui contiennent le plus d'arsenic :

1° La Bourboule (Thénard), 0,008 ;
2° Cransac (source Haute), 0,0063 ;
3° Bussang, 0,002 ;
4° Vichy, 0,002 acide arsénique ;
5° Hamman-Meskoutine, 0,0050 ;
6° Mont-Dore, 0,00045 ;
7° Plombières (le Crucifix), 0,00060 arséniate de soude.

## SOLUTÉ D'ACIDE ARSÉNIEUX.

### Liqueur de Boudin.

Acide arsénieux...........................  1 gr.
Eau distillée.............................  1000

### MODE D'ADMINISTRATION ET DOSES.

10 grammes de cette solution contiennent 1 centigramme d'acide arsénieux.

## GRANULES D'ACIDE ARSÉNIEUX.

### Granules de Dioscoride.

| | |
|---|---|
| Acide arsénieux porphyrisé............. | 0$^g$,10 |
| Sucre de lait pulvérisé......... ...... | 4 ,00 |
| Gomme arabique pulvérisée. ........... | 1 ,00 |
| Mellite............................... | Q. S. |

Divisez cette masse en 100 pilules. Chaque granule contient 1 milligramme d'acide arsénieux. De 2 à 10 par jour au maximum.

## PILULES ARSÉNICALES.

### Pilules asiatiques.

*Pilulæ cum acido arsenicoso.*

| | |
|---|---|
| Acide arsénieux. ...................... | 0$^g$,05 |
| Poivre noir en poudre très fine........... | 0 ,50 |
| Gomme pulvérisée. .................... | 0 ,10 |
| Eau distillée........................... | Q. S. |

Divisez en 10 pilules.

Chaque pilule contient 5 milligrammes d'acide arsénieux; à prendre une seule par jour.

## LIQUEUR DE FOWLER.

### Soluté d'arsénite de potasse.

*Arsenis potassicus aquà solutus.*

| | |
|---|---|
| Acide arsénieux.......... ..... ...... | 1 gr. |
| Carbonate de potasse pur............... | 1 |
| Eau distillée.................... ....... | 95 |
| Alcoolat de mélisse composé... ......... | 3 |

La liqueur de Fowler contient 1 centigramme par gramme d'acide arsénieux. Cette liqueur, très active, ne doit s'employer que par gouttes, *cinq* à *vingt* par jour. L'acide arsénieux y existe presque complètement à l'état de liberté.


# ACIDE AZOTIQUE.

Acide nitrique, monohydraté.

F. éq. $AzO^6H = 63$.      F. atom. $AzO^3H$.


CARACTÈRES. — L'acide azotique pur doit être incolore, avoir une densité de 1,390 à + 15 degrés; son évaporation ne doit laisser aucun résidu. Il bout à + 119 degrés. En ajoutant à 650 grammes d'acide pur monohydraté 113 grammes d'eau distillée, on obtient l'acide azotique quadrhydraté ou *Acide azotique officinal*, acide azotique purifié du Codex. Il représente un mélange de 1 équivalent d'acide monohydraté et de quatre équivalents d'eau. 100 grammes renferment $54^g,5$ d'acide azotique anhydre, ou $63^g,6$ d'acide monohydraté et saturent exactement $53^g,5$ de carbonate de soude pur et anhydre. Sa densité est de 1,42.

ESSAI. — Suffisamment dilué il ne doit précipiter ni par l'azotate d'argent ni par le chlorure de baryum.


MODE D'ADMINISTRATION ET DOSES.


A l'intérieur, x à xx gouttes dans 200 grammes de véhicule; à l'extérieur, comme **caustique.**

**Altérations :** les bases salifiables, les carbonates, les sulfures. Doit être conservé dans des vases bouchés à l'émeri, à l'abri de la lumière, qui le décompose en partie et le colore en jaune, en donnant naissance à de l'acide hypoazotique; il ne doit renfermer ni chlore, ni acide sulfurique; hypoazotique, sulfate, fer, cuivre, arsenic, iode, nitro-benzine.

## LIMONADE NITRIQUE OU AZOTIQUE.

Acide azotique *dilué au dixième*......... 20 gr.
Eau distillée........................ 875
Sirop de sucre...................... 125

## ACIDE AZOTIQUE ALCOOLISÉ.

### Esprit de nitre dulcifié.

Acide azotique officinal.............. 78 gr.
Eau distillée...................... 22
Alcool à 90 degrés................. 300

CARACTÈRES. — Liquide incolore, légèrement acide, dégage une suave odeur de pommes de reinette; miscible à l'eau.

MODE D'ADMINISTRATION ET DOSES.

De 1 à 4 grammes, étendu de 1000 grammes d'eau.

*Limonade à l'acide azotique alcoolisé.*

Acide azotique alcoolisé.............. 4 gr.
Eau distillée...................... 875
Sirop de sucre.................... 125

## ACIDE BENZOÏQUE (PAR SUBLIMATION).

F. éq. $C^{14}H^6O^4 = 122$.     F. atom. $C^7H^6O^2 = 122$.

CARACTÈRES. — Il est cristallisé en aiguilles blanches et brillantes douées d'une odeur aromatique agréable; il rougit le tournesol.

Essai. — On doit employer de préférence l'acide benzoïque obtenu du benjoin par sublimation; il est beaucoup plus suave d'odeur; il doit être incolore et non jaune. Il doit être exempt de chaux, ce que l'on reconnaîtrait en précipitant sa dissolution par l'acide acétique, filtrant et traitant par l'oxalate d'ammoniaque; il est peu soluble dans l'eau froide, plus soluble dans l'eau bouillante, très soluble dans l'alcool et l'éther, volatil sans décomposition.

### MODE D'ADMINISTRATION ET DOSES.

Employé à l'intérieur à la dose de 20 centigrammes à 1$^g$,50.

Les **pilules** renferment 5 centigrammes d'acide benzoïque et q. s. de conserve de roses.

Le phosphate de soude est employé pour dissoudre l'acide benzoïque.

*Potion benzoïque.*

| | |
|---|---|
| Acide benzoïque....................... | 1 gr. |
| Phosphate de soude................... | 2 |
| Eau distillée......................... | 100 |
| Sirop de sucre........................ | 30 |

**Altérations :** les acides ordinaires, les astringents tanniques, les émollients.

# ACIDE BORIQUE CRISTALLISÉ.

Acide borique pur.

F. éq. $BoO^3$, aq. $= 62$.     F. atom. $2(BoO^3H^3) = 124$.

Caractères. — Ecailles blanches, nacrées, onctueuses au toucher; chauffé au rouge, dans un creuset de platine, cet acide perd 3 équivalents d'eau, subit la fusion ignée et se prend par le refroidissement en un verre transparent. Il se dissout dans 30 parties d'eau froide, dans 3,5 d'eau bouillante, dans 20 parties d'alcool à 90 degrés et dans 5 parties de glycérine. Sa solution aqueuse colore en rouge vineux la teinture de curcuma en présence de l'acide chlorhydrique. Sa solution alcoolique, enflammée, brûle avec une flamme verte.

### MODE D'ADMINISTRATION ET DOSES.

S'emploie à l'intérieur, de 25 centigrammes à 2 grammes, en **potion**.

A l'extérieur, en **poudre**, en **lotion** ou en **injection**, à l'état de solution concentrée, 8 à 40 grammes par litre ; en **pommade**, 4 grammes pour 30 grammes de vaseline ou d'axonge.

**Altérations :** Sulfate et chlorure, sels de soude, chaux, plomb, cuivre, matières animales.

# ACIDE BROMHYDRIQUE DISSOUS.

Acide bromhydrique officinal ou solution aqueuse d'acide bromhydrique.

CARACTÈRES. — L'acide bromhydrique officinal contient 10 pour 100 de son poids d'acide gazeux. Il est limpide, incolore, inodore, et présente une saveur et une réaction fortement acides. Sa densité est de 1,075 à + 15 degrés. Il ne doit précipiter ni par le chlorure de baryum ni par l'acide sulfurique étendu. Il se conserve pendant assez longtemps sans s'altérer.

# ACIDE CARBAZOTIQUE.

(Voir *Acide picrique*.)

# ACIDE CARBOLIQUE.

(Voir *Acide phénique*.)

# ACIDE CHLORHYDRIQUE OFFICINAL.

Acide chlorhydrique pur.

CARACTÈRES. — L'acide chlorhydrique officinal renferme 34,4 pour 100 d'acide gazeux; il doit être incolore, complètement volatil et avoir une densité de 1,171 à + 15 degrés. Il doit saturer exactement 29 grammes d'oxyde de sodium, ou 49,6 de carbonate de soude pur et anhydre. Cet acide ne doit décolorer ni le sulfate d'indigo ni le permanganate de potasse. Étendu d'eau, il ne doit pas se troubler par le chlorure de baryum, ni par l'hydrogène sulfuré. Saturé par l'ammoniaque, il ne doit pas se colorer par le sulfhydrate d'ammoniaque.

Il est toxique.

### MODE D'ADMINISTRATION ET DOSES.

Employé à l'intérieur, en **solution,** 1 à 4 grammes pour 1 litre d'eau; en **potion,** en **gargarisme.**

*Limonade chlorhydrique.*

| | |
|---|---|
| Acide chlorhydrique. | 4 gr. |
| Sirop de sucre. | 125 |
| Eau distillée. | 875 |

A l'extérieur, comme **caustique** et **pédiluve,** 2 grammes pour 100 grammes d'eau.

On prépare avec l'acide chlorhydrique officinal l'acide chlorhydrique dilué au dixième.

**Altérations :** Sels mercureux, sels de plomb ou d'argent.

# ACIDE CHROMIQUE CRISTALLISÉ.

F. éq.  $CrO^3 = 50,20$.          F. atom.  $CrO^3 = 100,40$.

CARACTÈRES. — Aiguilles ou prismes aciculaires d'un rouge foncé, caustiques, très déliquescents; insolubles dans l'éther et le chloroforme purs. Solubles dans l'alcool et l'eau. Fusibles vers 300 degrés, et se décomposant à une température plus élevée en oxygène et en sesquioxyde de chrome. L'alcool les transforme à froid en sesquioxyde de chrome vert, avec production d'aldéhyde.

Toxique.

L'acide chromique, dissous dans son poids d'eau distillée, doit donner une solution rouge, limpide, de 1,47 de densité, dans laquelle le chlorure de baryum produit un précipité jaune pâle, soluble dans l'acide chlorhydrique. C'est la *solution officinale* employée comme caustique.

MODE D'ADMINISTRATION ET DOSES.

Il est réservé exclusivement à l'usage externe comme caustique.

**Altérations :** Acides sulfurique, azotique, plomb, baryte, bichromate et bisulfate de potasse.

# ACIDE CITRIQUE.

F. éq.  $C^{12}H^8O^{14} + 2aq. = 210$.          F. atom.  $C^6H^8O^7 + H^2O = 210$.

CARACTÈRES. — Prismes droits rhomboïdaux, volumineux, translucides, friables, à saveur acide agréable; solubles dans leur poids d'eau froide, dans la moitié de leur poids d'eau bouillante, dans 2 parties d'alcool à 90 degrés, dans 44 parties d'éther et, en toute proportion, dans la glycérine. Il renferme 2 équivalents d'eau de cristallisation, qui se dégagent à + 100 degrés. Cet acide est carbonisable par la chaleur; ses cristaux sont friables, caractère qui le distingue de l'acide tartrique. Sa solution aqueuse précipite à froid par l'eau de baryte; elle ne doit précipiter par l'eau de chaux qu'à l'ébullition. Elle ne doit pas précipiter par le chlorure de potassium, ni l'oxalate d'ammoniaque, ni par les solutions acides d'azotate d'argent et de chlorure de baryum, ni se colorer sous l'influence de l'hydrogène sulfuré. Calciné sur la lame de platine, il doit brûler sans répandre l'odeur de caramel et sans laisser de résidu sensible. L'eau de chaux ne le précipite pas s'il est pur et sans acide tartrique.

MODE D'ADMINISTRATION ET DOSES.

Employé en **sirop, potion, limonade,** de 2 à 10 grammes.

### SIROP D'ACIDE CITRIQUE.

Acide citrique cristallisé..............  10 gr.
Eau distillée......  ...................  10
Sirop de sucre.......................  180

En aromatisant avec 20 grammes d'alcoolature de citron ou d'orange, on obtient les préparations connues sous les noms de *sirop de limon* et de *sirop d'orange*.

## LIMONADE CITRIQUE.

Sirop d'acide citrique.................. 100 gr.
Eau distillée........................ 900

# ACIDE CYANHYDRIQUE DISSOUS AU 100°.

### Acide cyanhydrique officinal.

CARACTÈRES. — Produit très altérable, renferme 1 gramme d'acide pour 100 grammes d'eau distillée, d'odeur prononcée d'amandes amères, doit donner par le nitrate d'argent un précipité soluble dans l'acide azotique. Doit être conservé à l'abri de la lumière, dans des flacons en verre noir et bouchant à l'émeri.

Très toxique.

#### MODE D'ADMINISTRATION ET DOSES.

A l'intérieur, en **potion,** de v à xv gouttes.
A l'extérieur, en **lotion,** 2 grammes pour 200 grammes d'eau.

# ACIDE GALLIQUE.

F. éq. $C^{14}H^6O^{10}+2aq. = 188.$      F. atom. $C^7H^6O^3+H^2O = 188.$

CARACTÈRES. — Aiguilles incolores, longues, soyeuses, inodores, à saveur astringente et acidule; soluble dans 100 parties d'eau froide, 3 parties d'eau bouillante; très soluble dans l'alcool.

La solution colore les sels ferriques en bleu violacé foncé, mais elle ne précipite pas la gélatine.

ESSAI. — Cet acide est combustible sans résidu.

Conservez-le en flacons bouchés.

MODE D'ADMINISTRATION ET DOSES.

Mêmes usages et doses que le tannin, 50 centigrammes à 2 grammes.

**Incompatibles :** sels de fer, alcalis, émétique.

## ACIDE LACTIQUE.

F. éq. $C^6H^6O^6 = 90$.     F. atom. $C^3H^6O^3 = 90$.

CARACTÈRES. — L'acide lactique pur est un liquide sirupeux, incolore, doué d'une saveur acide franche. Sa densité à + 20 degrés est égale à 1,315.

Il se dissout, en toutes proportions, dans l'eau, dans l'alcool et dans l'éther, qui l'enlève à la solution aqueuse.

Il ne doit précipiter ni par le chlorure de baryum ni par l'oxalate d'ammoniaque.

MODE D'ADMINISTRATION ET DOSES.

Il s'emploie à l'intérieur, en **solution :**

```
Acide lactique.......................    2 gr.
Eau. ................................  100
```

En **limonade :**

```
Acide lactique pur...................    2 gr.
Sirop simple.........................   50
Eau distillée........................  100
```

Pour les nourrissons, à donner par cuillerée à café.

En **pastilles,** à l'état de lactate alcalin.

A l'extérieur, pur ou étendu, comme topique dissolvant.

# ACIDE OXALIQUE.

Acide de sucre, acide carbonieux.

F. éq. $C^4H^2O^8+4aq.=126.$      F. atom. $C^2H^2O^4+2H^2O=126.$

CARACTÈRES. —Prismes rhomboïdaux obliques, à sommets dièdres, incolores, inodores, à saveur mordicante. Décomposable en partie par la chaleur sans se charbonner et sans laisser de résidu. Soluble dans 15 parties 5 d'eau à + 10 degrés; soluble dans l'alcool. Il précipite tous les sels de chaux; un excès d'acide oxalique ne redissout pas le précipité.

Toxique.

### MODE D'ADMINISTRATION ET DOSES.

En **limonade,** à l'intérieur, 1 gramme pour 1000 d'eau ; en **pastilles** renfermant 1 centigramme d'acide. **Toxique** à 10 grammes.

**Altérations :** Sels d'oseille, sulfate de potasse, alun.

**Incompatibles :** sels de chaux, sels de fer.

# ACIDE PHÉNIQUE.

Phénol, acide carbolique.

CARACTÈRES. — L'acide phénique est blanc, cristallisé en longues aiguilles rhomboïdales, à odeur vive, créosotée, à saveur brûlante, caustique; il est hygroscopique; soluble dans 16 parties 6 d'eau froide; soluble, en toutes proportions, dans l'alcool, l'éther, les huiles fixes et volatiles, la glycérine; sa densité est de 1,065. Il fond vers 42 degrés et bout entre 187 et 188 degrés; il colore le chlorure ferrique en bleu; il attaque et blanchit la peau. Il distille à 200 degrés sans décomposition. Il brûle avec une flamme d'un rouge sombre peu éclairante. Il est toxique.

Il est sans action sur le tournesol et les carbonates. Il coagule l'albumine. Il se combine à l'acide sulfurique pour former de l'huile sulfophénique.

Doit être conservé en vases clos.

### MODE D'ADMINISTRATION ET DOSES.

A l'intérieur, de 50 centigrammes à 1 gramme pour 1000 de véhicule; en **potion, solution, sirop.**

A l'extérieur, en **solution,** plus ou moins concentrée, de 2 à 5 pour 100, et pur comme **caustique.**

## PHÉNOL SODÉ DISSOUS.

*Solution de phénate de soude.*

| | |
|---|---|
| Acide phénique...................... | 70 gr. |
| Soude caustique..................... | 30 |
| Eau pour faire. .................... | 1000 |

5 à 10 grammes pour 1 litre d'eau en lotions.

## ACIDE PHOSPHORIQUE OFFICINAL.

Solution officinale d'acide phosphorique.

CARACTÈRES. — L'acide phosphorique officinal est un liquide incolore, inodore, de consistance sirupeuse; il ne doit pas produire de coloration brune dans la solution de sulfate ferreux, ni précipiter à l'ébullition la solution de chlorure mercurique.

MODE D'ADMINISTRATION ET DOSES.

En **limonade**, 3 pour 1000.

**Incompatibles :** Sels de chaux, de bismuth, de fer, alcalis et carbonates.

## ACIDE SALICYLIQUE.

CARACTÈRES. — L'acide salicylique est blanc, cristallisé en fines aiguilles, sans odeur, d'une saveur légèrement sucrée; soluble dans 450 parties d'eau froide, dans 15 parties d'eau bouillante, dans 2 parties 4 d'alcool à 90 degrés, dans 2 parties d'éther et dans le chloroforme bouillant. Il donne une coloration violette très intense avec les persels de fer. Il est volatil sans résidu.

Doit être conservé en flacons bouchés.

MODE D'ADMINISTRATION ET DOSES.

A l'intérieur, en **cachets,** 1 à 2 grammes; en **potion,** $1^g,50$ à 2 grammes additionné de borate de soude, 2 grammes, pour le rendre soluble dans 150 grammes de véhicule.

A l'extérieur, en **solution :**

| | |
|---|---|
| Acide salicylique...................... | 4 gr. |
| Borate de soude....................... | 4 |
| Eau distillée......................... | 200 |

## ACIDE SULFURIQUE OFFICINAL.

Acide sulfurique pur monohydraté.

F. éq. $SO^3, HO = 49.$     F. atom. $SO^4, H^2 = 98.$

CARACTÈRES. — L'acide sulfurique pur est un liquide incolore, de consistance sirupeuse; sa densité à $+ 15$ degrés est 1,843; il bout à 326 degrés, et se volatilise sans résidu. Il ne doit décolorer ni le sulfate d'indigo ni le permanganate de potasse; étendu d'eau, il ne doit pas se troubler par l'acide sulfhydrique. 100 grammes saturent exactement 63,2 d'oxyde de sodium ou 108$^g$,1 de carbonate de soude pur et anhydre. Toxique.

On doit le conserver dans des flacons bouchés à l'émeri.

### MODE D'ADMINISTRATION ET DOSES.

*Acide sulfurique dilué.*

Eau distillée........................ ........... 900 gr.
Acide sulfurique pur................... 100

A l'intérieur, inusité; on se sert de l'acide dilué au dixième.
En **limonade,** 10 à 20 grammes par litre.
A l'extérieur, comme **caustique.**
**Incompatibles :** les alcalis, les carbonates, les azotates, les chlorures, les sulfures.

## ACIDE SULFURIQUE ALCOOLISÉ.

*Eau de Rabel.*

Alcool à 90 degrés..................... 300 gr.
Acide sulfurique pur.................. 100
Pétales de coquelicot.................. 4

### MODE D'ADMINISTRATION ET DOSES.

En **limonade,** 8 grammes pour 1000 grammes de véhicule.
**Incompatibles :** alcalins, magnésie, émulsions, lait, vases métalliques.
Doit être conservé dans des flacons bouchés à l'émeri.

# ACIDE TARTRIQUE.

Acide dextroracémique, acide de tartre, sel essentiel de tartre.

F. éq. $C^8H^4O^{10}$, 2HO = 150.   F. atom. $C^4H^6O^6$ = 150.

CARACTÈRES. — Prismes rhomboïdaux obliques, à sommets trièdres et à facettes hémiédriques, durs, transparents, incolores, inodores, d'une saveur acide agréable; fusibles à + 170 degrés. Il se décompose et brûle à une température plus élevée, en répandant une odeur de caramel. Très soluble dans l'eau et l'alcool.

Sa solution aqueuse est dextrogyre et précipite les solutions concentrées des sels de potasse, ainsi que les sels de chaux à acide organique; ses solutions ne doivent pas précipiter par l'oxalate d'ammoniaque, ni les solutions acides d'azotate d'argent et de chlorure de baryum.

L'acide tartrique doit se dissoudre rapidement et complètement dans 5 parties d'alcool à 90 degrés froid.

MODE D'ADMINISTRATION ET DOSES.

A l'intérieur, en **potion, limonade, sirop**, de 2 à 6 grammes.

*Sirop d'acide tartrique.*

| | |
|---|---|
| Acide tartrique cristallisé. . . . . . . . . . . . | 10 gr. |
| Eau distillée. . . . . . . . . . . . . . . . . . . . | 10 |
| Sirop de sucre. . . . . . . . . . . . . . . . . . . | 980 |

**Incompatibles :** sels de chaux, baryte, potasse, plomb, eau commune. Aussi, pour ses dissolutions, l'on doit toujours se servir d'eau distillée.

## LIMONADE TARTRIQUE.

Sirop d'acide tartrique................ 100 gr.
Eau distillée....................... 900

Les limonades doivent être conservées dans des vases non métalliques.

## ACIDE THYMIQUE.

### Thymol.

F. éq. $C^{20}H^{14}O^2 = 150$.   F. atom. $C^{10}H^{13},OH = 150$.

CARACTÈRES. — L'acide thymique se présente sous forme de tables rhomboïdales transparentes, affectant parfois la forme d'hexagones irréguliers, d'une odeur douce, un peu différente de celle de l'essence de thym; d'une saveur piquante et poivrée. Il fond à 44 degrés et entre en ébullition à 230 degrés. Il est très peu soluble dans l'eau (1,333 environ), mais il se dissout très facilement dans l'alcool, l'éther et l'acide acétique concentré.

Sa solution prend, au contact du perchlorure de fer, une coloration verdâtre qui passe au jaune brun. Il se combine avec les alcalis en donnant des produits solubles dans l'eau. Il est caustique.

### MODE D'ADMINISTRATION ET DOSES.

S'emploie de la même manière et aux mêmes doses que l'acide phénique.

A l'extérieur, 2 à 5 pour 100.

# ACIDE VALÉRIANIQUE.

Acide valérianique officinal, acide valérique.

F. éq. $C^{10}H^9O^3, HO = 102$.     F. atom. $C^5H^{10}O^2 = 102$.

CARACTÈRES. — L'acide valérianique est un liquide incolore, oléagineux, doué d'une odeur particulière, désagréable. Il se dissout dans trente fois son poids d'eau à + 20 degrés; et en toutes proportions dans l'alcool et dans l'éther. Sa densité à 0 degré est égale à 0,955. Il bout à + 175 degrés.

L'acide valérianique ne doit pas contenir d'huile butyrique, chauffé avec un peu d'huile sulfurique et d'alcool, il ne doit pas donner naissance à l'odeur d'ananas, due à la formation d'éther butyrique.

#### MODE D'ADMINISTRATION ET DOSES.

Il est surtout employé à l'état de sels (valérianates d'ammoniaque, de zinc, de quinine).

# ALCALI VOLATIL.

(Voir *Ammoniaque liquide.*)

# ALCALI VOLATIL CONCRET.

(Voir *Carbonate (sesqui) d'ammoniaque.*)

# ALUN CALCINÉ.

Alun desséché, sulfate d'alumine et de potasse desséché.

L'alun desséché est une masse blanche, légère, spongieuse, lentement, mais complètement soluble dans vingt-cinq à trente fois son poids d'eau à la température ordinaire.

On devra s'assurer que le sel est bien soluble dans l'eau, qu'il renferme de la potasse (acide tartrique) et de l'acide sulfurique (chlorure de baryum).

MODE D'ADMINISTRATION ET DOSES.

**Caustique,** employé en insufflations.

**Incompatibles :** alcalis et leurs carbonates, sulfures solubles, sels de mercure, de plomb, de chaux, émétique.

# ALUN DE POTASSE.

Sulfate d'alumine et de potasse.

F. éq. $KOSO^3, Al^2O^3 3SO^3 + 24HO = 474.47$.
F. atom. $(SO^4)^3. Al^2SO^4K^2 + 24H^2O = 949.2$.

Sel cristallisé en octaèdres, transparent, incolore, soluble dans 10,5 d'eau froide, dans 0,3 d'eau bouillante et dans 2,5 de glycérine. Il fond dans son eau de cristallisation. Sa dissolution rougit le tournesol ; elle ne doit pas se colorer en bleu par le ferrocyanure de potassium.

MODE D'ADMINISTRATION ET DOSES.

S'emploie en **solutions, gargarismes, injections, insufflations,** à l'extérieur, à la dose de 50 centigrammes à 10 grammes pour 500 de véhicule.

*Gargarisme astringent.*

Eau distillée.......................... 250 gr.
Sulfate d'alumine et de potasse......... 5
Sirop de mûres......................... 50

Autre formule :

    Infusion d'écorce de chêne............   200 gr.
    Sirop d'écorce d'oranges amères ........     50
    Alun .............................       5
        (Hôpital Lariboisière.)

A l'intérieur, en **potion, solution, pilules,** à la dose de 10 centigrammes à 1 gramme.

**Altérations.** L'alun de potasse est souvent mélangé avec l'alun d'ammoniaque ; il ne doit pas dégager de vapeurs ammoniacales lorsqu'on le chauffe avec la chaux ou la potasse.

**Incompatibles :** les alcalis et leurs carbonates, les sulfures solubles, les sels de mercure, de plomb, de chaux, l'émétique, les infusés astringents.

# AMMONIAQUE LIQUIDE OFFICINALE.

### Ammoniaque pure.

CARACTÈRES. — L'ammoniaque pure est un liquide incolore, d'une odeur urineuse et suffocante, d'une saveur très caustique et alcaline, produisant la vésication quand il est mis en contact avec la peau ou les muqueuses. Sa densité est de 0,925.

L'ammoniaque pure étendue d'eau ne se colore pas et ne donne pas de précipité par l'acide sulfhydrique ; elle ne trouble pas la solution de chlorure de baryum ; sursaturée par l'acide azotique officinal, elle donne une liqueur incolore, qui ne doit se troubler ni par l'azotate de baryte ni par l'azotate d'argent.

A la température de + 20 degrés et à la pression normale, 1 litre d'eau dissout 654 litres de gaz ammoniac, dont le poids est de 498 636 milligrammes.

Employée quelquefois à l'intérieur, à la dose de 1 à 4 grammes pour 200 d'eau.

A l'extérieur, comme **caustique** rubéfiant et vésicant.

**Incompatibles :** acides, aluns, sels métalliques et organiques.

Doit être conservée dans des flacons bouchés à l'émeri.

# ANTIMOINE DIAPHORÉTIQUE LAVÉ.

Antimoniate acide de potasse.

F. éq. KO, HO, 2SbO⁵ ; 4HO = 412.1.

CARACTÈRES. — Blanc, inodore, peu sapide ; insoluble dans l'eau et dans l'acide azotique, difficilement soluble dans l'acide chlorhydrique bouillant ; indécomposable par la chaleur, qui lui fait perdre 5 équivalents d'eau.

L'antimoine diaphorétique lavé doit avoir une faible réaction alcaline ; il ne doit contenir ni azotate ou azotite de potasse, ni oxyde ou oxychlorure d'antimoine, ni excès d'acide antimonique. Quand il a été bien préparé, 100 grammes contiennent 77,7 d'acide antimonique et 10,9 d'eau.

OBSERVATION. — Ce sel est souvent prescrit sous le nom impropre d'oxyde blanc d'antimoine ; on ne doit pas le confondre avec cet oxyde, qui est bien plus actif. L'antimoine diaphorétique a été indirectement cause d'empoisonnements dans certains cas où l'on a cru pouvoir lui substituer, sans changer les doses, d'autres préparations stibiées plus actives. Il faut se rappeler que ce sel, à cause de son insolubilité, est le moins toxique de tous les composés antimoniaux usités en médecine.

MODE D'ADMINISTRATION ET DOSES.

A l'intérieur, en **potion,** de 2 à 6 grammes dans 150 grammes de véhicule.

**Incompatibles :** eaux sulfureuses, alcalis, crème de tartre.
Ce dernier sel, ainsi que l'acide tartrique, rend l'antimoine
diaphorétique, soluble, et peut déterminer des accidents.
Cette remarque s'applique à toutes les préparations antimo-
niales solubles.

# APOMORPHINE.

F. éq. $C^{34}H^{17}AzO^{4} = 267.$      F. atom. $C^{17}H^{17}HzO^{2} = 267.$

CARACTÈRES. — Base cristallisable, soluble dans l'eau,
plus soluble dans l'alcool, l'éther, le chloroforme et la
benzine. Elle se colore en rose, quand on la traite par le
perchlorure de fer dilué. L'apomorphine précipitée de ses
solutions alcalines par le bicarbonate de soude est blanche, mais elle ne tarde pas à verdir et à s'oxyder à l'air.
Le produit de cette oxydation est soluble dans l'eau et
dans l'alcool en donnant une liqueur d'un beau vert. Elle
ne contient pas d'eau de cristallisation; elle doit être
complètement soluble, sans coloration dans le chloroforme. Toxique.

MODE D'ADMINISTRATION ET DOSES.

Employée en **solution,** à la dose de 2 milligrammes à
1 centigramme, pour injections hypodermiques; en **potion,**
10 centigrammes pour 160 grammes; en **lavement,** 10 à 20 centigrammes.

Emétique puissant.

# ARSÉNIATE DE SOUDE.

*Arsenias sodicus.*

F. éq. HSO⁵, 2NaO, HO + 14aq. = 312.

F. atom. ASO⁴, Na²H + 7H²O = 312.

CARACTÈRES. — L'arséniate de soude cristallisé présente une réaction alcaline; il est en prismes hexagonaux, blancs, transparents, légèrement efflorescents, sans odeur, solubles dans 4 parties d'eau froide, très solubles dans l'eau bouillante, solubles dans 60 parties d'alcool à 90 degrés et dans 2 parties de glycérine. 100 parties de ce sel cristallisé contiennent 36ᵍ,86 d'acide arsénique, correspondant à 31,73 d'acide arsénieux ou 24ᵍ,04 d'arsenic. Toxique.

Donne un précipité bleu avec le sulfate de cuivre et un rouge-brique avec l'azotate d'argent. Il ne doit pas précipiter par l'acide tartrique (présence de la potasse). Projeté sur des charbons ardents, dégage une odeur d'ail caractéristique.

### MODE D'ADMINISTRATION ET DOSES.

A l'intérieur, en **solution** ou en **pilules, granules,** à la dose de 2 à 6 milligrammes.

**Incompatibles :** sels de chaux solubles, eaux calcaires, kermès, sels de magnésie, magnésie, oxyde de fer, sels d'argent, de cuivre.

## LIQUEUR DE PEARSON.

Arséniate de soude cristallisé............. 1 gr.
Eau distillée........................... 600
    Dissolvez et filtrez.

6 grammes de cette solution renferment 1 centigramme d'arséniate de soude.


# AZOTATE D'ARGENT CRISTALLISÉ.

### Nitrate d'argent.

F. éq. $AzO^3, AgO = 170$.    F. atom. $AzO^3, Ag = 170$.


CARACTÈRES. — Belles tables rhomboïdales incolores ; noircissant, au contact des matières organiques, la lumière le décompose s'il n'est pas pur ou s'il est en contact avec des matières organiques ; il est soluble dans l'eau froide à parties égales, et dans l'eau bouillante du double de son poids.

Sa solution colore l'épiderme en noir violacé ; il doit former avec la solution d'un chlorure alcalin un précipité blanc caillebotté, insoluble dans l'acide azotique, très soluble dans l'ammoniaque et noircissant à la lumière ; l'ammoniaque versée en excès dans une solution de nitrate d'argent ne doit pas y développer de coloration bleue (absence du cuivre).


#### MODE D'ADMINISTRATION ET DOSES.

A l'intérieur, à la dose de 1 à 10 centigrammes, en **pilules.**

A l'extérieur, en **solution,** dans l'eau distillée, collyre, injection, de 5 centigrammes à 1 gramme ; en **pommade,** de 4 décigrammes à 2 grammes pour 30 grammes de vaseline.

**Incompatibles :** alcalis et leurs carbonates, bromures, chlorures, cyanures, iodures solubles, sulfates, phosphates, acides tartrique et chlorhydrique, matières organiques, lumière.

On doit le conserver dans des flacons jaunes à l'émeri.

# AZOTATE D'ARGENT FONDU.

### Pierre infernale.

On fond dans un creuset d'argent le nitrate d'argent cristallisé, et on le coule dans une lingotière préalablement graissée et chauffée.

Ces crayons sont toujours plus ou moins grisâtres, parce que de l'azotate d'argent s'est réduit à l'état d'argent métallique au contact de la matière grasse de la lingotière.

### MODE D'ADMINISTRATION ET DOSES.

Employé comme **caustique.**

# AZOTATE DE POTASSE.

### Nitrate de potasse, sel de nitre, nitre, salpêtre.

F. éq. $AzO^6K = 101.1$.      F. atom. $AzO^3K = 101.1$.

CARACTÈRES.— L'azotate de potasse se présente cristallisé en prismes à six pans, le plus souvent cannelés, terminés par des sommets dièdres. Ce sel est anhydre, d'une saveur fraîche et piquante : il se dissout dans 4 parties d'eau froide et dans 0,4 d'eau bouillante. Il est très peu soluble dans l'alcool faible, insoluble dans l'alcool absolu et l'éther. Il fond à 350 degrés et prend alors le nom de *cristal minéral.* Il se décompose au rouge et fuse sur les charbons ardents, en produisant une vive déflagration. Sa solution aqueuse ne doit se troubler ni par le carbonate de soude, ni par l'azotate d'argent, ni par le chlorure de baryum.

MODE D'ADMINISTRATION ET DOSES.

A l'intérieur, de 1 à 4 grammes en **potion** ou en **tisane**; à hautes doses, il est vénéneux.

**Incompatibles :** acide sulfurique et sulfates solubles.

## BOL CAMPHRÉ NITRÉ.

Bol tempérant.

| | |
|---|---|
| Camphre en poudre........................... | 1 gr. |
| Azotate de potasse pulvérisé............... . | 1 |
| Miel blanc................................ | Q. S. |

Pour 10 bols : 1 à 4 par jour.

## POUDRE D'IPÉCACUANHA OPIACÉE.

*Poudre de Dover.*

| | |
|---|---|
| Azotate de potasse pulvérisé............. | 40 gr. |
| Sulfate de potasse pulvérisé............. | 40 |
| Ipécacuanha pulvérisé.................. | 10 |
| Opium officinal séché et pulvérisé........ | 10 |

Chacune de ces poudres doit être séchée avant la pesée, et le mélange sera fait avec le plus grand soin.

1 gramme de cette poudre renferme 10 centigrammes d'opium sec, équivalant à 5 centigrammes d'extrait d'opium environ et 40 centigrammes d'azotate de potasse. Dose, de 5 décigrammes à 1 gramme.

A l'extérieur, l'azotate de potasse est employé comme **fumigatoire** sous forme de *papier nitré*.

Trempez des feuilles de papier blanc non collé dans une solution saturée à froid d'azotate de potasse, faites sécher à l'air, loin de tout foyer de chaleur, et divisez en morceaux.

# BENZOATE D'AMMONIAQUE.

F. éq. $C^{14}H^5O^3$, $AzH^4O = 139$.     F. atom. $C^7H^5O^2AzH^4 = 139$.

CARACTÈRES. — Se présente sous forme de paillettes blanches, un peu déliquescentes; exposé à l'air, il perd de l'ammoniaque et se transforme en benzoate acide. Il éprouve le même effet quand il est en solution aqueuse; il est très soluble dans l'eau et l'alcool. Il doit être entièrement volatil et ne renfermer ni soude ni chaux.

### MODE D'ADMINISTRATION ET DOSES.

A l'intérieur, en **potion**, de 2 décigrammes à 2 grammes.
**Incompatibles :** acides et sels acides.

# BENZOATE DE SOUDE.

F. éq. $C^{14}H^5H^3$, $NaO = 144$.     F. atom. $C^7H^5O^2Na = 144$.

CARACTÈRES. — Est constitué par des aiguilles légèrement efflorescentes, solubles dans 2 parties d'eau froide, 3 parties d'alun à 60 degrés, 28 parties d'alcool à 90 degrés froid et dans 9 parties de glycérine. Traité par un acide, il doit précipiter de l'acide benzoïque et ne doit pas contenir de chaux.

### MODE D'ADMINISTRATION ET DOSES.

A l'intérieur, en **cachets, pilules** ou **potion,** à la dose de 2 décigrammes à 2 grammes.
**Incompatibles :** acides et sels acides.

# BENZOATE DE LITHINE.

F. éq. $C^{14}H^5O^3$, LiO; 2aq. $=$ 146.     F. atom. $C^7H^3O^2$, Li $+$ $H^2O$ $=$ 146.

CARACTÈRES. — Est cristallisé en aiguilles prismatiques; est soluble dans l'eau et l'alcool faible. Traité par un acide, il doit précipiter de l'acide benzoïque et ne pas renfermer de chaux.

### MODE D'ADMINISTRATION ET DOSES.

A l'intérieur, il est administré à la dose de 5 à 20 centigrammes en **cachets, prises, pilules** ou **potion.**

# BEURRE D'ANTIMOINE.

(Voyez *Chlorure (proto) d'antimoine.*)

# BISMUTH (CARBONATE DE).

Sous-carbonate de bismuth.

F. éq. $CO^2BI^2O^3$.

Le carbonate de bismuth constitue une poudre blanche inodore, insipide, insoluble dans l'eau, entièrement soluble dans l'acide azotique avec effervescence. Il noircit sous l'influence des émanations sulfuriques. Il ne doit renfermer ni antimoine, ni arsenic, ni plomb.

### MODE D'ADMINISTRATION ET DOSES.

S'emploie à l'intérieur en **poudre,** de 1 à 10 grammes; en **pilules, potion, pastilles,** qui en renferment 10 centigrammes chacune.

A l'extérieur, en **lavements,** en **injections,** de 2 à 20 grammes pour 250 grammes de véhicule ; comme **topique,** sur les plaies.

**Incompatibles :** acides, sels acides.

## AZOTATE DE BISMUTH.

Sous-nitrate de bismuth, magistère de bismuth.

F. éq. $AzO^5$, $BiO^3$ ; 2aq. = 306.     F. atom. $AzO^3(BiO)$ + $H^2O$ = 306.

CARACTÈRES. — Le sous-azotate de bismuth est blanc, pulvérulent, inodore, insipide, insoluble dans l'eau, entièrement soluble sans effervescence dans l'acide azotique étendu. Le sel officinal doit contenir pour 100 parties : 76,47 d'oxyde de bismuth, 17,65 d'acide azotique anhydre et 5,88 d'eau, dont la moitié se dégage à 110 degrés.

Le sous-nitrate de bismuth, délayé dans l'eau froide, doit lui communiquer une réaction acide faible. Il ne doit contenir ni antimoine, ni arsenic, ni plomb. Traité par une solution de potasse caustique, il ne doit pas dégager de vapeurs ammoniacales. Sa solution azotique ne doit se troubler ni par l'acide sulfurique dilué, ni par l'azotate d'argent, ni par le molybdate d'ammoniaque additionné d'acide tartrique ; elle ne doit pas donner de précipité, quand on la verse dans une solution de potasse caustique maintenue en excès ; soumise à un courant d'hydrogène sulfuré pour précipiter tout le métal et filtrée, elle doit donner une liqueur qui ne laisse pas de résidu sensible après complète évaporation. Le sous-azotate de bismuth résiste à l'action de la lumière ; mais il se colore promptement au contact de certaines matières organiques ; il noircit sous l'influence des émanations sulfhydriques. On doit le conserver dans des flacons bien bouchés.

MODES D'ADMINISTRATION ET DOSES.

A l'intérieur, de 50 centigrammes à 4 et 8 grammes en **potion, pilules.**

A l'extérieur, en **injections, lavements,** de 10 à 30 grammes pour 250 grammes d'eau.

*Pilules de sous-azotate de bismuth opiacées.*

| | |
|---|---|
| Sous-azotate de bismuth pulvérisé......... | 50 gr. |
| Diascordium. ................. .. ....... | 15 |
| Extrait d'opium. ..................... | 1 |
| Mucilage épais de gomme arabique........ | 5 |

Mêlez et divisez en 100 pilules. Chaque pilule contient 50 centigrammes de sous-azotate de bismuth et 1 centigramme d'extrait d'opium.

**Incompatibles :** sulfures solubles, kermès, soufre.

# BLANC D'ESPAGNE, DE MEUDON, DE PARIS.

(Voyez *Carbonate de chaux.*)

# BLEU DE PRUSSE.

(Voyez *Ferrocyanure de fer.*)

# BORATE DE SOUDE.

Borax.

F. éq. 3(BoO³)NaO ; 10aq. = 191.   F. atom. Bo⁴O⁷,Na² + 10H²O = 382.

CARACTÈRES. — Prismes hexagonaux, demi-transparents, légèrement efflorescents, d'une saveur alcaline. Il ramène au bleu le papier rouge de tournesol. Le borax se dissout dans 22 parties d'eau froide et dans 2 parties d'eau bouillante; il est insoluble dans l'alcool, mais il se dissout dans son propre poids de glycérine. Sous l'influence de la chaleur, il fond dans son eau de cristallisation et se boursoufle. Il devient anhydre au rouge et fond en donnant par le refroidissement un verre transparent.

### MODE D'ADMINISTRATION ET DOSES.

S'emploie en **collutoires, solution, gargarismes, glycérés,** à l'extérieur, à la dose de 1 à 10 grammes pour 100 de véhicule.

*Lotion au borate de soude.*

| | |
|---|---|
| Borate de soude pulvérisé.............. . | 10 gr. |
| Eau distillée. ...................... | 100 |

*Collutoire au borate de soude.*

| | |
|---|---|
| Borate de soude........................ | 10 gr. |
| Miel rosat. ......................... | 10 |

*Gargarisme au borate de soude.*

| | |
|---|---|
| Eau de tilleul........................ | 200 gr. |
| Sirop de fleur d'oranger................ | 50 |
| Borax ............................... | 5 |

*Glycéré de borate de soude.*

| | |
|---|---|
| Glycérine pure....................... | 20 gr. |
| Borate de soude...................... | 10 |

Le borate de soude s'emploie aussi à l'intérieur en **solution,** en **sirop,** en **prises** ou **cachets,** à la dose de 1 à 10 grammes.

*Sirop de borate de soude.*

| | |
|---|---|
| Borate de soude pulvérisé.............. | 5 gr. |
| Glycérine pure....................... | 10 |
| Sirop de sucre....................... | 95 |

Triturez d'abord le borate de soude avec la glycérine, puis ajoutez le sirop. 20 grammes de ce sirop ou une cuillerée à soupe renferment 1 gramme de borate de soude.

**Incompatibles :** acides, sels acides, chlorures métalliques.

## BROME.

F. éq. et F. atom. Br = 80.

CARACTÈRES. — Liquide rouge brun foncé, d'une odeur forte, irritante, analogue à celle du chlore; d'une saveur âcre, caustique, répandant à l'air d'abondantes vapeurs rutilantes; d'une densité de 2,99 à + 15 degrés et de 3,87 à + 6 degrés.

Il bout à 63 degrés, et se volatilise sans résidu. Il est soluble dans 32 parties d'eau environ, beaucoup plus soluble dans l'alcool à 90 degrés, dans l'éther et dans le chloroforme, auxquels il communique sa couleur. Il disparaît complètement dans une solution de soude caustique, en donnant une liqueur limpide qui ne se colore pas en bleu en présence de l'eau d'amidon, par un excès d'acide acétique. Toxique.

**Altérations :** eau, chlore, iode, bromoforme, acide hypoazotique.

**Incompatibles :** gomme, amidon, tannin, alcaloïdes, alcalis, carbonates alcalins, sels métalliques.

A conserver dans un flacon à l'émeri bien bouché.

## BROMURE D'AMMONIUM.

Bromhydrate d'ammoniaque.

F. éq. et F. atom. $AzH^4Br = 98$.

Cristallise en longues aiguilles prismatiques incolores ;

volatiles sans fusion ni décomposition, très solubles dans l'eau, peu solubles dans l'alcool ; jaunissant à la longue au contact de l'air. Le bromure d'ammonium doit être entièrement volatil, ne doit pas se colorer en jaune par l'acide chlorhydrique, ni dégager de l'iode par le perchlorure de fer.

MODE D'ADMINISTRATION ET DOSES.

A l'intérieur, de 10 centigrammes à 4 grammes en **solution, sirop, prises, cachets.**

**Incompatibles :** acides, alcalis et leurs carbonates, tannin, sels d'argent, d'or, de mercure, de plomb.

# BROMURE DE LITHIUM.

Bromhydrate de lithine.

F. éq. et F. atom. LiBr = 87.

CARACTÈRES. — Sel blanc cristallise en aiguilles fines très hygrométriques, solubles dans l'eau, de saveur analogue à celle des bromures alcalins, très riches en brome ; communiquent à la flamme une coloration rouge-carmin caractéristique.

MODE D'ADMINISTRATION ET DOSES.

A l'intérieur, en **solution, sirop,** à la dose de 25 centigrammes à 4 grammes pour 150 à 200 grammes de véhicule ; en **pilules,** contenant 5 à 10 centigrammes chacune de bromure de lithium.

**Incompatibles :** acides et sels acides, chlore, brome, iodures de fer et métalliques, sels de plomb, mercure, argent.

# BROMURE DE POTASSIUM.

**F. éq. et F. atom. KBr = 119.1.**

CARACTÈRES. — Le bromure de potassium cristallise en cubes incolores d'une saveur à la fois salée et piquante. Sa densité est de 2,69. Il décrépite au feu et fond sans décomposition. Il est très soluble dans l'eau, plus à chaud qu'à froid (1 partie dans 1$^p$,6 d'eau froide). L'alcool le dissout en petite proportion (1 partie pour 160 parties d'alcool à 90 degrés); il est soluble dans 4 parties de glycérine et sans action sur les couleurs végétales.

CONTROLE. — Il doit être privé de bromate, qui est décelé par l'acide chlorhydrique avec coloration jaune; de carbonate, qui fait effervescence avec un acide; de sulfate, qui, en solution, donne un précipité avec le chlorure de baryum; d'iodure, qui serait décelé par l'eau bromée, et le perchlorure de fer, qui mettent l'iode en liberté, lequel colore en bleu l'amidon; de chlorure de potassium, reconnaissable au précipité formé par l'azotate d'argent.

1 gramme de bromure de potassium pur et sec est complètement précipité par 1$^g$,427 d'azotate d'argent, et donne 1$^g$,578 de bromure d'argent.

MODE D'ADMINISTRATION ET DOSES.

Il s'emploie à l'intérieur en **solution, potion, sirop, pilules, prises, cachets,** à la dose de 1 à 4 grammes par jour, et jusqu'à 10 et 12 grammes.

A l'extérieur, en **glycéré-pommade,** de 2 à 8 grammes pour 30 grammes d'axonge de glycérine ou de vaseline.

**Incompatibles :** acides, sels acides, chlore, brome, iode, iodures métalliques, sels de plomb, de mercure, d'argent.

# BROMURE DE SODIUM.

F. éq. et F. atom. NaBr = 103.

Se présente en cristaux incolores du système régulier, souvent en trémies cubiques, presque entièrement solubles dans leur poids d'eau; solubles dans l'alcool.

MODE D'ADMINISTRATION ET DOSES.

Même contrôle, mêmes incompatibilités que le bromure de potassium.

# CADMIUM.

F. éq. Cd = 56.     F. atom. Cd = 112.

CARACTÈRES. — Métal d'un blanc argentin, très légèrement bleuâtre, assez mou, très malléable et très ductile; d'une densité de 8,6, fond à 315 degrés et distille vers 860 degrés; à cette température, il brûle au contact de l'air et se transforme en oxyde jaune brun. Il se dissout facilement dans les acides étendus, et surtout dans l'acide azotique. Ses solutions donnent avec l'acide sulfhydrique un précipité jaune vif, insoluble dans l'ammoniaque.

**Altérations :** zinc.

# SULFATE DE CADMIUM.

F. éq. $SO^3$, CdO; 4aq. = 140.     F. atom. $SO^4Cd + 4H^2O$ = 280.

CARACTÈRES. — Cristaux prismatiques volumineux et incolores, d'une saveur styptique; efflorescents; solubles dans leur poids d'eau environ, très solubles dans l'eau bouillante, presque insolubles dans l'alcool et l'éther.

La solution de ce sel, acidulée par l'acide chlorhydrique, précipite en jaune par l'hydrogène sulfuré; la liqueur filtrée, évaporée à sec, ne doit pas laisser de résidu.

MODE D'ADMINISTRATION ET DOSES.

Usage interne : mêmes propriétés que le sulfate de zinc, mais beaucoup plus énergiques. **Vomitif,** 15 à 30 centigrammes.

Usage externe : en **solution** pour collyre, à la dose de 2 centigrammes et demi à 20 centigrammes dans 30 grammes d'eau distillée ; en **injections,** 10 à 50 centigrammes pour 100. **Pommade** astringente, 10 centigrammes pour 15 d'axonge.

**Incompatibles :** alcalis et leurs carbonates, sulfures solubles, sels de chaux, lait.

# CHAUX COMMUNE.

Oxyde de calcium impur, chaux vive.

F. éq. CaO = 28.      F. atom. CaO = 26.

CARACTÈRES. — La chaux est soluble dans 778 parties d'eau froide et seulement dans 127 parties d'eau bouillante; cette solution bleuit le papier rouge de tournesol. La chaux est insoluble dans l'alcool. Densité, 3,18.

Le sucre et la glycérine augmentent sa solubilité dans l'eau froide; la solution se trouble au contact de l'acide carbonique; un excès de gaz redissout le précipité.

OBSERVATION. — La chaux destinée aux usages pharmaceutiques doit être bien vive, récemment préparée et ne pas produire une effervescence trop marquée au contact des acides. On doit la conserver dans des flacons bien bouchés et placés dans un endroit sec.

**Altérations :** carbonate, sulfate et phosphate de chaux; potasse, magnésie, oxyde de fer, silice.

# CHAUX ÉTEINTE.

Chaux hydratée, hydrate de chaux.

F. éq. CaO, HO = 37.      F. atom. CaH$^2$O$^2$ = 74.

CARACTÈRES. — Composé fortement alcalin, cristallisable, mais se présentant d'ordinaire sous la forme d'une poudre blanche. Densité, 2,078. Solubilité plus grande à froid qu'à chaud.

OBSERVATION. — A conserver dans un flacon bien bouché.

## EAU DE CHAUX.

Eau de chaux seconde, soluté de chaux.

CARACTÈRES. — Liqueur claire, à réaction fortement alcaline, contenant, à 15 degrés, 1$^g$,285 d'oxyde de calcium par litre, précipitant abondamment par le carbonate de soude. Elle se trouble à l'ébullition, l'hydrate de chaux étant moins soluble à chaud qu'à froid.

OBSERVATION. — L'eau de chaux perd ses propriétés, si on ne la conserve pas soigneusement à l'abri de l'air; elle absorbe le gaz carbonique de l'atmosphère en laissant déposer à l'état de carbonate insoluble toute la chaux qu'elle contient.

MODE D'ADMINISTRATION ET DOSES.

A l'intérieur, de 15 à 30 grammes à la fois, dans de l'eau

sucrée ou du lait. 100 grammes renferment un peu plus de 10 centigrammes de chaux. En **lotions, fomentations, applications topiques, liniments, lavements, injections.**

**Incompatibles :** les acides et les sels métalliques.

## LINIMENT CALCAIRE.

### Liniment oléocalcaire.

| | |
|---|---|
| Huile d'amande douce...................... | 100 gr. |
| Eau de chaux............................ | 100 |

Mêlez et agitez dans un flacon bouché.

## CARBONATE DE CHAUX.

### Carbonate de chaux préparé ou précipité.

F. éq. CaO, $CO^2 = 50$.      F. atom. $CaCO^3 = 100$.

CARACTÈRES. -- Poudre blanche micro-cristalline, sans saveur, sans odeur, sans réaction alcaline, insoluble dans l'eau, soluble avec effervescence dans l'acide acétique; la solution ne doit ni bleuir par le ferro-cyanure de potassium, ni brunir par l'hydrogène sulfuré, ni précipiter par l'ammoniaque et par le nitrate de baryte. La solution dans l'acide nitrique dilué, parfaitement claire et privée d'acide carbonique par l'ébullition, ne doit pas précipiter par l'addition de solution de saccharate de chaux en excès, ni par celle du nitrate d'argent, indice de l'absence de phosphates et de chlorures.

#### MODE D'ADMINISTRATION ET DOSES.

2 à 8 ou 16 grammes par jour, en **poudre, cachets, mixtures** ou **potions, injections, lavements.**

**Incompatibles :** les acides.

## LACTATE DE CHAUX.

F. éq. C⁶H⁵O⁵, CaO; 5aq.= 154. F. atom. $(C^3H^5O^3)^2$, Ca + $5H^2O$ = 308.

CARACTÈRES. — Masses blanches, opaques, grenues, sans odeur ni saveur bien sensibles. Ce sel est soluble dans 5ᵖ,5 d'eau froide, et en toutes proportions dans l'eau bouillante, ainsi que dans l'alcool bouillant; l'alcool froid n'en dissout que des traces; il est insoluble dans l'éther.

### MODE D'ADMINISTRATION ET DOSES.

10 centigrammes à 3 grammes, en **poudre** sucrée ou en **pilules.**

## SACCHARATE DE CHAUX.

### Sucrate de chaux.

| | |
|---|---|
| Sucre.............................. | 50 gr. |
| Chaux éteinte.. ..................... | 30 |
| Eau......... .... .................... | 150 |

Dissolvez le sucre, délayez la chaux, filtrez, évaporez à une douce chaleur au bain de sable en remuant.

CARACTÈRES. — Couleur légèrement ambrée. Soluble dans l'eau, sans trouble; saveur fortement styptique.

OBSERVATION. — Doit être conservé dans un flacon bien bouché et sec.

### MODE D'ADMINISTRATION ET DOSES.

1 à 3 grammes dans un verre d'eau, après le repas, et mêmes applications que l'eau de chaux.

**Incompatibles :** les acides et les sels métalliques.

*Solution de saccharate de chaux.*

| | |
|---|---|
| Chaux éteinte.......................... | 1 gr. |
| Sucre pulvérisé... ..... ................ | 2 |
| Eau distillée.......................... | 20 |

Faites digérer quelques heures et filtrez.
Densité, 1,052. Incolore, mais se colorant avec le temps.
Dose : 1 à 3 grammes dans du lait.

*Liniment calcaire antiseptique.*

| | |
|---|---|
| Vaseline. ............................ | 40$^g$,00 |
| Sucrate de chaux. .......... ........... | 10 ,00 |
| Sublimé corrosif....................... | 0 ,05 |
| (Hôpital Lariboisière.) | |

# GLYCÉROLE DE SACCHARATE DE CHAUX.

*Glycéré de sucrate de chaux.*

| | |
|---|---|
| Chaux délitée.......................... | 100 gr. |
| Sucre blanc........................... | 200 |
| Glycérine............................. | 200 |
| Eau distillée.......................... | 1000 |

100 centimètres cubes contiennent 3$^g$,50 de chaux.
Conserver dans un flacon bien bouché.

OBSERVATION. — Le glycérolé est caustique.

MODE D'ADMINISTRATION ET DOSES.

Employé à l'extérieur, mélangé à de l'huile d'olive, pour
**pansement.**

Etendu d'eau, il a été administré à l'intérieur comme **anti-
dote** de l'acide phénique.

## LINIMENT AU SACCHARATE DE CHAUX.

Glycérolé de saccharate de chaux......... 20 gr.
Huile d'olive.............................. 40

Mêlez.

## HYPOCHLORITE DE CHAUX.

### Chlorure de chaux.

CARACTÈRES. — Poudre blanche ou blanc grisâtre, amorphe, exhalant une forte odeur de chlore, d'une saveur âcre et piquante, constituée par un mélange d'hypochlorite de chaux, de chlorure de calcium et d'hydrate de chaux en proportions variables.

Le chlorure de chaux laisse dégager du chlore au contact des acides les plus faibles. Il se dissout dans l'eau, mais en partie seulement; cette solution bleuit d'abord et décolore ensuite le papier rouge de tournesol. Il oxyde et détériore rapidement les objets en fer, en zinc, en cuivre, etc.; il détruit complètement certaines couleurs végétales. Il attire l'humidité et doit être conservé dans des vases en verre ou en grès, bien bouchés et à l'abri de la lumière.

Le degré chlorométrique de chlorure de chaux ne doit pas être inférieur à 90 degrés.

## SOLUTÉ D'HYPOCHLORITE DE CHAUX.

### Chlorure de chaux liquide.

Chlorure de chaux sec................. 100 gr.
Eau distillée ......................... 4500

Le chlorure de chaux doit contenir deux fois son volume de chlore.

## HYPOPHOSPHITE DE CHAUX.

F. éq. PhO, CaO, 2HO = 85.      F. atom. $(PhO^2)^2$, $CaH^4$ = 170.

CARACTÈRES. — Sel blanc, incolore, pulvérulent ou en petits cristaux brillants, déliquescent, soluble dans 6,8 parties d'eau à 15 degrés; insoluble dans l'alcool froid; soluble dans l'alcool bouillant. Il réduit les sels d'argent et est précipité par l'oxalate d'ammoniaque. Chauffé dans un tube à essai, il dégage de l'hydrogène phosphoré spontanément inflammable.

### MODE D'ADMINISTRATION ET DOSES.

En **poudre,** dans des **cachets** de 50 centigrammes à 1 gramme, deux par jour.

En **sirop,** de 10 à 50 centigrammes.

## PHOSPHATE BICALCIQUE.
### Phosphate neutre de chaux.

F. éq. $PhO^5$, 2(CaO), HO = 136.      F. atom. $(PhO^4)^2$, $Ca^2H^2$ = 272.

Obtenu par *précipitation* de chlorure de calcium par le phosphate de soude. De composition invariable. Plus riche en acide phosphorique que le phosphate tricalcique ou phosphate des os, et aussi plus soluble dans les acides faibles.

CARACTÈRES. — Poudre blanche, très légère, insoluble dans l'eau et l'alcool.

CONTROLE. — L'eau dans laquelle ce phosphate a été

agité ne doit pas, après infiltration, précipiter par l'azotate d'argent : ni en *blanc* (chlorures), ni en *jaune* (phosphates).

MODE D'ADMINISTRATION ET DOSES.

Mêmes usages que le phosphate tricalcique, mais plus assimilable.

*Solution de chlorhydrophosphate de chaux.*

Phosphate bicalcique.................  17 gr.
Acide chlorhydrique pur, q. s.....environ   10
Eau distillée.........................  973

Dissolvez le phosphate dans l'acide, ajoutez l'eau et filtrez. 15 grammes de cette solution contiennent 25 centigrammes de phosphate bicalcique.

*Sirop de chlorhydrophosphate de chaux.*

20 grammes contiennent 25 centigrammes de phosphate bicalcique.

*Sirop de lacto-phosphate de chaux.*

20 grammes contiennent 25 centigrammes de phosphate bicalcique.

*Sirop phosphate de chaux.*

20 grammes contiennent 25 centigrammes de phosphate bicalcique.

*Solution de lacto-phosphate de chaux.*

Phosphate bicalcique. ................  17 gr.
Acide lactique concentré, q. s. pour dissoudre environ...................   19
Eau distillée. .......................  964

Faites dissoudre et filtrez.

**Incompatibles :** sels alcalins, bicarbonate de soude, sulfates solubles.

## PHOSPHATE MONOCALCIQUE.

Biphosphate de chaux, phosphate acide de chaux.

F. éq. $PhO^3CaO, 2HO$ ; 2aq. $= 135$. F. atom. $(PhO^4)^2, CaH^4 + 2H^2O = 270$,

Résultant de l'action de l'acide sulfurique sur les os.

CARACTÈRES. — Masse pâteuse, formée par des lames cristallines nacrées. Très déliquescent. Précipite en jaune par l'azotate d'argent.

*Solution de phosphate acide de chaux.*

S'obtient en dissolvant le phosphate monocalcique ou mieux encore en prenant :

| | |
|---|---|
| Phosphate bicalcique.................. | 19 gr. |
| Acide phosphorique médicinal, q. s., environ. ........................... | 23,50 |
| Eau distillée. ........................ | 959,50 |

15 grammes de cette solution renferment 25 centigrammes de phosphate bicalcique.

## PHOSPHATE TRICALCIQUE.

Phosphate de chaux basique, phosphate des os.

F. éq. $PhO^5, 3CaO = 155$.    F. atom. $(PhO^4)^2, Ca^3 = 310$.

Préparé par traitement des os par l'acide chlorhydrique et précipitation par l'ammoniaque.

CARACTÈRES. — Poudre blanche, insipide, insoluble dans l'eau et l'alcool.

CONTROLE. — Doit être entièrement soluble dans l'acide chlorhydrique, sans effervescence, ce qui indiquerait la présence du carbonate de chaux et, par suite, l'emploi du carbonate de soude, comme précipitant, au lieu d'ammoniaque. Le ferrocyanure de potassium ne doit donner ni coloration ni précipité bleu (*fer*).

MODE D'ADMINISTRATION ET DOSES.

En **cachets**, de 1 à 10.

# CHLORURE DE CALCIUM CRISTALLISÉ.

F. éq. CaCl, 6aq. = 109,5.   F. atom. $CaCl^2 + 6H^2O = 219$.

CARACTÈRES. — Prismes incolores, hexagonaux, terminés par des pyramides. Déliquescent, extrêmement soluble dans l'eau; à froid, il se dissout dans le quart de son poids d'eau environ, en produisant un abaissement considérable de température. Soluble dans l'alcool.

MODE D'ADMINISTRATION ET DOSES.

4 grammes pour 500 de véhicule.

**Incompatibles :** acides borique, oxalique, phosphorique et leurs sels solubles; les alcalis et leurs carbonates.

*Sirop de chlorure de calcium.*

Chlorure de calcium................ 8 à 15 gr.
Sirop simple..................... 500

Dose : 1 ou 2 cuillerées par jour, matin et soir, dans la scrofule.

# CHLORAL HYDRATÉ.

Hydrate de chloral.

F. éq. $C^4HCl^3O^2$, 2HO = 165,5.    F. atom. $C^2HCl^3O$, $H^2O$ = 165,5.

CARACTÈRES. — Cristaux prismatiques, rhomboïdaux,

blancs, généralement en masses saccharoïdes; d'une odeur chloroformée, piquante, d'une saveur amère. Le chloral hydraté fond à 47 degrés, bout à 98 degrés, et se volatilise sans laisser de résidu. Il est soluble dans le quart de son poids d'eau froide, très soluble dans l'alcool, l'éther et le chloroforme. Il est neutre au tournesol; il ne doit pas précipiter par l'azotate d'argent, ni dégager de fumées blanches à l'approche d'une baguette trempée dans l'ammoniaque; traité par un alcali, il se décompose en donnant 72,20 pour 100 de chloroforme.

OBSERVATION. — On doit le conserver dans des flacons bouchant à l'émeri et à l'abri de la lumière.

MODE D'ADMINISTRATION ET DOSES.

A l'intérieur, de 1 à 4 grammes comme calmant, en **potion** ou en **lavements,** et de 6 à 8 grammes comme anesthésique. Employé aussi en **lotions** et en **injections.**

*Sirop de chloral.*

| | |
|---|---|
| Hydrate de chloral...................... | 50 gr. |
| Eau distillée.......................... | 45 |
| Sirop simple.......................... | 900 |
| Teinture d'essence de menthe............ | 5 |

Une cuillerée à soupe (ou 20 grammes de ce sirop) renferme 1 gramme de chloral.

**Incompatibles :** les alcalis et les carbonates alcalins, qui le transforment en chloroforme et en formiate alcalin; cette réaction s'accomplit dans l'économie.

# CHLORATE DE POTASSE.

Sel de Berthollet.

F. éq. ClO⁵, KO = 122,6.     F. atom. ClO³, K = 122,6.

CARACTÈRES. — Sel en lames blanches hexagonales, inaltérables à l'air, d'une saveur fraîche et légèrement acerbe, fusant sur les charbons ardents, dont il active fortement la combustion. Il fond à 370 degrés; à une température plus élevée, il se décompose en oxygène et chlorure de potassium. Il est soluble dans 17 parties d'eau froide et dans 1ᵖ,7 d'eau bouillante; peu soluble dans l'alcool et soluble dans 30 parties de glycérine. Sa solution aqueuse ne doit pas être troublée par l'azotate d'argent.

MODE D'ADMINISTRATION ET DOSES.

A l'intérieur, de 1 à 5 grammes; en **gargarisme**, de 4 à 10 grammes.

*Gargarisme au chlorate de potasse.*

| | |
|---|---|
| Chlorate de potasse...................... | 5 gr. |
| Eau distillée........................... | 250 |
| Sirop de mûres......................... | 50 |

*Collutoire au chlorate de potasse.*

| | |
|---|---|
| Chlorate de potasse finement pulvérisé...... | 5 gr. |
| Miel rosat. ......................... | 20 |

Triturez le chlorate de potasse avec le miel rosat. Agiter le mélange avant de s'en servir.

**Altérations :** chlorure de potassium.

**Incompatibles :** acide sulfurique, substances avides d'oxy-gène, telles que le sulfure d'antimoine, charbon, tannin, ca-chou et matières organiques en général.


## CHLORATE DE SOUDE.

F. éq. $ClO^5$, NaO = 106,5.     F. atom. $ClO^3$, Na = 106,5.


Caractères. — Cristaux blancs, fusant sur les char-bons ardents; solubles dans trois fois leur poids d'eau froide, solubles dans l'alcool. La solution aqueuse ne précipite ni par le bichlorure de platine ni par l'azotate d'argent.


## CHLORE.

Chlore dissous.

F. éq. et F. atom. Cl = 35,5.


Caractères. — Eau de chlore, solution aqueuse de chlore. A la température de + 20 degrés et à la pression normale, 1 litre d'eau dissout 2ᴸ,156 centilitres cubes de chlore, dont le poids est égal à 6ᵍ,856.

Conservation. — La solution aqueuse de chlore doit être conservée dans des flacons à l'émeri, bien bouchés et entourés de papier noir. Ces flacons doivent être placés dans un lieu frais, et, autant que possible, inaccessibles à la lumière.

Controle. — Cette solution doit présenter une cou-leur verte; odeur de chlore; doit blanchir le papier de tournesol et décolorer l'indigo; si elle est en partie décomposée, elle renferme de l'acide chlorhydrique et rougit le tournesol.

Désinfection. — Avant de commencer l'opération, on aura soin d'étaler les matelas et les couvertures, de manière à présenter toute leur surface à l'action du gaz. Les pièces métalliques doivent être retirées ou enduites de corps gras.

Pour les pièces habitées, où l'on ne veut obtenir qu'un dégagement faible, mais continu, il suffit d'exposer à l'air libre, sur des assiettes ou dans une terrine, une quantité de chlorure de chaux proportionnée à l'étendue de la pièce.

*Fumigation chlorée (fumigation guytonnienne).*

Chlorure de sodium...................... 250 gr.
Bioxyde de manganèse.... .............. 100
Acide sulfurique du commerce............ 200
Eau.................................... 200

Mêlez le chlorure de sodium et le bioxyde de manganèse ; délayez le mélange avec la quantité d'eau prescrite, dans un vase en terre, que vous placerez sur un réchaud ; ajoutez ensuite l'acide sulfurique. Le dégagement de chlore commence aussitôt. On pourra, douze ou vingt-quatre heures après, renouveler l'air.

La dose ci-dessus indiquée suffit pour une salle de 100 mètres cubes environ.

# CHLORHYDRATE D'AMMONIAQUE.

Chlorure d'ammonium, sel ammoniac.

F. éq. et F. atom. $AzH^4Cl = 53,5$.

Caractères. — Cristaux appartenant au système régulier, incolores, d'une saveur fraîche et piquante, se sublimant sans décomposition. Ils se dissolvent dans 2ᵖ,7 d'eau froide, dans leur poids d'eau bouillante, dans 8ᵖ,3 d'alcool à 90 degrés et dans 5 parties de glycérine. Le chlorhydrate se trouve dans le commerce sous forme de pains hémisphériques, percés au milieu, blancs, inodores, demitransparents, de texture fibreuse.

MODE D'ADMINISTRATION ET DOSES.

**En potions, tisanes, lotions, gargarismes, collyres.** Il entre dans le vin antiscorbutique.

Dose : 1 à 2 grammes.

**Incompatibles :** alcalis et leurs carbonates, acides sulfurique et azotique, acétate de plomb, azotate d'argent.

# CHLOROFORME OFFICINAL.

Chloroforme pur, éther méthylchlorhydrique bichloré, chlorure de méthyle bichloré, formène trichloré.

F. éq. $C^2HCl^3 = 119,5$.     F. atom. $CHCl^3 = 119,5$.

CARACTÈRES. — Liquide, incolore, très mobile, d'une saveur suave, éthérée, caractéristique et d'une saveur piquante d'abord, puis fraîche et sucrée; très peu soluble dans l'eau, mais facilement soluble dans l'alcool et dans l'éther; insoluble dans la glycérine; miscible aux huiles grasses; non inflammable, difficilement combustible et complètement volatil.

CONTROLE. — Le chloroforme, employé pour l'anesthésie, doit être d'une pureté absolue. Il présente une densité de 1,500 à + 15 degrés; il bout à 60°,8, à la pression normale. Il est neutre au papier de tournesol. Versé sur une feuille de papier blanc et abandonné à l'évaporation spontanée, il exhale jusqu'à la fin la même odeur *franche* et laisse le papier absolument *sec* et *inodore*. Sa limpidité ne doit pas être altérée par un abaissement de température ni par l'agitation avec ou sans le contact de l'eau. Il ne doit pas précipiter à froid une solution faible d'azotate d'argent, ni la réduire à chaud. Agité avec son volume d'acide sulfurique pur et concentré, il ne doit pas lui communiquer de coloration, même au bout d'un certain temps. Il ne doit pas se colorer quand on le chauffe avec une solution de potasse caustique. Il ne doit pas verdir l'acide chromique cristallisé. Il doit enfin rester absolument transparent et incolore au contact d'un cristal de fuchsine ou de binitro-sulfure de fer.

Observation. — Le chloroforme s'altère spontanément, surtout sous l'influence de l'air humide et de la lumière directe; il se charge de produits chlorés, et prend alors une teinte d'un jaune verdâtre. On doit le conserver dans des flacons bouchant à l'émeri, contenant une petite quantité de bicarbonate de soude; de cette façon, on est sûr qu'il ne contient ni chlore, ni acide chlorhydrique, ni acide chloroxycarbonique. En outre, *les récipients seront toujours pleins et placés dans l'obscurité.*

MODE D'ADMINISTRATION ET DOSES.

En **inhalations,** de 1 à 25 grammes, selon la durée; de 1 à 4 grammes en **potions.** A l'extérieur, de 4 à 6 grammes et plus, en **liniment, pommade;** en **compresses** avec de l'eau contre la migraine.

## EAU CHLOROFORMÉE.

Versez dans un flacon, aux trois quarts plein d'eau distillée, un excès de chloroforme; agitez une heure environ et laissez déposer jusqu'à complet éclaircissement. Décantez. On obtient ainsi l'*eau chloroformée saturée*, qui contient 0,90 pour 100 de son poids de chloroforme.

L'*eau chloroformée diluée* est la solution ci-dessus étendue de son volume d'eau.

Une cuillerée à dessert, de quart d'heure en quart d'heure.

On pourra aromatiser l'eau chloroformée avec l'eau de fleur d'oranger, la teinture de badiane ou l'eau de menthe :

Eau chloroformée saturée.................... 150 gr.
Eau de fleur d'oranger. .................... 50
Eau. ....................................... 100

Eau chloroformée saturée.................... 150
Teinture de badiane......................... 5
Eau. ....................................... 145

Eau chloroformée saturée.................... 130
Eau distillée de menthe..................... 30
Eau. ....................................... 120

L'eau chloroformée peut servir d'excipient pour d'autres préparations :

**Potions** hémostatique, narcotique, opiacée, bromurée calmante, calmante pour enfants, chloralée, salicylée, hydragogue.

# CHLORURE DE POTASSIUM.

F. éq. et F. atom. KCl = 74,6.

CARACTÈRES. — Cristaux du système régulier, ordinairement cubiques, incolores, de saveur salée légèrement amère, solubles dans 5 parties d'eau froide et dans 1ᵖ,7 d'eau bouillante, très peu solubles dans l'alcool.

CONTROLE. — Ne doit pas contenir de chlorure de sodium, ce qui se reconnaît à la coloration jaune de la flamme de l'alcool.

MODE D'ADMINISTRATION ET DOSES.

Usage interne : **purgatif, fébrifuge.** Dose : 1 à 4 grammes.

# CHLORURE DE SODIUM

Sel marin, sel gemme, sel de cuisine.

F. ég. et F. atom. NaCl = 58,5.

CARACTÈRES. —Sel blanc cristallisé en cubes, ordinairement en trémies. Il possède une saveur salée caractéristique; lorsqu'on le chauffe, il décrépite, puis il fond et se volatilise au rouge blanc. Il ne doit pas noircir par la calcination.

Le sel marin est inaltérable à l'air, mais légèrement hygroscopique; il se dissout dans 2ᵖ,8 d'eau froide, dans 2ₚ,5 d'eau bouillante et dans 5 parties de glycérine; il est très peu soluble dans l'alcool concentré.

MODE D'ADMINISTRATION ET DOSES.

Usage interne : 20 à 60 grammes. **Vomitif,** 8 à 15 grammes ; **fébrifuge,** 15 à 30 grammes ; **anthelminthique** en **lavements,** 30 pour 500.

Usage externe : **bains,** 5 kilogrammes pour un bain.

**Incompatibles :** acides minéraux, calomel, acétate de plomb, azotate d'argent, protosels de mercure.

**Altérations :** eau, chlorures de calcium et de magnésium; sulfate de magnésie et de chaux; cuivre, plomb, fer, arsenic; matières terreuses et organiques.

**Falsifications :** eau, plâtre, sels de varech, matières terreuses et argileuses, sels de saumure.


# CHLORURE DE SOUDE LIQUIDE.

Hypochlorite de soude, liqueur de Labarraque.


CARACTÈRES. — Liquide incolore, d'une saveur de chlore prononcée, contenant de l'hypochlorite de soude, du chlorure de sodium et un peu de carbonate de soude, qu'on y a laissé pour rendre sa conservation plus certaine. Le chlorure de soude doit contenir deux fois son volume de chlore actif.

Il faut le conserver dans des flacons bien bouchés, en verre ou en grès, dans un lieu frais.

MODE D'ADMINISTRATION ET DOSES.

**Désinfectant,** pur ou étendu, en **aspersions, lotions, compresses, injections, gargarismes.**

A l'intérieur, à la dose de xx à xxx gouttes, comme **antiseptique.**

# CHLORURE DE ZINC.

F. éq. ZnCl = 68.        F. atom. ZnCl² = 136.

ARACTÈRES. — Masse blanche, onctueuse, d'une saveur brûlante, fusible vers 250 degrés, volatil à la chaleur rouge. Ce sel est très déliquescent et très soluble; il se dissout dans l'alcool en s'y combinant. Sa solution aqueuse rougit fortement le papier bleu de tournesol et précipite en blanc par le sulfhydrate d'ammoniaque.

Désinfectant des plus énergiques. Toxique.

#### MODE D'ADMINISTRATION ET DOSES.

Usage interne : rarement employé. Dose : 1 à 3 centigrammes.

Usage externe : **caustique** (pâte de Canquoin); **injections uréthrales,** 10 à 50 centigrammes pour 100.

## CAUSTIQUE AU CHLORURE DE ZINC.

*Pâte de Canquoin.*

Chlorure de zinc........................... 32 gr.
Oxyde de zinc............................. 8
Farine de froment séchée à 100 degrés...... 24
Eau distillée............... ............... 4

Cette préparation doit être conservée dans un flacon bouché contenant de la chaux vive.

# CHROMATE (BI-) D'AMMONIAQUE.

F. éq. $2(CrO^3)$, $AzH^4O = 126,4$.     F. atom. $Cr^2O^7$, $(AzH^4)^2 = 252,8$.

CARACTÈRES. — Cristaux d'un rouge grenat, inaltérables à l'air, très solubles dans l'eau. Chauffés di-
rectement jusqu'à présenter un point en ignition, ils
continuent à brûler en donnant de l'oxyde de chrome
très volumineux. Chauffés en vases clos, ils sont dé-
composés en oxyde de chrome, vapeur d'eau et azote.
Toxique.

# CHROMATE (BI-) DE POTASSE.

F. éq. $2(CrO^3)$, $KO = 147,5$.     F. atom. $Cr^2O^7$, $K^2 = 295$.

CARACTÈRES. — Cristaux prismatiques d'une belle
couleur rouge-orangé, inaltérables à l'air, d'une saveur
amère et métallique, solubles dans 10 parties d'eau
froide et dans leur poids d'eau bouillante. Ce sel fond
facilement à une basse température ; au rouge blanc, il
se décompose en oxygène, chromate neutre de potasse et
sesquioxyde de chrome. La solution de ce sel devient
d'un beau vert lorsqu'on la chauffe avec de l'acide chlorhydrique; elle donne avec l'azotate de baryte un précipité
complètement soluble dans l'acide azotique.

MODE D'ADMINISTRATION ET DOSES.

Toxique ; employé à l'extérieur, en **pommades** ou en **solutions**, comme escharotique contre les productions végétales

de la peau, les lésions ulcéreuses et fongueuses des gencives.

Proposé à l'intérieur comme antisyphilitique.

Dose : 1 à 20 centigrammes.

**Incompatibles :** sulfites, hyposulfites et les corps avides d'oxygène.

## COALTAR.

### Goudron de houille.

CARACTÈRES. — Liquide épais, noir, brillant, de composition très complexe, provenant de la distillation de la houille. Le coaltar est presque insoluble dans l'eau, à laquelle il communique cependant une réaction franchement alcaline ; il se dissout partiellement dans l'alcool ; il est riche en phénol et ne contient pas de paraffine. Il bout et s'enflamme vers 90 degrés.

### MODE D'ADMINISTRATION ET DOSES.

**Désinfectant ;** employé en **émulsion** avec le savon, l'alcool, la saponine ; en **mélange** avec le plâtre ou autre poudre absorbante ; en **inhalations,** etc.

## CUIVRE (SOUS-ACÉTATE DE).

### Acétate basique de cuivre. Vert-de-gris.

CARACTÈRES. — Masses amorphes d'un vert bleuâtre, sans odeur, à saveur âpre et métallique, constituées par un mélange de divers acétates basiques de cuivre hydratés.

Le sous-acétate de cuivre est en partie soluble dans l'eau, qui le décompose. Il doit se dissoudre dans l'am-

moniaque et, sans effervescence, dans les acides chlorhydrique et sulfurique étendus; cette solution doit avoir
lieu sans résidu sensible. On lui substitue quelquefois, à
tort, l'acétate neutre complètement soluble dans l'eau.

MODE D'ADMINISTRATION ET DOSES.

Usage externe : escharotique puissant, employé le mieux en
**poudre fine** pour exciter les ulcères indolents et pour faire
tomber les végétations des organes génitaux. Dans ce dernier
cas, on l'associe d'ordinaire à la poudre de sabine.

**Altérations :** parcelles de cuivre, débris de marc de raisin
et matières ligneuses.

**Contrepoisons :** l'eau albumineuse, le lait, le fer en limaille
fine.

ONGUENT ÆGYPTIAC.

L'onguent ægyptiac est un *oxymel* dans lequel l'acétate de cuivre est réduit à l'état d'oxydule par la matière
sucrée, et même partiellement à l'état de cuivre métallique. On l'appelle aussi *miel escharotique*, à cause de
son effet le plus saillant. Stimulant détersif et cathétérique, qu'on emploie dilué dans l'eau en gargarisme,
dans les angines ulcéreuses et de mauvaise nature, ou
qu'on applique à l'aide d'un pinceau sur les ulcères sy-
philitiques, scorbutiques, scarlatineux, les lupus de la
bouche et du gosier, ainsi que sur les solutions de con-
tinuité qu'il s'agit d'activer. On peut en faire également
usage contre les dartres parasitaires et contre certaines
blépharites, etc.

## SULFATE DE CUIVRE.

Couperose bleue. Vitriol bleu.

F. éq. $So^3$, CuO, 5aq. $= 124,75$.    F. atom. $So^4$, Cu $+ 5H^2O = 249,5$.

Caractères. — Gros prismes du système triclinoédrique, transparents, d'un bleu foncé, transparents, de saveur très styptique, légèrement efflorescents, solubles dans 4 parties d'eau froide, dans 2 parties d'eau bouillante, dans $3^p,5$ de glycérine; solubles dans l'alcool.

Chauffé à 100 degrés, le sulfate perd 4 équivalents d'eau de cristallisation; il devient anhydre vers 245 degrés et se transforme en une poudre blanche qui redevient bleue au contact de l'eau. Une température plus élevée le décompose et le change en oxyde noir de cuivre. Sa solution aqueuse rougit le tournesol et dépose du cuivre métallique rouge sur une lame de fer décapée.

Essai. — Le sulfate de cuivre ne doit contenir ni sulfate de fer ni sulfate de zinc.

#### MODE D'ADMINISTRATION ET DOSES.

Usage interne : dose de 5 milligrammes à 2 centigrammes comme antispasmodique et fébrifuge; 10 à 30 centigrammes comme vomitif; en **lavements,** dans la diarrhée chronique, à la dose de 50 centigrammes à 1 gramme.

Usage externe : astringent et caustique; en **pommade,** 5 à 25 centigrammes pour 2 grammes; en **collyre,** 10 à 20 centigrammes pour 30 grammes d'eau; en **injections** vaginales, dans la leucorrhée, 2 grammes par jour dans 500 grammes d'eau. Employé en **crayons,** comme le nitrate d'argent.

**Incompatibles :** sulfures, sels de plomb, décoctés astringents, borax, alcalis et leurs carbonates.

**Contrepoisons :** vomitifs, eau albumineuse, fer réduit, sucre en grande quantité.

## PIERRE DIVINE.

Mélange de sulfate de cuivre, d'alun, de nitrate de potasse et de camphre

Employée comme astringent et cathétérique, à l'état solide ou en dissolution pour collyre.

## SULFATE DE CUIVRE AMMONIACAL.

$$F. \text{ éq. } SO^3, CuO, 2AzH^3 ; aq. = 122,75.$$
$$F. \text{ atom. } SO^4Cu (AzH^3)^4 + H^2O = 245,5.$$

CARACTÈRES. — Sel d'une magnifique couleur bleu foncé ; soluble dans $1^p,5$ d'eau ; il s'altère à l'air en s'effleurissant.

### MODE D'ADMINISTRATION ET DOSES.

A l'intérieur, diurétique. Dose : 5 à 20 centigrammes.

A l'extérieur, la **solution** de sulfate de cuivre ammoniacal ou **eau céleste** (eau distillée, 30 grammes ; sulfate de cuivre, 5 centigrammes, avec quelques gouttes d'ammoniaque) sert à lotionner les ulcères indolents ; en **collyre** et en **injections.**

**Incompatibles** et **contrepoisons :** comme pour le sulfate de cuivre.

## CYANURE DE POTASSIUM.

$$F. \text{ éq. } KCy = 65,1. \qquad F. \text{ atom. } CAzK = 65,1.$$

CARACTÈRES. — Masse blanche à structure cristalline, d'une odeur particulière, d'une saveur caustique ; très soluble dans l'eau, soluble dans l'alcool.

ESSAI. — Quand ce sel est préparé depuis longtemps,

il renferme du carbonate et du prussiate de potasse. Il ne doit pas faire effervescence au contact des acides.

OBSERVATION. — Infidèle et dangereux.

### MODE D'ADMINISTRATION ET DOSES.

A l'intérieur, en **pilules, sirop, potions,** à la dose de 1 à 5 centigrammes. On peut arriver progressivement jusqu'à 20 centigrammes.

A l'extérieur, en **solution** dans l'eau ou avec un mélange à parties égales d'eau, d'alcool et d'éther, à raison de 0,50 pour 100 de véhicule, pour imprégner des compresses.

**Incompatibles :** acides, iodures, sels de fer et de mercure.

## CYANURE DE ZINC.

F. éq. ZnCy = 58,5.      F. atom. $CAz^2Zn$ = 117.

CARACTÈRES. — Blanc, insipide, insoluble dans l'eau, soluble dans l'ammoniaque. Laisse dégager de l'acide cyanhydrique au contact des acides.

OBSERVATION. — Toxique.

### MODE D'ADMINISTRATION ET DOSES.

A l'intérieur, en **pilules,** 1 à 5 centigrammes, ou en **potion,** 1 à 5 centigrammes avec eau de laurier-cerise, 25 grammes.

**Incompatibles :** acides, iodures, sels acides.

## DEXTRINE.

$C^{12}H^{10}O^{10}$ = 162.

CARACTÈRES. — Substance pulvérulente, légèrement

jaunâtre, d'une saveur fade, complètement soluble dans l'eau et l'alcool faible; insoluble dans l'alcool fort et l'éther. La solution aqueuse se colore en rouge violacé au contact de l'eau iodée, et non en bleu. La dextrine est fortement dextrogyre. Elle ne doit pas crépiter sous les doigts et elle ne doit laisser qu'un résidu très faible par l'incinération. Elle ne réduit pas la liqueur cuprosodique.

MODE D'ADMINISTRATION ET DOSES.

A l'extérieur, s'emploie pour le pansement des fractures. On prend :

| | |
|---|---|
| Dextrine............ ............. | 100 gr. |
| Alcool ou eau-de-vie. .............. | 60 |
| Eau.. .......................... | 40 à 50 |

de manière à obtenir une masse collante de consistance de miel mou, puis on étend cette composition sur les bandes des appareils.

La dose ordinaire pour une fracture

| | |
|---|---|
| De clavicule est : dextrine.............. | 400 gr. |
| De cuisse est : dextrine................ | 300 |
| De jambe est : dextrine.............. | 200 |
| D'avant-bras est : dextrine............. | 150 |

# EAU GAZEUSE SIMPLE.

Eau de Seltz artificielle.

CARACTÈRES. — Eau renfermant de l'acide carbonique chargée à une pression de 7 atmosphères.

## EAU ACIDULE BICARBONATÉE

*Soda-water,*

| | |
|---|---|
| Bicarbonate de soude................. | 1 gr. |
| Eau gazeuse simple................... | 650 |

## EAU ACIDULE SALINE.

Chlorure de calcium..................... $0^g,33$
Chlorure de magnésium................. 0 ,27
Chlorure de sodium.................... 1 ,10
Carbonate de soude cristallisé........... 0 ,90
Sulfate de soude...................... 0 ,10
Eau gazeuse simple............ ....... 650 ,00

## EAU ALCALINE GAZEUSE.

Bicarbonate de soude.................. $3^g,12$
Bicarbonate de potasse................. 0 ,23
Sulfate de magnésie................... 0 ,35
Chlorure de sodium ................... 0 ,08
Eau gazeuse simple... ............... 650 ,00

## EAU FERRÉE GAZEUSE.

Bitartrate de potasse.................. $0^g,56$
Carbonate de soude cristallisé........... 0 ,56
Chlorure de sodium pur............... 0 ,16
Sulfate ferreux pur. .................. 0 ,18
Eau gazeuse simple............ . ...... 650 ,00

## EAU MAGNÉSIENNE GAZEUSE.

Sulfate de magnésie................... 53 gr.
Carbonate de soude cristallisé........... 70
Eau gazeuse simple................... 650

Cette préparation renferme 20 grammes d'hydro-carbonate de magnésie.

## EAU SALINE PURGATIVE.

Sulfate de magnésie ................... 30 gr.
Eau gazeuse simple............... ...... 650

*Autre formule.*

Sulfate de magnésie ................... 30 gr.
Bicarbonate de soude.................. 4
Acide tartrique en cristaux ............. 4
Eau distillée........................ 650

# ÉMÉTIQUE.

(Voyez *Tartrate d'antimoine et de potasse.*)

## EMPLATRES.

Les emplâtres sont des médicaments destinés à l'usage externe, qui ont pour base tantôt un mélange de corps gras et de résines, tantôt un savon d'oxyde de plomb.

Les emplâtres dits *résineux* ne diffèrent des onguents que par une proportion plus considérable de matières solides qui leur donne la consistance dite *emplastique*, nécessaire à leur usage spécial.

Les emplâtres à base de savon d'oxyde de plomb sont préparés par l'intermède de l'eau ou sans cet intermède et, dans certains cas, à une température qui dépasse 100 degrés. Ces derniers acquièrent une couleur brune, par suite de l'altération d'une partie des corps gras; on les nomme emplâtres brûlés.

### EMPLATRE BRUN.

*Onguent de la mère Thècle.*

Huile d'olive............. ........... 1000 gr.
Axonge. ........................... 500
Beurre............................ 500
Cire jaune........................ ... 500

```
Litharge en poudre fine................    500 gr.
Suif de mouton........................    500
Poix noire purifiée...................    100
```

Cet emplâtre est dans la classe des emplâtres brûlés.
Peu de temps après sa préparation, il se recouvre d'une
couche blanchâtre due à de l'acétate de plomb qui s'est
formé par suite de la combinaison de l'acide acétique avec
la litharge.

## EMPLATRES RÉSINEUX OU ONGUENTS EMPLATRES.

*Emplâtre de poix de Bourgogne.*

```
Cire jaune.........................    1000 gr.
Poix de Bourgogne..................    3000
```

S'étend sur de la toile ou de la peau blanche, en écusson de
diamètre varié.

*Emplâtre de ciguë.*

```
Galipot............................     940 gr.
Poix blanche.......................     440
Cire jaune.........................     640
Huile de ciguë.....................     130
Ciguë fraîche......................    2000
Gomme ammoniaque purifiée..........     500
```

Etendu sur de la toile, constitue le sparadrap de ciguë; s'é-
tend aussi sur de la peau blanche, en écusson de diamètre
varié.

*Emplâtre de ciguë avec l'extrait.*

```
Elémi..............................     20 gr.
Cire blanche.......................     10
Extrait alcoolique de ciguë........     90
```

Cette formule est préférable à la précédente; il contient les trois quarts de son poids d'extrait.

Mêmes formes et usages que le précédent.

On prépare de même les emplâtres avec les extraits de :
**Belladone** (racine), **opium, digitale** (alcoolique), **stramoine** (semences).

*Emplâtre vésicatoire.*

| | |
|---|---|
| Résine élémi............................ | 100 gr. |
| Huile d'olive............................ | 40 |
| Onguent basilicum...................... | 300 |
| Cire jaune............................. | 400 |
| Cantharides en poudre fine.............. | 420 |

Au moment du besoin, on étend une couche mince et uniforme de cet emplâtre sur du sparadrap-diachylon, en se conformant aux diamètres indiqués.

Le vésicatoire camphré se prépare en couvrant la surface du vésicatoire d'une couche mince de camphre pulvérisé ou dissous dans l'éther.

## EMPLATRES A BASE D'OXYDE DE PLOMB.

*Emplâtre simple.*

| | |
|---|---|
| Litharge............................ | 2000 gr. |
| Axonge............................. | 200 |
| Huile d'olive........................ | 2000 |
| Eau............................. | 4000 |

Désigné aussi sous le nom de savon de plomb stéaraté simple. Est la base de beaucoup d'emplâtres.

*Emplâtre diachylon gommé.*

| | |
|---|---|
| Emplâtre simple...................... | 1500 gr. |
| Cire jaune.......................... | 250 |
| Huile d'olive........................ | 50 |
| Poix blanche........................ | 100 |

| | |
|---|---|
| Térébenthine | 150 gr. |
| Gomme ammoniaque | 30 |
| Elémi | 100 |
| Galbanum | 30 |
| Sagapenum | 30 |

Etendu sur de longues bandes de toile, il constitue le sparadrap officinal gommé.

*Emplâtre de céruse ou de carbonate de plomb.*

| | |
|---|---|
| Céruse | 500 gr. |
| Huile d'olive | 1000 |
| Eau | 1000 |
| Cire blanche | 20 |

*Emplâtre de savon.*

| | |
|---|---|
| Emplâtre simple | 2000 gr. |
| Cire blanche | 100 |
| Savon blanc médicinal râpé | 125 |

# ÉTHER ACÉTIQUE.

Acétate d'éthyle.

F. éq. $C^4H^5O, C^4H^3O^3 = 88.$      F. atom. $C^2H^3O^2, C^2H^5 = 88.$

CARACTÈRES.—Liquide, incolore, d'une odeur agréable de pomme de reinette, neutre aux papiers réactifs. Sa densité est de 0,915; il bout à 72°,8. Il est soluble dans 12 parties d'eau, et miscible à l'alcool et à l'éther en toutes proportions. Il est inflammable et brûle avec une flamme d'un blanc jaunâtre.

MODE D'ADMINISTRATION ET DOSES.

Il est employé à l'extérieur en **olfaction** et en **frictions.**

# ÉTHER AMYL-NITREUX.

Azotite d'amyle, nitrite d'amyle.

F. éq. $C^{10}H^{11}O, AzO^3 = 117.$        F. atom. $AzO^2, C^5H^{11} = 117.$

CARACTÈRES. — L'éther amyl-nitreux est un liquide légèrement coloré en jaune, d'une odeur suave, pénétrante et caractéristique. Sa densité est de 0,877; il bout à 95 degrés. Le chlore lui communique une coloration rouge qui passe au vert. Insoluble dans l'eau. Soluble dans l'alcool en toutes proportions. La lessive de soude le dédouble en azotite alcalin et en alcool amylique.

A conserver dans des flacons bien bouchés et à l'abri de la lumière.

#### MODE D'ADMINISTRATION ET DOSES.

S'emploie à l'extérieur en **inhalations** prudentes (II à XV gouttes versées sur un mouchoir ou dans le creux de la main).

# ÉTHER SULFURIQUE OFFICINAL.

Oxyde d'éthyle, éther pur.

F. éq. $C^8H^{10}O^2 = 74.$        F. atom. $(C^2H^5)^2, O = 74.$

CARACTÈRES. — L'éther officinal, bien rectifié et purifié, a une odeur suave, très pénétrante, une saveur brûlante et fraîche. Sa densité est de 0,736 à 0 degré et de 0,720 à + 15 degrés. Il bout à 34°,5. La densité de sa vapeur est très forte (2,565).

Il est très volatil, éminemment inflammable; il produit en s'évaporant un froid considérable.

Il est soluble dans 9 parties d'eau, et peut dissoudre lui-même 1,36 de son poids de ce liquide; il se dissout en toutes proportions dans l'alcool, les huiles fixes et volatiles. Lorsqu'il est complètement débarrassé d'alcool et d'eau, il reste absolument incolore au contact d'un cristal de fuchsine.

Versé sur la main, l'éther pur doit s'évaporer entièrement et promptement sans laisser de résidu odorant; versé sur une feuille de papier, il ne doit pas laisser de tache transparente; il ne doit pas être acide et, en ce cas, l'eau agitée avec l'éther ne doit pas précipiter par un sel de baryte. S'il renferme de l'eau et de l'alcool, le sulfate de cuivre desséché restera blanc dans l'éther anhydre et deviendra bleu, s'il ne l'est pas.

Il doit être conservé dans des flacons bien bouchés.

### MODE D'ADMINISTRATION ET DOSES.

A l'extérieur, l'éther est employé comme **topique** et aussi en **inhalations** comme **antispasmodique** et **anesthésique,** à la dose de 20 à 25 grammes.

A l'intérieur, en **gouttes** sur du sucre, en **potion, sirop,** à la dose de x à xl gouttes; en **capsules** ou **perles** de gélatine renfermant ii gouttes d'éther.

## ÉTHER SULFURIQUE ALCOOLISÉ.

Ether sulfurique rectifié à 0,720............  1000 gr.

Alcool à 90 degrés. { Alcool à 95 degrés.....  927
                    { Eau distillée. .........   73

Mêlez.

Dose : 1 à 4 grammes en **potion.**

*Sirop d'éther.*

Sirop de sucre préparé à froid.............. 700 gr.
Alcool à 90 degrés..................... 50
Eau distillée..................... 230
Ether pur officinal..................... 20

Mélangez exactement.
Dose : 20 à 40 grammes par jour.

# FER.

F. éq. Fe $= 28$.      F. atom. Fe $= 56$.

CARACTÈRES. — Métal d'un blanc grisâtre, à texture fibreuse, très tenace, malléable, très ductile, magnétique, d'une densité de 7,79, fusible vers 1500 degrés environ, oxydable à chaud, et à froid dans l'air humide; très soluble dans les acides étendus.

Pour l'usage médical, le fer doit être pur.

### MODE D'ADMINISTRATION ET DOSES.

Le fer est employé sous forme de **limaille de fer,** de **limaille de fer porphyrisée,** de **fer réduit** par l'hydrogène.

**Altérations :** arsenic, phosphore, soufre, carbone, silicium, manganèse.

Doit être conservé à l'abri de l'humidité.

## LIMAILLE DE FER.

CARACTÈRES. — Est obtenue par la division du fer au moyen d'une lime.

Elle doit être brillante, entièrement attirable à l'aimant, entièrement soluble dans l'acide chlorhydrique, sans colorer fortement la dissolution.

## LIMAILLE DE FER PORPHYRISÉE.

CARACTÈRES. — S'obtient par la porphyrisation de la limaille de fer; se présente en poudre fine avec une couleur grisâtre terne, susceptible de recouvrer l'éclat métallique par le frottement avec pression.

Même contrôle que la limaille de fer simple.

#### MODE D'ADMINISTRATION ET DOSES.

De 10 centigrammes à 1 gramme en **cachets, prises** ou **pilules.**

## FER RÉDUIT PAR L'HYDROGÈNE.

### Fer réduit.

CARACTÈRES. — Poudre grise, impalpable, légère, fortement attirable à l'aimant, prenant l'éclat métallique par le frottement avec un corps dur et poli, complètement soluble dans l'acide chlorhydrique pur étendu, en dégageant de l'hydrogène, qui doit être inodore.

#### MODE D'ADMINISTRATION ET DOSES.

De 5 à 30 centigrammes, en **cachets, prises** ou **pilules.**

## SOUS-CARBONATE DE FER.

### Safran de Mars apéritif.

CARACTÈRES. — Le safran de Mars apéritif est d'un

jaune rougeâtre, sans odeur, d'une saveur légèrement styptique. Entièrement soluble dans les acides avec une légère effervescence; ne doit pas précipiter par le chlorure de baryum. Il est à tort dénommé sous-carbonate de fer, car il est presque entièrement formé d'hydrate de peroxyde de fer. Préparation très infidèle.

### MODE D'ADMINISTRATION ET DOSES.

A l'intérieur, de 50 centigrammes à 2 grammes, en **cachets, prises, pilules.**

## PROTO-CARBONATE DE FER.

Carbonate ferreux, carbonate de protoxyde de fer.

F. éq. FeO, CO².

CARACTÈRES. — C'est un sel blanc, terne, inodore, assez soluble dans l'eau, à la faveur d'un excès d'acide carbonique. A l'état humide, il absorbe avec énergie l'oxygène de l'air, et il se transforme bientôt en hydrate de peroxyde.

Le proto-carbonate de fer se trouve dans un grand nombre d'eaux minérales naturelles; parmi celles qui ne sont pas gazeuses, on remarque : La Bauche, Aumale, Forges (Seine-Inférieure), Châteaugontier, Provins, Cambo, Martigne-Briant, Bonne-Fontaine (Moselle), Dinan (Côtes-du-Nord), en France.

Dans les eaux gazeuses ferrugineuses, on compte dans l'ordre de la plus grande richesse en carbonate de fer celles d'Orezza (Corse), de Cayla, Montbrison, Spa, Casméjouls, Schwalbach, Neyrac, Griesbach, Andabre, Pyrmont, Vic-sur-Cère, Oriol-Sylvanès. On peut y joindre les sources sulfatées ferreuses ou ferriques d'Auteuil, Passy, Celles, Cransac, la Dominique et Saint-Louis de Vals, et aussi celle d'Hammam-Meskoutine (Algérie). Une petite proportion d'arsenic accompagne généralement le fer, qui se trouve parfois aussi associé au manganèse, comme à Luxeuil et à Bussang.

MODE D'ADMINISTRATION ET DOSES.

En raison de son instabilité, le proto-carbonate de fer doit être préparé extemporanément; on l'administre sous forme de **pilules.**

### PILULES DE CARBONATE FERREUX.

Selon la formule de Vallet.

Sulfate ferreux pur et cristallisé............  100 gr  
Carbonate de soude pur et cristallisé.......  100  
Miel blanc.....................................  30  
Sucre de lait..................................  50  
Sucre blanc....................................  Q. S.

Faites dissoudre séparément et à chaud le sulfate de fer et le carbonate de soude dans q. s. d'eau distillée bouillie renfermant un vingtième de son poids de sucre.

Réunissez les deux liquides, agitez, laissez reposer. Décantez le liquide surnageant, remplacez-le par de l'eau bouillie et sucrée. Continuez le lavage jusqu'à ce que le liquide ne renferme plus de sulfate de soude. Décantez une dernière fois. Jetez le sel ferreux sur une toile serrée et imprégnée de sirop de sucre. Exprimez graduellement et fortement, puis mettez le produit dans une capsule avec le miel; ajoutez le sucre de lait et concentrez promptement au bain-marie en consistance d'extrait; on prend 3 parties du composé ainsi obtenu et 1 partie de poudre de réglisse. On mélange et on divise en pilules, qui renferment chacune 10 centigrammes de sel ferreux. Argentez les pilules et conservez en flacons bien bouchés.

Dose : 2 à 10 pilules par jour.

### PILULES FERRUGINEUSES DE BLAUD.

Sulfate ferreux pur desséché, pulvérisé...... 30 gr.

Carbonate de potasse pur desséché.......... 30

Gomme arabique en poudre............... 5

Eau distillée............................ 30

Sirop simple........................... 15

Faites dissoudre dans une capsule en porcelaine, au bain-marie, la gomme dans l'eau distillée prescrite; ajoutez le sirop et le sulfate de fer. Agitez quelques instants; ajoutez le carbonate de potasse pulvérisé, en remuant toujours avec une spatule en fer. Chauffez jusqu'à ce que la masse soit en consistance pilulaire, plutôt dure que molle. Divisez alors cette masse en deux cents pilules à sécher à l'étuve; argentez-les et conservez en flacons bien bouchés.

Chaque pilule de 40 centigrammes renferme 20 centigrammes de carbonate ferreux.

Dose : 1 à 5 par jour.

### PROTOCHLORURE DE FER.

Chlorure ferreux cristallisé.

F. éq. FeCl; 4aq. $= 99,5$.     F. atom. $FeCl^2 + 4H^2O = 199$.

CARACTÈRES. — En cristaux solubles dans l'eau et l'alcool, ne doivent pas produire le bleu de Prusse avec le cyanure jaune de potassium.

#### MODE D'ADMINISTRATION ET DOSES.

A l'intérieur, en **pilules** contenant chacune 10 centigrammes de protochlorure ; 1 à 4 par jour en **sirop.**

**Incompatibles :** alcalis, carbonates alcalins.

*Sirop de protochlorure de fer.*

| | |
|---|---|
| Protochlorure de fer...................... | 5 gr. |
| Sirop de gomme...................... | 800 |
| Sirop de fleur d'oranger............... | 175 |

20 grammes ou une cuillerée à soupe renferment 10 centi-grammes de sels ferreux. 2 à 4 cuillerées par jour.


## CHLORURE FERRIQUE.

Sesqui-chlorure de fer, perchlorure de fer.

F. éq. $Fe^2Cl^9 = 162,5.$     F. atom. $Fe^3Cl^6 = 325.$

CARACTÈRES. — Se présente en plaques jaunes brunâ-tres, déliquescentes; solubles dans l'eau, l'alcool, l'éther. Pour l'usage, on emploie le


## CHLORURE FERRIQUE DISSOUS.

Perchlorure de fer liquide, solution officinale de perchlorure de fer.

CARACTÈRES. — La solution officinale de perchlorure de fer ne doit pas dégager d'hydrogène au contact de la limaille de fer, ni décomposer le bromure de potassium, ni donner de précipité bleu au contact du ferri-cyanure de potassium. Cette solution est de couleur rougeâtre safranée. Elle doit marquer 1,26 au densimètre ou 30 degrés Baumé. Sa composition est alors représentée en centièmes par :

| | |
|---|---|
| Chlorure ferrique anhydre.............. | 26 gr. |
| Eau.......................... | 71 |

On obtient extemporanément des solutions à des degrés de concentration inférieurs au moyen des mélanges suivants :

| Solution officinale à 1,26. | Eau distillée. | Densité des mélanges. |
|---|---|---|
| 20 gr. | 5 gr. | 1,21 |
| 20 | 10 | 1,16 |
| 20 | 20 | 1,11 |
| 20 | 40 | 1,07 |

### MODE D'ADMINISTRATION ET DOSES.

S'emploie à l'intérieur en **sirop** de perchlorure de fer.

A l'extérieur, en **solutions, lotions, pommade, glycéré, injections,** soit pur, soit étendu.

*Sirop de perchlorure de fer.*

| | |
|---|---|
| Perchlorure liquide...................... | 15 gr. |
| Sirop de sucre........................... | 985 |

Mélangez exactement la solution avec le sirop. 20 grammes de ce sirop contiennent environ 10 centigrammes de perchlorure de fer. 2 à 4 cuillerées par jour. Ce sirop ne doit être préparé qu'au moment du besoin.

**Incompatibles :** alcalis et leurs carbonates, infusés astringents, tannin, gomme, mucilages, albumine, sels de mercure et d'argent, arséniates, arsénites, kermès, émétique.

*Solution officinale de perchlorure de fer pour inhalations.*

| | |
|---|---|
| Perchlorure de fer à 1,26 — 30°B. 1 décigramme à.. | 2 gr. |
| Eau distillée................................ | 100 |

*Solution hémostatique de perchlorure de fer.*

| | |
|---|---|
| Solution officinale de perchlorure de fer à 1,26.. | 10 gr. |
| Eau distillée................................ | 100 |

*Gargarisme au perchlorure de fer.*

| | |
|---|---|
| Solution officinale de perchlorure de fer....... | 5 gr. |
| Eau distillée................................ | 250 |
| Sirop de miel............................... | 50 |

*Potion de perchlorure de fer.*

Solution officinale de perchlorure de fer à 1,26 — 30°B. de 1 à    2 gr.
Sirop simple. . . . . . . . . . . . . . . . . . . . . . . . . . . . . . . . . . . . . . .   30
Eau distillée. . . . . . . . . . . . . . . . . . . . . . . . . . . . . . . . . . . . . 100

*Lavement de perchlorure de fer.*

Solution officinale de perchlorure de fer. . . . . . .   2 gr.
Eau distillée. . . . . . . . . . . . . . . .  . . . . . . . . . . . .  500

*Teinture de perchlorure de fer.*

Solution officinale de perchlorure de fer. . . . . . .  20 gr.
Eau-de-vie de Cognac. . . . . . . . . . . . . . . . . . . . .  180

Une cuillerée à café par jour, en deux fois.

*Teinture alcoolico-éthérée de perchlorure de fer.*

### Liqueur de Bestucheff.

Perchlorure de fer anhydre. . . . . . . . . . . . . . . . . . . .  1 gr.
Ether sulfurique alcoolisé. . . . . . . . . . . . . . . . . . . .  7

A conserver en flacons à l'émeri, bien bouchés, à l'abri de la lumière.

*Pommade au perchlorure de fer.*

Axonge. . . . . . . . . . .  . . . . . . . . . . . . . . . . . . . . . . . . .  30 gr.
Solution officinale de perchlorure de fer à 30°. . . .  2

## CITRATE DE FER AMMONIACAL.

### Citrate de fer citro-ammoniacal.

F. éq. $Fe^2O^3$, $C^{12}H^5O^{11}Ho + AzH^3$.

CARACTÈRES. — Se présente sous la forme d'écailles de couleur grenat, transparentes, très déliquescentes, très solubles dans l'eau, insolubles dans l'alcool fort; sans odeur; de tous les sels de fer, c'est celui qui a le moins de saveur. Il ne doit pas laisser de résidu insoluble dans l'eau.

MODE D'ADMINISTRATION ET DOSES.

S'emploie à l'intérieur, à la dose de 10 centigrammes à 4 grammes, en **pilules** et en **sirop**.

*Sirop de citrate de fer ammoniacal.*

| | |
|---|---:|
| Citrate de fer ammoniacal en paillettes ........ | 25 gr. |
| Eau distillée............................. ... | 25 |
| Sirop de sucre préparé à froid............... | 950 |

20 grammes de ce sirop contiennent 50 centigrammes de citrate de fer ammoniacal ou 6 centigrammes de fer. 1 à 3 cuillerées à soupe par jour.

## CYANURE DE FER ET DE QUININE.

Ferrocyanhydrate de quinine.

F. éq. $C^{40}H^{24}Az^{2}O^{42}$ ($H^{2}CyFe$) 4aq. == 576.

F. atom. $C^{20}H^{24}Az^{2}O^{2}$ ($CAz$) $^{6}FeH^{4}$ + $2H^{2}O$ = 576.

CARACTÈRES. — Sel jaune se déposant, par l'évaporation spontanée de sa solution alcoolique, en petits cristaux aiguillés et agglomérés.

Le ferrocyanhydrate de quinine est à peine soluble dans l'eau et très soluble dans l'alcool, surtout à chaud. Il s'effleurit à l'air; sa saveur est amère. Les solutions ne doivent pas précipiter par le chlorure de baryum. Incinéré, il laisse un résidu d'oxyde de fer dépourvu de sels solubles dans l'eau. 100 parties de ce sel cristallisé renferment 56,25 de quinine et 6,25 d'eau.

MODE D'ADMINISTRATION ET DOSES.

S'emploie aux mêmes doses que le sulfate.

## CYANURE FERROSO-FERRIQUE.

Ferrocyanure ferrique, bleu de Prusse.

F. éq. $2Fe^2$, $3 (Cy^3Fe) = 430$.     F. atom. $[(CAz)^6 Fe^3] Fe^4 = 860$.

CARACTÈRES. — Poudre ou pains d'un bleu foncé, à cassure cuivreuse, insipide, inodore, insoluble dans l'eau et l'alcool, soluble dans l'acide oxalique et le tartrate d'ammoniaque.

MODE D'ADMINISTRATION ET DOSES.

S'emploie à l'intérieur, à la dose de 10 centigrammes à 2 grammes par jour, en **pilules.**

**Incompatibles :** acides, iodures, sels de mercure.

## BROMURE DE FER.

Bromure ferreux.

F. éq. $FeBr = 108$.     F. atom. $FeBr^2 = 216$.

*Solution officinale de bromure de fer.*

Limaille de fer........................ 20 gr.
Eau distillée......................... 100
Brome........................ ............... 40

Introduisez l'eau, puis le brome dans un matras et ajoutez peu à peu la limaille de fer. Chauffez seulement vers la fin, et très légèrement, pour compléter la réaction, jusqu'à ce que le liquide soit d'une belle couleur verte.

La combinaison terminée, versez le tout, y compris l'excès

de fer, dans un flacon à l'émeri. La solution renferme le tiers de son poids de bromure ferreux.

Ce soluté, de conservation difficile, doit être préparé au moment du besoin.

MODE D'ADMINISTRATION ET DOSES.

S'emploie à l'intérieur, à la dose de 50 centigrammes à 1 gramme, en **pilules.**

**Incompatibles :** alcalis et leurs carbonates, sels de mercure, d'argent, arsénites et arséniates ; infusés astringents.

*Pilules de bromure de fer.*

Solution officinale de bromure ferreux........ 15 gr.
Limaille de fer porphyrisée.................. 0$^g$,10
Gomme arabique pulvérisée................. Q. S.
Réglisse pulvérisée.......... ............. Q. S.

F. s. a. et divisez en 100 pilules, roulez-les dans la limaille de fer porphyrisée et enrobez-les avec éthérolé de Tolu. Après dessiccation, enfermez dans des flacons bien bouchés.

Chaque pilule contient 5 centigrammes de bromure ferreux.

Dose : 1 à 6 par jour.

## IODURE DE FER (PROTO-).

Iodure ferreux.

F. éq. FeI = 155.

CARACTÈRES. — Le protoiodure de fer se présente en plaques verdâtres à cassures cristallines ; sa saveur est atramentaire, sa dissolution aqueuse verdâtre. Soluble dans l'eau et l'alcool. Il doit donner les réactions des iodures et celles des protosels de fer. Les carbonates alcalins y déterminent un précipité blanc verdâtre. Il doit être préparé récemment.

MODE D'ADMINISTRATION ET DOSES.

Il s'emploie à l'intérieur, à la dose de 10 centigrammes à 1 gramme, en **pilules** et en **sirop.**

**Incompatibles :** les acides, les alcalis, sulfates, tannins et substances qui en contiennent; l'iodure de potassium alcalin.

## PILULES D'IODURE DE FER.

### Pilules d'iodure ferreux.

On prépare des pilules renfermant chacune 5 centigrammes d'iodure ferreux; on les administre à la dose de 4 à 6 par jour.

*Sirop d'iodure de fer.*

| | |
|---|---|
| Iode sublimé......................... | $4^g,10$ |
| Limaille de fer....................... | 2 ,00 |
| Eau distillée......................... | 10 ,00 |

Mettez la limaille de fer dans un petit ballon en verre avec l'eau distillée; ajoutez l'iode par petites fractions, en agitant jusqu'à ce que la solution soit verte. Filtrez; ajoutez :

| | |
|---|---|
| Sirop de gomme...................... | 785 gr. |
| Sirop de fleur d'oranger.............. | 200 |

20 grammes de ce sirop renferment 10 centigrammes d'iodure de fer.

Dose : 2 à 4 cuillerées par jour.

Doit être conservé à l'abri de la lumière et préparé récemment.

## LACTATE DE FER.

### Lactate ferreux, lactate de protoxyde de fer.

F. éq. $C^6H^5O^5$, CaO ; 5aq. $= 154$.   F. atom. $(C^3H^5O^3)^2$, Ca $+ 5H^2O = 308$.

CARACTÈRES. — Le lactate de fer se présente sous

forme de plaques d'un blanc verdâtre, de saveur d'encre prononcée, solubles dans l'eau, insolubles dans l'alcool fort.

Le lactate de fer ne doit pas contenir de peroxyde, et il ne doit pas donner de bleu de Prusse avec le cyanure jaune de potassium; il doit être exempt de lactate de chaux et de sulfate ferreux, et ne doit pas précipiter par l'oxalate d'ammoniaque et le chlorure de baryum. Il doit être conservé à l'abri de la lumière.

### MODE D'ADMINISTRATION ET DOSES.

S'emploie à l'intérieur, à la dose de 10 centigrammes à 1 gramme, en **dragées, pastilles, pilules.**

**Incompatibles :** alcalis, carbonates alcalins, sulfures solubles, tannins et décoctés astringents.

### OXYDE (SESQUI-) DE FER ANHYDRE.

Oxyde rouge de fer, colcothar.

F. éq. $Fe^2O^3 = 80.$        F. atom. $Fe^2O^5 = 160.$

CARACTÈRES. — Poudre d'un rouge foncé, inodore, insipide, complètement insoluble dans l'eau, soluble dans l'acide chlorhydrique.

### MODE D'ADMINISTRATION ET DOSES.

En **paquets, pilules,** à la dose de 10 centigrammes à 1 gramme. Peu usité. Fait la base de l'onguent Canet.

# PEROXYDE DE FER HYDRATÉ.

### Sesquioxyde de fer bihydraté.

*Bihydrate de sesqui-oxyde de fer gélatineux.*

Perchlorure de fer officinal............  1000 gr.
Ammoniaque liquide officinale........   400

Etendez la solution de perchlorure de fer de 50 grammes
d'eau, versez-y peu à peu l'ammoniaque, de façon à précipiter
le fer. Lavez après décantation le précipité rouge brun gélatineux formé ; conservez-le sous l'eau distillée, et à la cave, à
une température inférieure à + 12 degrés.

#### MODE D'ADMINISTRATION ET DOSES.

S'emploie comme **contrepoison** de l'acide arsénieux. L'effet
de l'hydrate de peroxyde de fer gélatineux, comme contrepoison de l'arsenic, est d'autant plus assuré, que cet hydrate
est plus récemment préparé. Il s'administre dans ce cas à
hautes doses, de 30 à 100 grammes.

# OXYDE DE FER NOIR.

### Oxyde ferroso-ferrique, éthiops martial.

F. éq. $FeO, Fe^2O^3$.

CARACTÈRES. — Poudre d'une couleur noire foncée,
veloutée, sans mélange de rouge. Insoluble dans l'eau et
l'alcool, attirable à l'aimant, entièrement soluble dans
les acides et sans effervescence.

#### MODE D'ADMINISTRATION ET DOSES.

S'emploie à l'intérieur, en **prises, cachets, pilules,** à la dose
de 50 centigrammes à 2 grammes.

## OXYDE DE FER DIALYSÉ.

Solution de perchlorure de fer à 30°..... 100 gr.
Ammoniaque à 22°.................... 35

Ajoutez peu à peu l'ammoniaque au sel de fer. Le précipité, d'abord foncé, doit se dissoudre entièrement. On introduit ensuite la solution dans le dialyseur, en ayant soin de renouveler souvent l'eau distillée dans laquelle il plonge. L'opération est terminée lorsque la solution de fer ne précipite plus par l'azotate d'argent et n'a plus de réaction acide.

On évapore 10 centimètres cubes de cette solution, et le poids de l'oxyde de fer trouvé fait connaître la quantité d'eau que l'on doit ajouter pour obtenir une solution au centième.

CARACTÈRES. — C'est un liquide brun rougeâtre, opaque, en couche épaisse, inodore et presque dépourvu de la saveur astringente des préparations ferrugineuses. Evaporé à l'air, il laisse un résidu brun rougeâtre, insoluble dans l'eau froide ou chaude, mais soluble par une évaporation ménagée dans le vide. Il se mêle parfaitement à l'eau distillée; mais il est précipité par l'eau calcaire. L'alcool ne le précipite pas; il est soluble dans un mélange d'alcool et d'éther, mais insoluble dans l'éther seul.

MODE D'ADMINISTRATION ET DOSES.

Il ne doit s'administrer que sous forme liquide, par gouttes ou cuillerées à café; 1 à 2 par jour.

**Incompatibles :** les acides, les alcalis, le tannin, les teintures.

## OXALATE DE FER.

### Oxalate ferreux.

F. éq. $C^4Fe^2O^8$.

CARACTÈRES. — Sel en poudre jaune pâle, constitué par des cristaux prismatiques réguliers. Existe à l'état naturel sous le nom de humboldite ou fer oxalaté, $FeO, C^2O^3, HO^1$ 1/2. Soluble dans l'acide chlorhydrique, insoluble dans l'eau ; sa saveur est nulle. La solution chlorhydrique ne doit pas donner de bleu de Prusse avec le cyanure jaune de fer et de potassium. Sa solution dans l'acide acétique doit précipiter par le chlorure de calcium.

#### MODE D'ADMINISTRATION ET DOSES.

S'emploie à l'intérieur, en **prises, cachets, paquets, pilules,** à la dose de 10 à 40 centigrammes.

## PHOSPHATE DE FER.

### Phosphate ferreux.

F. éq. $2FeOPhO^5 + 2aq.$

CARACTÈRES. — Poudre de couleur bleu-ardoise foncé, renfermant le fer à l'état d'oxyde intermédiaire, $Fe^3O^4$. Doit être entièrement soluble dans les acides chlorhydrique et azotique.

#### MODE D'ADMINISTRATION ET DOSES.

S'emploie à l'intérieur, en **paquets, cachets, prises** et **pilules,** à la dose de 25 à 50 centigrammes.

# PYROPHOSPHATE DE FER CITRO-AMMONIACAL.

CARACTÈRES. — Se présente sous forme de paillettes vert-bouteille, presque insipides; solubles dans l'eau; renfermant 18 pour 100 de fer.

### MODE D'ADMINISTRATION ET DOSES.

S'emploie à l'intérieur, en **sirop, pilules,** à la dose de 10 à 30 centigrammes par jour.

*Sirop de pyrophosphate de fer.*

Pyrophosphate de fer citro-ammoniacal en paillettes...  10 gr.
Eau distillée .................................... 20
Sirop de sucre à froid......................... 970

Faites dissoudre le sel dans l'eau distillée, filtrez et mélangez cette solution au sirop de sucre.

20 grammes de ce sirop renferment 20 centigrammes de pyrophosphate.

# PYROPHOSPHATE DE FER ET DE SOUDE.

F. éq. $2(Fe^2O^3)3PhO^5 + 2NaOPhO^5$; 10aq.

CARACTÈRES. — Se présente sous forme de paillettes blanches légèrement teintées de gris.

### MODE D'ADMINISTRATION ET DOSES.

S'emploie à l'intérieur en **solution** renfermant 30 centigrammes de sel représentant 10 centigrammes de fer pour 20 grammes d'eau distillée. 2 à 3 cuillerées par jour.

## SULFATE DE FER OFFICINAL.

Sulfate ferreux, protosulfate de fer.

F. éq. $SO^3FeO$ ; 7aq. $= 139$.      F. atom. $SO^4Fe + 7H^2O = 278$.

CARACTÈRES. — Le sulfate ferreux pur est en cristaux prismatiques d'un vert-émeraude clair, efflorescents, altérables à l'air, d'une saveur astringente, styptique, solubles dans 1ᴾ,8 d'eau froide et dans 0ᴾ,3 d'eau bouillante, insolubles dans l'alcool. Sa solution aqueuse, acidulée par quelques gouttes d'acide chlorhydrique officinal, ne doit pas se troubler par l'acide sulfhydrique.

MODE D'ADMINISTRATION ET DOSES.

Le sulfate ferreux s'emploie à l'intérieur, en **solution** ou en **pilules**, à la dose de 5 à 50 centigrammes.

A l'extérieur, en **injections, lotions, collyres**, à la dose de 5 centigrammes à 2 grammes pour 30, 100 ou 200 grammes d'eau.

**Incompatibles :** tannin et substances qui en contiennent, alcalis et carbonates, savons, sulfures solubles.

## TARTRATE DE FER ET DE POTASSE.

Tartrate ferrico-potassique.

F. éq. $C^8H^4O^{10}$, $Fe^2O^3KO = 259,1$.      F. atom. $C^4H^4O^6$ (FeO)K $= 259,1$.

CARACTÈRES. — Le tartrate de fer et de potasse se présente sous forme d'écailles brillantes, d'un grenat foncé. Sa saveur est légèrement atramentaire. Il est soluble dans l'eau, insoluble dans l'alcool. Il ne doit pas dégager de vapeurs ammoniacales au contact d'une solution de potasse.

## MODE D'ADMINISTRATION ET DOSES.

S'emploie à l'intérieur, à la dose de 50 centigrammes à 4 grammes, en **solutions, prises, cachets, pilules, sirop.**

**Incompatibles :** acides, sulfures, infusés végétaux astringents, eau de chaux.

*Eau ferrée gazeuse au tartrate de fer et de potasse.*

| | |
|---|---|
| Eau gazeuse. | 650$^g$,00 |
| Bitartrate de potasse. | 0 ,56 |
| Carbonate de soude pur cristallisé. | 0 ,16 |
| Chlorure de sodium pur. | 0 ,18 |
| Sulfate ferreux pur. | 0 ,18 |

Faites dissoudre les trois premiers sels dans une petite quantité d'eau distillée tiède ; versez la solution dans une bouteille de 65 centilitres environ ; ajoutez le sulfate ferreux et achevez de remplir avec de l'eau gazeuse simple. Bouchez en assujettissant le bouchon avec de la ficelle, et conservez dans un lieu frais.

Cette eau peut être employée dans les conditions où l'on prescrit les eaux de Spa, Bussang, Saint-Alban, Forges, Orezza.

*Pilules au tartrate de fer et de potasse.*

| | |
|---|---|
| Tartrate de fer et de potasse. | 25 gr. |
| Sirop de gomme. | 5 |

Faites cent pilules ; chaque pilule renfermera 25 centigrammes de tartrate de fer et de potasse et 6 centigrammes environ de fer métallique.

*Sirop de tartrate de fer et de potasse.*

| | |
|---|---|
| Tartrate de fer et de potasse en paillettes. | 25 gr. |
| Eau distillée. | 25 |
| Sirop de sucre préparé à froid. | 950 |

20 grammes de ce sirop renferment 50 centigrammes de

tartre ferrico-potassique, équivalant à 12 centigrammes de fer.

*Vin chalybé.*

Citrate de fer ammoniacal........ ........     5 gr.
Vin de Grenache. ....................  1000

20 grammes de ce vin contiennent 10 centigrammes de tartrate de fer. On peut préparer ce vin avec du tartrate de fer ammoniacal et du vin blanc.

## HÉMOGLOBINE.

CARACTÈRES. — Matière colorante et principe essentiel du globule sanguin; c'est dans elle que se trouve localisé tout le fer du sang. Elle constitue un ferrugineux physiologique renfermant le fer à l'état assimilable, par la raison qu'il a déjà été assimilé. L'hémoglobine du sang de bœuf est la plus riche en fer.

C'est une combinaison albumino-ferrugineuse, cristallisable, soluble dans l'eau et nettement définie. Elle est insoluble dans l'alcool, inodore, d'une légère saveur *sui generis.*

100 grammes de sang de bœuf renferment 127 grammes d'hémoglobine, soit 54 centigrammes de fer.

### MODE D'ADMINISTRATION ET DOSES.

L'hémoglobine s'administre en **sirop** qui, par 20 grammes, renferme 2ᵉ,50 d'hémoglobine; en **vin**, 60 grammes = 3ᵉ,50.

## TABLEAU GÉNÉRAL

*De la composition des préparations du fer.*

|  | Fer métallique, pour 100. |
|---|---|
| Fer métallique. | 100 gr. |
| Oxyde noir. | 72 |
| Oxyde ferrique. | 69 |
| Sulfure ferreux. | 62 |
| Hydrate ferrique. | 56 |
| Carbonate ferreux. | 50 |
| Hémoglobine. | 45 |
| Chlorure ferreux. | 43 |
| Phosphate ferreux. | 39 |
| Chlorure ferrique. | 34 |
| Pyrophosphate. | 30 |
| Sulfate ferrique. | 28 |
| Chlorure ferreux. | 27 |
| Chlorure ferrique hydraté. | 26 |
| Tartrate ferrique. | 25 |
| Citrate ferrique. | 22 |
| Tartrate ferrico-potassique. | 21 |
| Lactate ferreux. | 20 |
| Sulfate ferreux. | 20 |
| Iodure ferreux. | 18 |
| Phosphate citro-ammoniacal. | 18 |
| Tannate ferrique. | 16 |
| Citrate de fer ammoniacal. | 12 |
| Chlorure ferrique ammoniacal. | 11 |

# GLYCÉRINE OFFICINALE.

F. éq. $C^6H^8O^6 = 92$.      F. atom. $C^3H^5(OH)^3 = 92$.

CARACTÈRES. — Liquide sirupeux incolore, sans odeur, d'une saveur douce chaude sucrée, soluble dans l'eau et l'alcool, insoluble dans l'éther et le chloroforme. Sa densité est de 1,242. Elle doit être neutre au tournesol;

ne pas se colorer au contact des sulfures alcalins, ni quand on la fait bouillir avec la potasse caustique. Sa combustion doit être complète et ne laisser aucun résidu. Exposée à l'air humide, elle absorbe de l'eau.

La glycérine dissout en toutes proportions les acides minéraux et végétaux, le sulfure de sodium, le perchlorure de fer, les alcalis caustiques, la codéine, l'azotate d'argent, l'azotate de mercure.

100 grammes de glycérine dissolvent :

| | |
|---|---|
| Iode | 19g,90 |
| Soufre | 0 ,10 |
| Phosphore | 0 ,20 |
| Bromure de potassium | 25 ,00 |
| Iodure de potassium | 40 ,00 |
|    — de zinc | 40 ,00 |
|    — de cuivre | 30 ,00 |
| Emétique | 5 ,50 |
| Tartrate de fer | 8 ,00 |
| Chlorhydrate de morphine | 20 ,00 |
| Strychnine | 0 ,25 |
| Sulfate de strychnine | 22 ,50 |
| Bichlorure de mercure | 7 ,50 |
| Chlorate de potasse | 3 ,50 |
| Acide arsénieux | 20 ,00 |
| Arséniate de soude | 50 ,00 |
| Carbonate de soude | 98 ,00 |
| Bicarbonate de soude | 8 ,00 |
| Borate de soude | 60 ,00 |
| Alun | 40 ,00 |
| Acétate de plomb | 20 ,00 |
| Tannin pur | 50 ,00 |
| Sulfate de quinine | 2 ,75 |
| Atropine | 3 ,00 |
| Sulfate d'atropine | 33 ,00 |

En résumé, la glycérine dissout les mêmes corps que

l'eau et l'alcool : la gomme, le sucre, les matières colorantes et extraites, les savons, le jaune d'œuf. Elle ne dissout pas l'éther, le chloroforme, les huiles grasses essentielles, le camphre, la benzine, les résines.

La glycérine forme avec la chaux une combinaison soluble qui sert à préparer le glycéré de sucrate de chaux.

**Altérations :** sel de plomb, chaux, chlorure de sodium, acide oxalique, acide butyrique.

**Falsifications :** eau en excès, dextrine, miel, sirop de glucose.

**Incompatibles :** acide chromique, bichromate et permanganate de potasse.

## GLYCÉRÉ DE BORAX.

Glycérine officinale. . . . . . . . . . . . . . . . . .  22 gr.
Borax. . . . . . . . . . . . . . . . . . . . . . . . . . . . . . .   8

## GLYCÉRÉ D'EXTRAIT DE BELLADONE.

Extrait de belladone. . . . . . . . . . . . . . . . .  10 gr.
Glycéré d'amidon. . . . . . . . . . . . . . . . . . .   90

Ramollissez l'extrait avec un peu de glycérine et mêlez-le avec soin au glycéré d'amidon.

Préparez de même les glycérés de ciguë, de jusquiame, d'opium.

## GLYCÉRÉ DE GOUDRON.

Goudron purifié. . . . . . . . . . . . . . . . . . . .  10 gr.
Glycéré d'amidon. . . . . . . . . . . . . . . . . . .   30

## GLYCÉRÉ D'IODURE DE POTASSIUM.

Iodure de potassium................  4 gr.
Eau distillée................. ... .  4
Glycéré d'amidon.... ... .... ... ..  22

## GLYCÉRÉ D'OXYDE DE ZINC.

Oxyde de zinc par voie sèche.... ....  10 gr.
Glycéré d'amidon............... .....  10

Mêlez.

## GLYCÉRÉ DE SUCRATE DE CHAUX.

Chaux vive........ ..............  80 gr.
Sucre pulvérisé...................  160
Glycérine............... ........  160
Eau, quantité suffisante pour faire 1 litre.

#### MODE D'ADMINISTRATION ET DOSES.

La glycérine officinale s'emploie à l'intérieur, à la dose de
15 à 30 grammes, comme **édulcorant;** et, en **lavement,** de 15 à
60 grammes, et aussi associée à la créosote.

## . GLYCÉRINE CRÉOSOTÉE.

Glycérine officinale............... ....  150 gr.
Créosote de goudron de hêtre.........  2

20 grammes contiennent 20 centigrammes de créosote du
hêtre.

A l'extérieur, elle s'emploie en nature pour le pansement
des plaies; en pharmacie, comme excipient, pour remplacer
l'eau, l'axonge, la vaseline, servant ainsi de bases aux lotions,

liniments, extraits, teintures, et constituant des médicaments désignés sous le nom de **glycérés.**

## GLYCÉRÉ D'AMIDON.

Amidon en poudre fine................    10 gr.
Glycérine officinale....................    140

Délayez l'amidon dans la glycérine, faites chauffer ce mélange dans une capsule en porcelaine, en remuant continuellement, jusqu'à ce que la masse commence à se prendre en
gelée.

Le glycéré de sucrate de chaux sert à préparer le liniment
saccharo-calcaire.

Huile d'olives........................    200 gr.
Glycéré de sucrate de chaux. ........    100

Mélangez et battez ensemble.
S'emploie comme topique.

## GLYCÉRÉ DE SOUFRE.

Soufre sublimé et lavé................    10 gr.
Glycéré d'amidon......................    40

## GLYCÉRÉ A L'HYPOSULFITE DE SOUDE.

### Glycéré désinfectant.

Hyposulfite de soude..................    10 gr.
Glycéré d'amidon......................    40

## GLYCÉRÉ DÉSINFECTANT A L'EUCALYPTUS.

Alcoolature d'eucalyptus...............    10 gr.
Glycéré d'amidon......................    90

## GLYCÉRÉ DE TANNIN.

Tannin à l'éther pulvérisé............... 10 gr.
Glycéré d'amidon................ .... 50

Mêlez avec soin.

## GLYCYRRHIZINE AMMONIACALE.

### Glyzine.

La glyzine se présente sous forme de vernis écailleux ou d'écailles parfaitement sèches, de couleur brune, mais rouges et translucides sous une faible épaisseur. Elle est complètement soluble dans l'eau distillée, à laquelle elle communique, même à petite dose, une couleur ambrée, une saveur sucrée rappelant celle du bois de réglisse, et la propriété de mousser par l'agitation. Elle est insoluble dans l'alcool fort et dans les liqueurs acides.

#### MODE D'ADMINISTRATION ET DOSES.

S'emploie à l'intérieur pour remplacer la réglisse et édulcorer les tisanes, à la dose de 40 centigrammes par litre.

## IODE.

### F. éq. et F. atom. I = 127.

CARACTÈRES. — Se présente en lames rhomboïdales, friables, à cassure lamelleuse, d'un gris violacé, qui ont un éclat métallique, une odeur forte *sui generis*, une saveur très âcre et une densité de 4,95.

L'iode fond à 107 degrés, bout vers 175 degrés, en émettant des vapeurs violettes très denses; il se volatilise sans résidu, s'il est pur.

A peine soluble dans l'eau, il se dissout dans 10 parties d'alcool à 90 degrés et dans 20 parties d'éther ou de chloroforme; il est également soluble dans la benzine et le sulfure de carbone. Ses solutions alcoolique et éthérée sont brunes; sa solution dans le chloroforme, la benzine ou le sulfure de carbone est violette.

L'iode colore en bleu l'amidon; il disparaît complètement dans une solution de soude caustique pure, en donnant une liqueur limpide.

Toxique.

Doit être conservé dans des flacons à l'émeri, bien bouchés.

### MODE D'ADMINISTRATION ET DOSES.

L'iode pur s'emploie presque exclusivement à l'extérieur comme topique en **teinture alcoolique, pommade, coton iodé.**

A l'intérieur, en **teinture,** à la dose de x à xxx gouttes.

**Altérations :** eau et chlorure d'iode.

**Falsifications :** plombagine, houille, bioxyde de manganèse, charbon, ardoise, galène.

**Incompatibles :** gomme, amidon, tannin, alcaloïdes et leurs préparations, alcalis et carbonates alcalins, sels métalliques.

### TEINTURE D'IODE.

#### Alcoolé d'iode.

| | |
|---|---|
| Iode pur. . . . . . . . . . . . . . . . . . . . . . . . . | 10 gr. |
| Alcool à 90 degrés. . . . . . . . . . . . . . . . . | 120 |

Faites dissoudre dans un mortier de verre. Conservez dans un flacon en verre jaune. Doit être préparée récemment.

## COTON IODÉ.

S'obtient par la malaxation et l'évaporation de l'iode jusqu'à saturation sur du coton cardé, en vase clos. L'iode se fixe d'une façon intime sur le coton. On le conserve dans des flacons en verre bien bouchés.

CARACTÈRES. — Le coton iodé est d'un brun chocolat foncé, rude au toucher; il doit pouvoir s'étirer facilement en plaque; il exhale une forte odeur d'iode.

Le coton iodé renferme 8 pour 100 d'iode.

### MODE D'ADMINISTRATION ET DOSES.

Il s'emploie comme topique, légèrement caustique, pour remplacer la teinture d'iode. Suivant l'épaisseur du coton employé, il agit plus ou moins vivement. En recouvrant la plaque de coton iodé avec du taffetas gommé pour empêcher la volatilisation de l'iode, on peut même obtenir une vésication.

*Solution d'iode iodurée, dite solution de Guibourt.*

| | |
|---|---|
| Iode pur............................. | 5 gr. |
| Iodure de potassium.... .... ........ .. | 5 |
| Alcool à 90 degrés..... ............... | 50 |
| Eau distillée....................... | 100 |

S'emploie pour injection ou pour lotion.

## IODURE D'AMMONIUM.

### Iodhydrate d'ammoniaque.

F. éq. et F. atom. $AzH^4, I = 145$.

CARACTÈRES. — Cristaux cubiques, déliquescents, in-

colores à l'état de pureté, très solubles dans l'eau et
l'alcool, insolubles dans l'éther; se sublimant sans décomposition à l'abri du contact de l'air. Il doit être entièrement volatil.

L'iodure d'ammonium se décompose en partie au contact de l'air et de la lumière, il se colore en brun rougeâtre par l'iode mis en liberté.

A conserver en flacon coloré bien bouché.

MODE D'ADMINISTRATION ET DOSES.

S'emploie à l'intérieur en **solution** ou **sirop,** à la dose de
50 centigrammes à 1 gramme.

A l'extérieur, en **pommade,** à la dose de 4 pour 30 grammes
d'axonge ou de vaseline.

**Incompatibles :** acides, alcalis et leurs carbonates, sels d'argent, d'or, de mercure, de plomb, tannin, graisse rance.

IODOFORME.

F. éq. $C^2HI^3 = 394.$    F. atom. $CHI^3 = 394.$

CARACTÈRES. — L'iodoforme constitue des lamelles
hexagonales nacrées, d'un jaune de soufre, douces au
toucher, d'une odeur forte, safranée, particulière ; il est
deux fois plus dense que l'eau. Il est insoluble dans
l'eau ; il se dissout à froid dans 80 parties d'alcool à
90 degrés, dans 12 parties d'alcool bouillant, dans
6 parties d'éther. Il est soluble dans le chloroforme, la
benzine, les huiles fixes et volatiles. Il fond à 120 degrés, en se décomposant en partie. Il renferme les neuf
dixièmes de son poids d'iode. La solution alcoolique de
potasse le transforme en formiate alcalin.

L'iodoforme ne doit pas laisser de résidu sensible par l'incinération. Il est à peu près inaltérable à l'état solide; mais sa solution alcoolique ne tarde pas à se colorer en brun à la lumière.

Il doit être conservé en flacon bien bouché.

### MODE D'ADMINISTRATION ET DOSES.

S'emploie presque exclusivement à l'extérieur, soit comme topique, 10 à 20 centigrammes, soit dissous dans l'alcool ou l'éther.

# IODURE DE POTASSIUM.

Iodure potassique.

F. éq. et F. atom. KI = 166,1.

CARACTÈRES. — L'iodure de potassium se présente en trémies cubiques, incolores, inaltérables dans l'air sec, transparents lorsqu'ils sont purs, opaques lorsqu'ils renferment du carbonate alcalin, d'une saveur salée, piquante et désagréable, d'une densité de 2,85 ; il est un peu déliquescent. L'iodure de potassium se dissout dans $0^p,8$ d'eau froide, dans la moitié de son poids d'eau bouillante, dans 18 parties d'alcool froid à 90 degrés, dans 6 parties d'alcool bouillant et dans $2^p,5$ de glycérine; il est insoluble dans l'éther. Sa solution aqueuse ne doit pas se colorer en présence de l'acide acétique pur.

1 gramme d'iodure de potassium pur et sec exige pour être précipité complètement $1^g,025$ d'azotate d'argent, et donne $1^g,414$ d'iodure d'argent.

S'emploie à l'intérieur, en **solution, sirop, potion**, à la dose de 50 centigrammes à 10 grammes.

A l'extérieur, en **pommade**, 4 grammes pour 30 grammes de vaseline ou d'axonge.

*Sirop d'iodure de potassium.*

Iodure de potassium. . . . . . . . . . . . . .     25 gr.
Eau distillée. . . . . . . . . . . . . . . . . . . . . .     25
Sirop d'écorce d'orange amère. . . . . . .     950

F. s. a. 20 grammes de ce sirop renferment 50 centigrammes d'iodure de potassium.

*Pommade à l'iodure de potassium.*

Iodure de potassium. . . . . . . . . . . . . . .     10 gr.
Axonge benzoïnée. . . . . . . . . . . . . . . .     80
Eau distillée. . . . . . . . . . . . . . . . . . . . .     10

*Pommade d'iodure de potassium iodurée.*

Iode pur. . . . . . . . . . . . . . . . . . . . . . . . .     2 gr.
Iodure de potassium. . . . . . . . . . . . . . .     10
Axonge benzoïnée. . . . . . . . . . . . . . . .     80
Eau distillée. . . . . . . . . . . . . . . . . . . . .     10

**Incompatibles :** acides, sels acides, sels de plomb, de mercure, d'argent, chlore, brome, iodures métalliques, graisse rance.

# IODURE DE SODIUM.

F. éq. et F. atom. NaI = 150.

CARACTÈRES. — Cristaux cubiques, déliquescents, altérables à l'air, solubles dans l'eau et l'alcool.

MODE D'ADMINISTRATION ET DOSES.

S'emploie de la même manière et aux mêmes doses que l'iodure de potassium.

**Altérations :** iodate de soude.

**Falsifications :** chlorure et bromure de sodium.

# KERMÈS OFFICINAL.

Kermès par voie humide.

CARACTÈRES. — Poudre d'un brun rouge, veloutée, insipide, inodore, insoluble dans l'eau et l'alcool, s'altère facilement au contact de l'air et des vapeurs acides.

MODE D'ADMINISTRATION ET DOSES.

S'emploie à la dose de 10 centigrammes à 1 gramme.

**Incompatibles :** acides et sels acides, crème de tartre, sulfates et chlorures solubles.

# LACTATE DE CHAUX PURIFIÉ.

F. éq. $C^6H^5O^5$, CaO ; 5aq. $= 154$.   F. atom. $(C^3H^5O^3)^2Ca + 5H^2O = 398$.

CARACTÈRES. — Masses blanches, opaques, grenues, sans odeur ni saveur bien sensibles. Ce sel est soluble dans $9^p,5$ d'eau froide, et en toutes proportions dans l'eau bouillante, ainsi que dans l'alcool bouillant; l'alcool froid n'en dissout que des traces; il est insoluble dans l'éther.

MODE D'ADMINISTRATION ET DOSES.

S'emploie à l'intérieur, en **tablettes, pilules, sirop,** à la dose de 10 centigrammes à 1 gramme.

18

**Incompatibles :** alcalis, carbonates alcalins, sulfures solubles.

# LACTATE DE ZINC.

F. éq. $C^6H^5O^5$, ZnO, 3aq. $= 148,5$.  F. atom. $(C^3H^5O^3)^2Zn + 3H^2O = 297$.

CARACTÈRES. — Le lactate de zinc est un sel cristallisé en aiguilles ou en lamelles brillantes. Il exige pour se dissoudre 58 parties d'eau froide et 6 parties d'eau bouillante.

#### MODES D'ADMINISTRATION ET DOSES.

S'emploie à l'intérieur, de 10 centigrammes à 3 grammes, en **poudre sucrée** ou en **pilules.**

**Incompatibles :** alcalis et carbonates alcalins, sulfures solubles.

# MAGNÉSIE CALCINÉE.

**Oxyde de magnésie, magnésie.**

F. éq. MgO $= 20$.      F. atom. MgO $= 40$.

CARACTÈRES. — La magnésie calcinée se présente sous la forme d'une poudre très blanche, inodore et d'une extrême légèreté. Elle doit se dissoudre sans effervescence dans les acides étendus.

Elle doit être conservée dans des flacons bien bouchés pour l'empêcher d'absorber l'humidité et l'acide carbonique de l'air.

#### MODE D'ADMINISTRATION ET DOSES.

S'emploie à l'intérieur, en **poudre,** à la dose de 50 centigrammes à 2 grammes comme antiacide et 2 à 8 grammes comme laxatif.

*Potion purgative à la magnésie.*

Magnésie calcinée........................  8 gr.
Sucre blanc..............................  50
Eau distillée............................  40
Eau distillée de fleur d'oranger.........  20

Broyez la magnésie avec l'eau, mettez le mélange dans un poêlon en argent ou en porcelaine, et chauffez jusqu'à ébullition, en agitant continuellement. Retirez du feu ; ajoutez le sucre, en continuant d'agiter, puis l'eau de fleur d'oranger, et passez à travers un tamis en soie peu serré, en facilitant l'opération à l'aide d'une spatule.

MODE D'ADMINISTRATION ET DOSES.

A prendre en une seule fois, le matin à jeun ; puis, aussitôt après, un demi-verre d'eau sucrée.

# MAGNÉSIE HYDRATÉE.

Hydrate de magnésie.

F. éq. MgO, HO $= 29$.     F. atom. $MgH^2O^2 = 58$.

Délayez la magnésie calcinée dans vingt ou trente fois son poids d'eau distillée, faites bouillir pendant vingt minutes, jetez le tout sur une toile qui retient l'hydrate de magnésie à l'état humide ; pour le sécher, portez-le dans une étuve à + 50 degrés et maintenez-le ainsi jusqu'à ce qu'il ne perde plus de son poids.

L'hydrate de magnésie ainsi préparé renferme 3 pour 100 d'eau.

MODE D'ADMINISTRATION ET DOSES.

Mêmes usages et mêmes doses que la magnésie calcinée.

# MERCURE PURIFIÉ.

### Mercure métallique.

F. éq. $H_g = 100$.　　　F. atom. $Hg = 200$.

CARACTÈRES. — Le mercure purifié doit offrir une surface très brillante, ne pas laisser de traînée métallique et se dissoudre entièrement dans l'acide azotique officinal. Cette solution évaporée à siccité doit donner un résidu qui disparaît complètement par la calcination.

##### MODE D'ADMINISTRATION ET DOSES.

S'emploie à l'intérieur en **pilules,** à la dose de 5 à 10 centigrammes.

A l'extérieur, en **pommade.**

## POMMADE MERCURIELLE A PARTIES ÉGALES.

### Onguent mercuriel double.

*Onguent napolitain.*

Mercure........................................ 500 gr.
Axonge benzoïnée.............................. 500

Eteignez le mercure dans l'axonge.

CARACTÈRES. — On reconnaît si le mercure est bien éteint, au moyen de la loupe, en étendant un peu de la pommade sur un papier.

## POMMADE MERCURIELLE FAIBLE.

Onguent mercuriel simple.

*Onguent gris.*

Pommade mercurielle double............  100 gr.
Axonge benzoïnée.....................  300
   F. s. a.


## POMMADE MERCURIELLE BELLADONÉE.

Onguent mercuriel double...............  30 gr.
Extrait de belladone...................  4
   F. s. a.


## POMMADE MERCURIELLE OPIACÉE.

Cérat opiacé...........................  50 gr.
Onguent mercuriel double...............  50
   F. s. a.


## EMPLATRE DE VIGO CUM MERCURIO.

*Emplâtre mercuriel.*

Emplâtre simple ...................  2000 gr.
Cire jaune..........................  100
Colophane...........................  100
Bdellium............................  30
Gomme ammoniaque....................  30
Oliban..............................  30
Myrrhe..............................  20
Safran..............................  20
Styrax liquide......................  300
Térébenthine du mélèze..............  100
Huile volatile de lavande...........  10
Mercure purifié.....................  600

S'emploie à l'extérieur, étendu sur de la peau, ou bien sur des bandes de toile : il constitue alors le sparadrap de Vigo.

L'emplâtre de Vigo contient 20 pour 100 de mercure.

### PILULES DE BELLOSTE.

*Pilules mercurielles purgatives.*

| | |
|---|---|
| Mercure purifié........................... | 60 gr. |
| Miel blanc............................... | 60 |
| Poudre d'aloès........................... | 60 |
| —         de poivre noir................. | 10 |
| —         de rhubarbe.................... | 30 |
| —         de scammonée d'Alep........... | 20 |

F. s. a. une masse bien homogène et divisez-la en pilules de 20 centigrammes, qui contiennent 0,05 de mercure.

### PILULES BLEUES.

*Pilules mercurielles simples.*

| | |
|---|---|
| Mercure purifié........................... | 5$^g$,00 |
| Conserve de roses........................ | 7 ,50 |
| Poudre de réglisse. ...................... | 2 ,50 |

F. s. a. et divisez en 100 pilules. Chaque pilule contient 5 centigrammes de mercure.

### PILULES DE SÉDILLOT.

*Pilules mercurielles savonneuses.*

| | |
|---|---|
| Pommade mercurielle double............. | 30 gr. |
| Savon médicinal pulvérisé. .............. | 20 |
| Poudre de réglisse....................... | 10 |

Faites une masse homogène ; divisez-la en pilules de 20 cen-, tigrammes. Chaque pilule contient 5 centigrammes de mercure.

## BIOXYDE ROUGE DE MERCURE.

Oxyde mercurique rouge par voie sèche. *Précipité rouge.*

F. éq. HgO = 108.        F. atom. HgO = 216.

CARACTÈRES. — Poudre cristalline, d'un beau rouge orangé; on doit la conserver dans un vase fermé et à l'abri de la lumière; peu soluble dans l'eau, 1/7000°; insoluble dans l'alcool. Il ne doit pas dégager de vapeurs rutilantes, si on le chauffe dans un tube, et il doit se décomposer entièrement en oxygène et en mercure métallique à une température supérieure à 400 degrés.

Toxique.

### MODE D'ADMINISTRATION ET DOSES.

S'emploie à l'extérieur en **pommade.**

**Incompatibles :** sulfures, chlorures, iodures, acides, sels acides, graisse rance.

## POMMADE D'OXYDE ROUGE DE MERCURE.

*Pommade de Lyon.*

Vaseline. ............................  15 gr.
Oxyde rouge de mercure porphyrisé.......   1

Mêlez exactement sur un porphyre. A employer sur le bord libre des paupières inférieures, deux ou trois fois par jour.

*Pommade de Régent.*

Vaseline...............................  10 gr.
Oxyde rouge de mercure porphyrisé.......   1

Acétate de plomb cristallisé............... 1ᵉ,00
Camphre pulvérisé..................... 0 ,10

F. s. a. sur un porphyre une pommade bien homogène.
A employer comme la précédente.

*Eau phagédénique.*

Bichlorure de mercure................... 0ᵉ,40
Eau de chaux. ..................... 120 ,00

F. s. a. Il se fait un précipité de bioxyde de mercure. Agitez
pour l'usage. Employée pour le pansement des plaies.
Toxique.

## DEUTOXYDE JAUNE DE MERCURE.

Oxyde mercurique jaune par précipitation.

Bichlorure........................... 100 gr.
Eau distillée..................... 3000
Potasse caustique à l'alcool............ 60

CARACTÈRES. — L'oxyde jaune de mercure est, sous
forme de poudre jaune amorphe, dénuée de toute
forme cristalline; il ne peut blesser par ses angles, ni
adhérer aux muqueuses. Sa ténuité est très grande. Il
est complètement décomposable par la chaleur en produits volatils.

Il doit être conservé dans des flacons bien bouchés, à
l'abri de la lumière.
Toxique.

MODE D'ADMINISTRATION ET DOSES.

S'emploie exclusivement à l'extérieur en **pommade.**

*Pommade à l'oxyde jaune de mercure.*

Vaseline. . . . . . . . . . . . . . . . . . . . . . . . . . . . 15 gr.
Oxyde jaune de mercure. . . . . . . . . . . . . . .    1

F. s. a. A employer comme la pommade de Lyon.

**Incompatibles :** sulfures, chlorures, iodures, acides, sels acides, graisse rance.


## PROTOCHLORURE DE MERCURE PAR VOLATILISATION.

Calomel, calomélas, mercure doux, calomel à la vapeur.

F. éq. $Hg^2Cl = 235,5$.      F. atom. $Hg^2Cl^2 = 471$.


CARACTÈRES. — Poudre blanche, fine, présentant au microscope une apparence cristalline, sans odeur ni saveur, d'une densité égale à 6,56. Le calomel se sublime entre 440 et 500 degrés, sans fondre. Il est à peu près insoluble dans l'eau froide, complètement insoluble dans l'alcool et dans l'éther. Il est coloré en gris par les alcalis, en noir par l'acide sulfhydrique et les sulfures alcalins. Les chlorures alcalins le décomposent partiellement en bichlorure soluble. Les agents oxydants le changent rapidement en chlorure mercurique ou sublimé. Le calomel, pour l'usage médical, doit satisfaire à l'essai suivant :

Agité avec de l'éther officinal, il ne doit pas céder à ce véhicule la moindre trace de sel mercuriel qui donnerait une coloration brune par l'acide sulfhydrique.

On doit le conserver à l'abri de la lumière.

MODE D'ADMINISTRATION ET DOSES.

S'emploie à l'intérieur en **poudre**, 10 centigrammes à

1 gramme, comme purgatif; 1 à 5 centigrammes comme altérant.

A l'extérieur, en **collyre sec**; en **pommade**, 1 gramme pour 10 grammes d'axonge ou vaseline.

*Pommade au calomel.*

Calomel à la vapeur...................  10 gr.
Vaseline ou axonge benzoïnée..........  90

Mêlez intimement.

**Incompatibles :** acides, alcalis, chlorures, bromures, iodures solubles, poudres métalliques, sulfures d'antimoine, looch et lait d'amandes renfermant des amandes amères, eau de laurier-cerise; tous les corps pouvant le décomposer et le transformer en bichlorure, lorsqu'ils contiennent ou peuvent produire de l'acide cyanhydrique.


## CHLORURE MERCUREUX PRÉCIPITÉ.

Protochlorure de mercure par précipitation, précipité blanc.


CARACTÈRES. — Le précipité blanc constitue une poudre blanche très dense, amorphe, fine, onctueuse au toucher et adhérant fortement au papier sur lequel on l'étend avec le doigt. Il doit répondre aux mêmes essais de pureté que le calomel.

Il est bien plus actif que le calomel, probablement à cause de sa plus grande division et aussi parce qu'il retient toujours des traces d'acide chlorhydrique.

MODE D'ADMINISTRATION ET DOSES.

Est inusité à l'intérieur.

S'emploie à l'extérieur en **pommade** au dixième.

## BICHLORURE DE MERCURE.

Chlorure mercurique, sublimé corrosif.

F. éq. HgCl = 135, 5.      F. atom. HgCl² = 271.

CARACTÈRES. — Le chlorure mercurique est en masses cristallines blanches, translucides ou en prismes rhomboïdaux terminés en biseau. Sa densité est de 5,32. Il fond vers 265 degrés et bout vers 295. Il se dissout dans 15ᵖ,2 d'eau froide, dans 1ᵖ,85 d'eau bouillante, dans 3ᵖ,61 d'alcool à 90 degrés, dans 4ᵖ,7 d'éther pur et dans 13ᵖ,33 de glycérine. L'éther l'enlève à sa dissolution aqueuse.

Toxique.

Le bichlorure de mercure pur doit se dissoudre dans 5 parties d'éther officinal (absence de calomel).

#### MODE D'ADMINISTRATION ET DOSES.

S'emploie à l'intérieur, à la dose de 5 à 20 milligrammes, en **pilules, solution.**

A l'extérieur, en **lotion,** 40 centigrammes pour 100 grammes d'eau, et de 10 à 20 grammes pour un grand bain.

**Incompatibles :** alcalis libres, carbonates, sulfures, iodures, bromures, tannin, savon, émétique, métaux, albumine, matières animales.

## LIQUEUR DE VAN SWIETEN.

Soluté de bichlorure de mercure.

Bichlorure de mercure..................  1 gr.
Eau distillée..........................  900
Alcool à 90 degrés.....................  100

Dissolvez le bichlorure dans l'alcool; ajoutez ensuite l'eau distillée.



Sert à l'extérieur en **lotions,** en **gargarismes.**

A l'intérieur, s'administre par 10 à 20 grammes par jour, étendu d'un peu d'eau ou de lait. La liqueur de Van-Swieten renferme 1 milligramme de sublimé par gramme.

*Lotion de Gowland.*

| | |
|---|---|
| Deutochlorure de mercure.............. | 1 gr. |
| Chlorhydrate d'ammoniaque........... | 1 |
| Emulsion d'amandes amères........... | 480 |

F. s. a.

*Bain de sublimé corrosif.*

| | |
|---|---|
| Bichlorure de mercure,............... | 20 gr. |
| Chlorhydrate d'ammoniaque........... | 20 |
| Eau distillée........................ | 200 |

A ajouter à l'eau d'un grand bain.

Faites dissoudre et enfermez le liquide dans un flacon que vous étiquetterez d'une manière très apparente : *Solution pour bain* (toxique), avec étiquette rouge.

On devra faire usage d'une baignoire non métallique.


## PILULES DE DUPUYTREN.

Pilu es de chlorure mercurique opiacées.

| | |
|---|---|
| Bichlorure de mercure porphyrisé.......... | 0ᵍ,10 |
| Extrait d'opium...................... | 0 ,20 |
| — de gaïac...................... | 0 ,40 |

Pour 10 pilules ; chaque pilule renferme 1 centigramme de bichlorure de mercure.

## PEPTONE HYDRARGYRIQUE AMMONIQUE.

Peptone sèche pulvérisée................. 10 gr.
Chlorure d'ammonium pur.............. 10
    —    de sodium pur................. 10
Sublimé corrosif pur................ .. 10

F. s. a. La peptone hydrargyrique ammonique, ainsi préparée, renferme le quart de son poids de sublimé combiné à
la peptone.

### MODE D'ADMINISTRATION ET DOSES.

La peptone hydrargyrique ammonique s'administre, à l'intérieur, en **pilules** renfermant chacune 5 milligrammes de
sublimé combiné à la peptone; en **soluté glycériné,** dosé
comme la liqueur de Van Swieten, à 1 milligramme de sublimé par gramme combiné à la peptone; en **solution hypodermique,** dosé à 1 centigramme de sublimé combiné à la
peptone par chaque gramme de solution ; en **pommade, collyre, gargarisme, injection, bain, lotion.**

*Pilules de peptone hydrargyrique ammonique.*

Peptone hydrargyrique ammonique......... 2$^g$,00
Poudre d'opium. ....................... 0 ,50
Extrait de gaïac...................... 1 ,00
Poudre de gaïac..................... .. 1 ,00

F. s. a. 100 pilules, vernissez-les à l'éthérolé de Tolu.
Chaque pilule renferme 2 centigrammes de peptone hydrargyrique ammonique, soit 5 milligrammes de sublimé combiné
à la peptone.

## SOLUTÉ GLYCÉRINÉ DE PEPTONE.

### Hydrargyrique ammonique.

Peptone hydrargyrique ammonique..... 4 gr.
Eau distillée...................... 796
Glycérine pure..................... 200

10 grammes de ce soluté renferme 4 centigrammes de peptone hydrargyrique ammonique, soit 1 centigramme de sublimé combiné à la peptone.

Ce soluté s'administre à la dose de 10 à 20 grammes par jour, pur ou dans du lait; il est bien mieux toléré que la liqueur de Van Swieten.

## SOLUTION DE PEPTONE HYDRARGYRIQUE AMMONIQUE.

Pour injections hypodermiques.

Peptone hydrargyrique ammonique...... 1 gr.
Eau distillée......................... 25
Glycérine pure....................... 5

Chaque seringue hypodermique contenant 1$^g$,20 de solution renferme 4 centigrammes de peptone hydrargyrique ammonique, soit 1 centigramme de sublimé combiné à la peptone.

*Pommade à la peptone hydrargyrique ammonique.*

Peptone hydrargyrique ammonique...... 1 gr.
Glycérine. ........................... 5
Vaseline ou axonge benzoïnée.......... 20

F. s. a.

Cette pommade renferme 1 centigramme par gramme de sublimé combiné à la peptone.

## PROTOIODURE DE MERCURE.

Iodure mercureux.

F. éq. $Hg^2I = 327$.     F. atom. $Hg^2I^2 = 654$.

Caractères. — Le protoiodure de mercure se présente sous forme d'une poudre de couleur vert-jaunâtre, insoluble dans l'eau et l'alcool. Il doit être entièrement volatil. L'alcool bouillant ne doit rien lui enlever.

Le protoiodure s'altère sous l'influence de la lumière;
aussi faut-il le conserver dans des flacons en verre jaune,
bouchés à l'émeri.

MODE D'ADMINISTRATION ET DOSES.

S'emploie à l'intérieur, à la dose de 2 à 10 centigrammes, en
**pilules.**

*Pilules de protoiodure de mercure opiacées.*

Protoiodure de mercure récemment préparé..   0$^{gr}$,50
Extrait d'opium.........................   0 ,20
Poudre de réglisse......................   0 ,50
Miel, quantité suffisante pour 10 pilules.

**Incompatibles :** alcalis, sulfures, chlorures, iodures, lumière.

## BIIODURE DE MERCURE.

Iodure mercurique.

F. éq. HgI = 227.      F. atom. HgI² = 454.

CARACTÈRES. — Poudre d'un rouge vif, insoluble dans
l'eau; soluble dans l'alcool, surtout à chaud; très soluble
dans les iodures alcalins et le sublimé corrosif. Il fond à
238 degrés, se sublime à une température plus élevée et
se condense en belles lames rhomboïdales d'un jaune vif,
qui deviennent d'un rouge éclatant par le refroidissement ou par le frottement. Il est volatilisable sans
résidu.

MODE D'ADMINISTRATION ET DOSES.

Il est beaucoup plus vénéneux que le protoiodure; il s'administre à l'intérieur, à la dose de 5 à 10 milligrammes, en

**pilules** ou en **solution,** à l'aide d'une petite quantité d'iodure de potassium.

A l'extérieur, en **pommade.**

### *Sirop de Gibert.*

| | |
|---|---|
| Biiodure de mercure................. | 1 gr. |
| Iodure de potassium................ | 50 |
| Eau distillée...................... | 50 |
| Sirop simple...................... | 2400 |

Faites dissoudre les deux iodures dans l'eau distillée, versez la solution dans le sirop; mêlez.

25 grammes de ce sirop renferment 1 centigramme de biiodure de mercure et 50 centigrammes d'iodure alcalin.

Dose : de 5 à 25 grammes par jour.

### *Pommade de biiodure de mercure.*

| | |
|---|---|
| Biiodure de mercure................. | 1 gr. |
| Vaseline ou axonge benzoïnée.......... | 50 |

Mêlez très exactement.

**Incompatibles :** alcalis et leurs carbonates, iodures, chlorures solubles, sauf indications spéciales. Lumière vive.

## AZOTATE MERCURIQUE LIQUIDE.

### Nitrate acide de mercure.

CARACTÈRES. — L'azotate acide de mercure est un liquide incolore, très caustique, très dense (D = 2.246). Il donne avec la potasse un précipité jaune et ne doit pas se troubler par la solution de chlorure de sodium. Toxique. Caustique très puissant; à employer avec précaution par crainte d'intoxication.

*Pommade citrine.*

Axonge. . . . . . . . . . . . . . . . . . . . . . . . . . . . . . . .   400 gr.
Huile d'olive. . . .   . . . . . . . . . . . . . . . . .   400
Mercure. . . . . . . . . . . . . .   . . . . . . . . . . .    40
Acide azotique officinal. . . . . . . . . . . . .    80

F. s. a. et coulez dans des moules en papier. La pommade
citrine doit être préparée nouvellement.


## SOUS-SULFATE MERCURIQUE.

Turbith minéral.

F. éq. $3(HgO)SO^3 = 364.$     F. atom. $SO^4Hg(HgO)^2 = 728.$


CARACTÈRES. — Poudre d'un beau jaune - citron,
amorphe, très lourde, insoluble dans l'eau; inaltérable à
l'air, mais pas à la lumière; complètement décomposable au rouge en produits volatils.

MODE D'ADMINISTRATION ET DOSES.

Exclusivement employée à l'extérieur en **pommade,** à la dose
de 2 grammes pour 20 grammes d'axonge ou de vaseline.


# OR.

$Au = 197.$

Métal jaune très brillant. $D = 19,36.$ Fusible vers
1250 degrés.

CARACTÈRES. — Le chlore et le brome l'attaquent
même à froid. L'eau régale le dissout.

**Altérations :** argent, cuivre, zinc.

## CHLORURE D'OR.

F. éq. et f. atom. $AuCl^3 = 303,5$.

CARACTÈRES. — Masse cristalline jaune rougeâtre, déliquescente. Soluble dans l'éther.
Toxique.

#### MODE D'ADMINISTRATION ET DOSES.

A l'extérieur, comme caustique ou en **pommade,** 1 pour 30 grammes de vaseline.

## CHLORURE D'OR ET DE SODIUM.

F. éq. $AuCl^3NaCl$, 4aq. $= 398$.     F. atom. $AuNaCl^4 + 2H^2O = 398$.

CARACTÈRES. — Prismes rhomboïdaux, inaltérables à l'air, d'un beau jaune, solubles dans l'eau.
Toxique.

#### MODE D'ADMINISTRATION ET DOSES.

A l'intérieur, en **sirop,** 5 centigrammes pour 200; en **pastilles,** 1/4 de centigramme.
A l'extérieur, en **pommade,** 1 centigramme pour 30.

## OXALATE DE POTASSE.

Bioxalate de potasse, sel d'oseille.

F. éq. $C^4H^6$, KO,HO, 2aq. $= 146,1$.   F. atom. $C^2O^4KH + H^1O = 146,1$.

CARACTÈRES. — Prismes rhomboïdaux incolores, inaltérables à l'air. Saveur acide. Solubles dans 40 parties d'eau froide et 6 parties d'eau bouillante. Insolubles dans l'alcool.

Toxique. Peu usité.

**Altérations :** traces de cuivre, de plomb.
**Falsifications :** crème de tartre, bisulfate de potasse.

# OXYGÈNE.

F. éq. O = 8.      F. atom. O = 16.

CARACTÈRES. — Gaz incolore, inodore (D = 1,1056).

A + 20 degrés et à la pression normale, 1 litre d'eau dissout 28 centilitres cubes d'oxygène dont le poids est égal à 40 milligrammes.

100 grammes de chlorate de potasse donnent environ 27 litres d'oxygène.

### MODE D'ADMINISTRATION ET DOSES.

En **inhalations,** de 6 à 30 litres par jour; en **solutions,** dans l'eau, sous pression dans des siphons chargés de 1 à 6 volumes.

# PERMANGANATE DE POTASSE.

**Caméléon violet.**

F. éq. $Mn^2A^7, KO = 158,3.$      F. atom. $MnO^4K = 158,3.$

CARACTÈRES. — Longues aiguilles prismatiques à reflets métalliques, solubles dans 15 parties d'eau froide.

La solution, d'un violet intense, devient verte par l'action des alcalis.

Elle est décolorée par l'acide sulfureux et les corps réducteurs.

Désinfectant et antiseptique en solution diluée.

A l'extérieur, en **poudre** sur les plaies ; en **solutions,** 5 centigrammes pour 100 ; comme désinfectant, 10 centigrammes pour 100 ; comme caustique, 60 centigrammes pour 100 d'eau.

A l'intérieur, en **solutions,** 20 à 30 centigrammes pour 120 grammes d'eau ; en **pilules,** 5 centigrammes, 3 à 4 par jour.

**Incompatibles :** son usage est incompatible avec les substances organiques ou alcalines.

# PÉTROLE.

Les pétroles d'Amérique sont constitués par un mélange d'hydrocarbures.

On distingue surtout :

1° *Essence de pétrole blanche.* — Liquide incolore, non efflorescent, dont l'odeur rappelle celle de la benzine, distillant entre 70 et 110 degrés (D = 0,700 à 0,710). Inoluble dans l'eau, complètement soluble dans l'alcool absolu. Sa vapeur, spontanément inflammable à la température ordinaire, brûle avec une flamme blanche très éclairante et fuligineuse.

2° *Huile de pétrole lampante* (huile minérale, pétrole raffiné). — Liquide incolore, quelquefois de couleur ambrée, bleu par réflexion, d'une odeur moins forte que le précédent, distillant à 150 degrés. La densité ne doit être inférieure à 0,800 ni supérieure à 0,820. Insoluble dans l'eau, non miscible à l'alcool absolu. Une allumette enflammée doit s'éteindre quand on la plonge dans ce liquide.

Elle ne doit pas se colorer quand on l'agite avec son volume d'acide sulfurique pur et concentré.

MODE D'ADMINISTRATION ET DOSES.

En **inhalations,** dans un appareil spécial ; en **capsules,** de 25 centigrammes à 8 grammes par jour.

## PARAFFINE.

Substance blanche à texture cristalline, extraite, par refroidissement, des huiles lourdes de pétrole.

Inodore et insipide, insoluble dans l'eau, peu soluble dans l'alcool bouillant, assez soluble dans l'éther, le chloroforme, le sulfure de carbone, les huiles fixes et volatiles (D = 0,875). Complètement neutre et inaltérable. Résiste à l'action des acides et des alcalis ; chauffée avec du brome, dégage une grande quantité d'acide bromhydrique.

## PÉTROLÉINE.

Vaseline, graisse minérale.

Mélanges d'huiles lourdes et de paraffines du pétrole.

Substance demi-solide, amorphe, blanche ou blonde, ayant l'aspect d'un corps gras, onctueux au toucher, insipide, inodore (D = 0,835 à 0,860). Fond vers 40 degrés et distille vers 200 degrés. Insoluble dans l'eau et la glycérine, peu soluble dans l'alcool bouillant, soluble dans l'éther, le chloroforme, les huiles fixes ou volatiles.

La pétroléine est complètement neutre, inaltérable à l'air ; elle résiste à l'action des acides ou alcalis à froid. L'acide sulfurique pur ne la colore pas. Chauffée à l'air, dans une capsule de porcelaine, elle se volatilise sans résidu.

La vaseline liquide, appelée aussi huile de Bakou, a la même origine, et se retire surtout des pétroles du Caucase.

C'est un mélange de carbures plus liquides que les précédents, les paraffènes, qui se rattachent aux hydrures de benzine (D = 0,820 à 830). Dissout presque tous les antiseptiques : l'iodoforme, l'iodol, l'eucalyptol, le menthol, l'acide phénique, le camphre, la créosote et quelques essences aromatiques.

MODE D'ADMINISTRATION ET DOSES.

S'emploie surtout en **injections** hypodermiques. Voir à la *Posologie*.

Remplace les graisses dans les pommades.

**Altérations :** matières organiques et goudronneuses.

**Falsifications :** huiles fixes d'origine végétale ou animale, corps résineux.

# PHOSPHATE DE SOUDE.

F. éq. PhO⁵, 2(NaO)HO, 24aq. = 358.

F. atom. PhO⁴Na²H + 12H²O = 358.

CARACTÈRES. — Prismes rhomboïdaux, obliques, incolores, transparents, efflorescents, insolubles dans l'alcool.

Se dissout dans 4 parties d'eau froide et 2 parties d'eau bouillante. Sa solution donne par l'azotate d'argent un précipité jaune, et la liqueur devient acide. Le précipité est complètement soluble dans l'acide azotique.

MODE D'ADMINISTRATION ET DOSES.

A l'intérieur, en **potion**, 1 à 5 grammes, ou en **solutions,**

dans du bouillon, du lait, de l'eau acidulée; comme purgatif;
30 à 60 grammes, dans un litre de bouillon d'herbes.

# PHOSPHATE DE SOUDE ET D'AMMONIAQUE.

F. éq. $PhO^3$, NaO, $AzH^4O$, HO, 8aq $= 209$.

F. atom. $PhO^4Na$, $AzH^4H + 4H^2O. = 209$.

CARACTÈRES. — Cristaux blancs, transparents, solubles dans 6 parties d'eau froide et dans leur poids d'eau
bouillante, insolubles dans l'alcool.

Inusité.

## HYPOPHOSPHITE DE SOUDE.

F. éq. PhO, NaO, 2HO $= 88$.      F. atom. $PhO^2$, $NaH^2 = 88$.

CARACTÈRES. — Sel blanc, amorphe ou cristallin,
déliquescent, complètement soluble dans 2 parties d'eau
et dans 15 parties d'alcool à 90 degrés. Il possède les
caractères des hypophosphates et des sels de soude. Il
ne doit pas faire effervescence avec les acides, ni précipiter par le chlorure de baryum ou par les sulfates.

MODE D'ADMINISTRATION ET DOSES.

S'emploie à l'intérieur, à la dose de 10 à 50 centigrammes,
en **sirop.**

# PHOSPHORE.

F. éq. et F. atom. Ph $= 31$.

## 1° PHOSPHORE BLANC.

CARACTÈRES. — En cylindres ou baguettes d'aspect

corné, mous et flexibles, à odeur d'ail, lumineux dans l'obscurité (D = 1,83). Fond vers 44 degrés et entre en ébullition à 290 degrés. Insoluble dans l'eau, soluble en petites proportions dans l'alcool ou l'éther, plus soluble dans les corps gras et surtout dans le sulfure de carbone.

Toxique. Doit être manié avec précaution sous l'eau, autant que possible, et conservé dans des vases spéciaux, à l'abri de la gelée.

### MODE D'ADMINISTRATION ET DOSES.

En **solution** huileuse, 1 gramme de phosphore pour 500 grammes d'huile (Méhu); en **capsules** de 1 milligramme, 1 à 10 par jour.

En **solution** :

| | |
|---|---|
| Phosphore. | 0ᵍ,06 |
| Alcool absolu | 10 ,00 |
| Glycérine | 24 ,80 |
| Alcool faible. | 4 ,00 |
| Essence de menthe | 2 ,50 |

Dose : 2 à 3 grammes par jour.
**Altérations :** soufre et arsenic.


### 2° PHOSPHORE ROUGE.

Amorphe, en masses ou fragments rougeâtres, plus ordinairement en poudre d'un rouge violacé.

Inodore, non lumineux dans l'obscurité, non inflammable au-dessous de 260 degrés (D = 2,1). Insoluble dans tout dissolvant. Non vénéneux.

EMPLOI. — On a employé l'huile phosphorée (Méhu)

et surtout les pâtes phosphorées pour la destruction des rats, souris, etc.

Inusité.

## PHOSPHURE DE ZINC.

F. éq. PhZn³ $= 128,5$.     F. atom. Ph²Zn³ $= 257$.

CARACTÈRES. — Cristaux prismatiques droits, doués de l'éclat métallique, volatils $(D = 4,72)$. Entièrement solubles dans l'acide chlorhydrique pur en dégageant de l'hydrogène phosphoré.

TITRE. — 1ᵍ,171 de phosphure de zinc pur doivent dégager par l'acide chlorhydrique 200 centimètres cubes d'hydrogène phosphoré, complètement absorbable par une solution concentrée de sulfate de cuivre.

On en fait des **pilules** de 8 milligrammes de phosphure de zinc contenant 1 ou 2 milligrammes de phosphore.

## PLOMB.

F. éq. Pb $= 103,5$.     F. atom. Pb $= 207$.

CARACTÈRES. — Métal gris bleuâtre, d'éclat très vif, mais se ternissant promptement à l'air, fusible à 335 degrés, très malléable $(D = 11,35)$.

OBSERVATION. — Très soluble dans l'acide azotique. La solution précipite en blanc par l'acide sulfurique et en jaune par le bichromate de potasse et par l'iodure de potassium, après élimination de l'excès d'acide.

En **feuilles**, pour le pansement des plaies atoniques.

**Altérations :** fer, cuivre, argent, zinc, arsenic, soufre.

# PLOMB (CARBONATE DE).

### Céruse.

F. éq. CO², PbO = 133,46.      F. atom. CO³Pb = 266,92.

CARACTÈRES. — C'est une poudre blanche, amorphe, insoluble dans l'eau distillée, peu soluble dans l'eau chargée d'acide carbonique, entièrement soluble dans l'acide acétique dilué.

Quand on chauffe du carbonate de plomb, il perd son acide carbonique et se change en litharge.

Si on le chauffe à l'air libre, à une température insuffisante pour fondre l'oxyde de plomb, il se transforme en une poudre d'un rouge vif à laquelle on donne le nom de *mine orange*.

Toxique.

**Falsifications :** sulfates de chaux, de baryte, de plomb, craie, carbonate de zinc, cendres d'os.

## IODURE DE PLOMB.

F. éq. PbI = 230,5.      F. atom. PbI² = 461.

CARACTÈRES. — Poudre amorphe, d'un jaune vif. Fond à une haute température et prend alors un aspect rouge brun. Il se dissout dans 1235 parties d'eau froide et 194 parties d'eau bouillante. En se refroidissant, la liqueur abandonne des paillettes hexagonales d'un jaune éclatant.

Il est presque insoluble dans l'alcool, très soluble dans la potasse caustique.

Les rayons solaires directs le décolorent en présence
de l'air, quand il est humide.

Toxique.

MODE D'ADMINISTRATION ET DOSES.

A l'extérieur, en **pommade**, 12 pour 100.

**Falsifications :** chromate et oxyde de plomb.

## OXYDE DE PLOMB FONDU.

Litharge.

F. éq. PbO = 111,5.      F. atom. PbO = 823.

CARACTÈRES. — Ecailles jaunes-rougeâtres, brillantes,
entièrement solubles, sans effervescence dans l'acide
azotique officinal et dans l'acide acétique pur, solubles
à chaud dans la lessive de potasse ou de soude.

MODE D'ADMINISTRATION ET DOSES.

A l'extérieur, fait partie de plusieurs emplâtres : le diachy-
lum, l'emplâtre de Vigo, celui de la Mère-Thècle.

**Altérations :** oxydes de fer, de cuivre, carbonate de plomb.

**Falsifications :** ocre, sable, brique pilée.

## OXYDE ROUGE DE PLOMB.

Minium.

F. éq. $Pb^3O^4$ = 342,5.      F. atom. $Pb^3O^4$ = 685.

CARACTÈRES. — C'est une poudre d'un rouge vif, qu
devient plus foncée sous l'influence de la chaleur.

Le minium est insoluble dans l'eau, soluble dans

l'acide acétique concentré et dans l'acide phosphorique. La lumière le noircit.

Observation. — L'acide chlorhydrique le transforme en chlorure de plomb, avec dégagement de chlore.

Toxique.

### MODE D'ADMINISTRATION ET DOSES.

C'est la base active de l'emplâtre de Nuremberg.

**Altérations :** oxydes de fer, de cuivre.

**Falsifications :** ocre rouge, colcothar, brique pilée et sulfate de baryte.

# POTASSE CAUSTIQUE.

Hydrate de potasse.

F. éq. KO, HO = 56,1.      F. atom. KHO = 56,1.

## 1° POTASSE CAUSTIQUE A LA CHAUX.

Pierre à cautère.

Produit impur. Elle contient toujours, à l'état de mélange, les impuretés du carbonate de potasse et de la chaux qui ont servi à sa préparation.

Conservation. — La potasse caustique attire puissamment l'eau et l'acide carbonique de l'air. Elle doit être conservée en vases secs et bien bouchés.

### MODE D'ADMINISTRATION ET DOSES.

**Poudre de Vienne :**

| | |
|---|---|
| Potasse caustique...................... | 50 parties. |
| Chaux vive. ......................... | 50 |

pour placer des cautères.

## 2° POTASSE CAUSTIQUE A L'ALCOOL.

### Potasse pure.

CARACTÈRES. — La potasse pure doit se dissoudre sans résidu dans l'eau et dans l'alcool.

Elle ne doit point faire effervescence quand on la sature par l'acide azotique. La liqueur ne doit précipiter ni l'azotate d'argent (chlorures), ni l'azotate de baryte (sulfates).

Calcinée dans un creuset d'argent, elle ne perd pas de son poids.

## CARBONATE DE POTASSE PUR.

F. éq. $CO^2KO = 69,1$.      F. atom. $CO^3K^2 = 138,2$.

CARACTÈRES. — Sel blanc pulvérulent, d'une saveur alcaline très âcre, très déliquescent au contact de l'air humide, soluble dans son poids d'eau froide. Sa solution est très alcaline; dans son plus grand état de concentration, elle renferme 48,80 pour 100 de sel anhydre, possède une densité de 1,54 à + 15 degrés et bout à 113 degrés. Il est insoluble dans l'alcool.

Peu usité, remplacé par le sous-carbonate de soude.

## CARBONATE DE POTASSE SATURÉ.

### Bicarbonate de potasse.

F. éq. $2(CO^2)KO, HO = 100,1$.      F. atom. $CO^3, K, H = 100,1$.

CARACTÈRES. — Ce sel cristallise en prismes rhomboïdaux obliques, d'une saveur alcaline dépourvue d'âcreté ; il bleuit le papier de tournesol rouge et n'est pas déliquescent ; soluble dans 4 parties d'eau froide, insoluble dans l'alcool.

Sa solution aqueuse fait effervescence avec l'acide chlorhydrique, et le liquide ainsi obtenu précipite par le bichlorure de platine. Elle ne doit pas précipiter par le sulfate de magnésie à froid ; sursaturée par l'acide azotique, elle ne doit pas donner de précipité ni par l'azotate d'argent ni par l'azotate de baryte.

### MODE D'ADMINISTRATION ET DOSES.

En **solutions**, 2 à 4 grammes par jour, après le repas.
Fait partie de l'eau alcaline gazeuse. Voyez *Eaux gazeuses*.

## SULFATE DE POTASSE.

### Sel de Duobus.

F. éq. $SO^3,KO = 87,1$.     F. atom. $SO^4K^2 = 174,2$.

CARACTÈRES. — Ce sel cristallise en prismes à 6 pans ou en doubles pyramides à 6 faces ; ces cristaux sont durs, anhydres, inaltérables à l'air, d'une saveur amère, solubles dans 10 parties d'eau froide et $3^p,8$ d'eau bouillante, insolubles dans l'alcool.

Sa solution est neutre aux papiers réactifs, elle précipite par l'acide tartrique. Acidulée par l'acide azotique, elle ne doit pas précipiter par l'azotate d'argent.

### MODE D'ADMINISTRATION ET DOSES.

A l'intérieur, en **solutions**, 3 à 5 grammes comme diurétique ; 5 à 15 grammes comme purgatif.
Il fait partie de la poudre de Dower.

## TARTRATE DE POTASSE NEUTRE.

F. éq. $C^8H^4O^{10}$, $2(KO) = 226,2$.    F. atom. $C^4H^4O$, $K^2 = 226, 2$.

CARACTÈRES. — Sel blanc, formé de prismes clino-rhombiques, d'une saveur amère désagréable, très soluble dans l'eau, peu soluble dans l'alcool, neutre au tournesol.

#### MODE D'ADMINISTRATION ET DOSES.

A l'intérieur, en **solutions,** à la dose de 2 à 4 grammes comme diurétique ; à la dose de 15 grammes comme purgatif.

**Altérations :** sulfates, chlorures, traces de cuivre, de fer.

## TARTRATE DE POTASSE ACIDE.

Bitartrate de potasse, crème de tartre.

F. éq. $C^8H^4O^{10}$, KO, $HO = 188,1$.    F. atom. $C^4H^4O^6$, K, $H = 188,1$.

CARACTÈRES. — Sel blanc formé de cristaux confus, qui dérivent d'un prisme rhomboïdal. Il possède une saveur acidulée, craque sous la dent, est inaltérable à l'air. Il est soluble dans 40 parties d'eau froide et dans 15 parties d'eau bouillante; il est insoluble dans l'alcool. Ce sel rougit le tournesol bleu et se décompose par la chaleur en répandant l'odeur du caramel.

#### MODE D'ADMINISTRATION ET DOSES.

A l'intérieur, en **solutions,** à la dose de 2 à 4 grammes comme diurétique; à la dose de 8 grammes comme apéritif, et de 15 à 30 grammes comme purgatif.

**Altérations :** tartrate de chaux.

**Falsifications :** marbre blanc, quartz, alun, etc.

*Tisane impériale.*

Crème de tartre...................... 4 gr.
Eau. ............................... 940
Sirop de limon........... ............ 60

## TARTRATE DE POTASSE ET DE SOUDE.

Sel de Seignette.

F. éq. $C^8H^4O^{10}$, KO, NaO; 8aq. $= 282,1$.

F. atom. $C^4H^3O^6$, K, Na $+ 4H^2O = 282,1$.

CARACTÈRES. — Ce sel cristallise en gros prismes rhomboïdaux à huit faces; il possède une saveur un peu amère. Il se dissout dans $1^P,2$ d'eau froide et fond entre 70 et 80 degrés dans son eau de cristallisation. Il est soluble dans l'alcool.

Mêmes usages que le tartrate de potasse.

## TARTRATE BORICO-POTASSIQUE.

Tartrate de potasse et d'acide borique, crème de tartre soluble.

F. éq. $C^8H^4O^{10}$, $BoO^3$, KO $= 214,1$.     F. atom. $C^4H^4O^6(BoO)K = 214,1$.

CARACTÈRES. — Ecailles amorphes, transparentes, d'une saveur acide. Doit se dissoudre entièrement dans l'eau.

MODE D'ADMINISTRATION ET DOSES.

A l'intérieur, en **solutions,** à la dose de 5 à 15 grammes comme diurétique, et de 15 à 30 grammes comme purgatif.

# TARTRATE DE POTASSE ET D'ANTIMOINE.

### Tartre stibié, émétique.

F. éq. $C^8H^4O^{10}$, $SbO^3KO$ ; 2aq. $= 341,1$.

F. atom. $C^4H^4O^6(SbO)$, $K + H^2O = 341,1$.

CARACTÈRES. — Ce sel se présente en octaèdres qui s'effleurissent à l'air. Il possède une saveur âcre et désagréable. Il exige, pour se dissoudre, un peu moins de 2 parties d'eau bouillante et 14 parties d'eau froide.

Sa solution aqueuse rougit faiblement le papier de tournesol ; traitée par l'acide sulfhydrique, elle donne lieu à un précipité rouge orangé.

Toxique.

### MODE D'ADMINISTRATION ET DOSES.

A l'intérieur, comme vomitif, à la dose de 5 à 10 centigrammes dans un julep gommeux, 150 ; seul ou additionné de poudre d'ipécacuanha, 1,50.

La potion s'administre en trois fois, de dix en dix minutes. On laisse l'effet vomitif se produire ; puis, quand les vomissements se font à vide, on donne de grandes tasses d'eau chaude ou d'infusion de fleurs de camomille romaine pour arrêter les vomissements. S'ils se prolongent, on les arrête par des petites doses d'eau glacée.

Comme éméto-cathartique, on donne l'émétique en **lavage**, 5 à 10 centigrammes dans 1 litre de limonade tartrique, de bouillon d'herbes, de bouillon de veau, d'eau d'orge ou de petit-lait.

Comme contro-stimulant, on donne 30 à 60 centigrammes d'émétique dans un julep gommeux.

On le donne quelquefois en **lavement**, 5 centigrammes dans 200 grammes d'eau.

A l'extérieur, l'émétique fait partie de la pommade stibiée, **pommade** d'Autenrieth :

> Emétique..................... 4 à 10 gr.
> Axonge ou vaseline............. 30

Enfin, en **suppositoires**, comme révulsif des affections cérébrales :

> Tartre stibié. ..................... 0$^g$,10
> Beurre de cacao ..................... 4 gr.


# PYROGALLOL.

### Acide pyrogallique.

F. éq. $C^{12}H^6O^6 = 126$.     F. atom. $C^6H^3(HO)^3 = 126$.

Se présente en aiguilles, en lamelles cristallines, blanches, inodores, à saveur amère et astringente, qui fondent vers 115 degrés. Soluble dans 2 parties d'eau froide, très soluble dans l'alcool et l'éther.

Sa solution brunit à l'air en présence des alcalis, et colore en bleu les sels ferreux et en rouge les sels ferriques.

Très altérable, doit être conservé à l'abri de l'air.


# SALICYLATE DE LITHINE.

F. éq. $C^{14}H^5O^5$, LiO $= 144$.     F. atom. $C^7H^5O^3Li = 144$.

CARACTÈRES. — Aiguilles blanches, soyeuses, inodores, à saveur sucrée, solubles dans l'eau et l'alcool, généralement en masses.

Doit être conservé en vases clos.

MODE D'ADMINISTRATION ET DOSES.

A l'intérieur, en **poudre**, dans du pain à chanter, à la dose de 2 grammes par jour, en 4 paquets, en faisant boire en même temps un tiers de verre d'eau de Vichy.

# SALICYLATE DE QUININE.

F. éq. $C^{40}H^{24}Az^9O^4$, $C^{14}H^5O^5HO = 471$.

F. atom. $2(C^{20}H^{24}Az^2O^2, C^7H^6O^3) + H^2O = 942$.

CARACTÈRES. — Aiguilles en masses blanches, soyeuses et très légères, solubles dans 900 parties d'eau environ.

MODE D'ADMINISTRATION ET DOSES.

A l'intérieur, dans du pain à chanter, à la dose de 0,50 à 2 grammes par jour.

# SALICYLATE DE SOUDE.

F. éq. $C^{14}H^5O^2NaO = 160$.     F. atom. $C^7H^5O^3Na = 160$.

CARACTÈRES. — Sel blanc amorphe ou cristallisé, inodore, à saveur désagréable. Pur, il est inaltérable à la lumière, brunit à l'air.

Il est neutre au tournesol, soluble dans 10 parties d'eau froide.

Il se colore en violet par les sels ferriques.

OBSERVATION. — Doit être conservé en lieu sec et en vases clos.

A l'intérieur, en **poudre,** dans des cachets, à la dose de 1 à 6 grammes par jour.

En **potion :**

| | |
|---|---|
| Eau de tilleul........................... | 40 gr. |
| Alcool. ................................ | 30 |
| Sirop de limon......................... | 30 |
| Salicylate de soude. ................... | 4 |

Les salicylates d'ammoniaque, d'atropine, de bismuth, de chaux, de fer, de potasse, de zinc sont inusités.

# SILICATE DE POTASSE DISSOUS.

Liqueur des cailloux.

CARACTÈRES. — Liquide incolore, visqueux, d'une densité de 1,282, à réaction alcaline.

La solution de silicate de potasse, exposée à l'air, se sèche facilement. L'acide chlorhydrique y produit un précipité blanc gélatineux d'acide silicique, soluble dans l'acide chlorhydrique en excès; la liqueur filtrée précipite par le bichlorure de platine, mais ne donne pas de précipité avec le biméta-antimoniate de potasse, ni avec le chlorure de baryum.

MODE D'ADMINISTRATION ET DOSES.

Employé uniquement à l'extérieur pour la confection des appareils inamovibles.

# SOUDE CAUSTIQUE.

Soude caustique liquide, lessive des savonniers.

F. éq. NaO, HO = 40.    F. atom. NaHO = 40.

| | |
|---|---|
| Carbonate de soude sec............... | 500 gr. |
| Chaux vive. ........... ... .......... | 400 |
| Eau distillée......................... | 6000 |

CARACTÈRES. — Cette liqueur a une densité de 1,332 à + 15 degrés et renferme, en centièmes, environ 23 grammes d'oxyde de sodium anhydre, correspondant à 29 grammes de soude hydratée.

Toxique.

# SOUDE (CARBONATE DE) PUR.

Sel de soude cristallisé, cristaux de soude.

F. éq. $CO^2$, $NaO+10aq. = 143$.    F. atom. $CO^3$, $Na^2+10H^2O = 286$.

CARACTÈRES. — Gros prismes rhomboïdaux, incolores, très efflorescents, d'une saveur fortement alcaline et légèrement caustique.

Le carbonate de soude cristallisé se dissout dans $1^p,6$ d'eau à + 15 degrés; dans $0^p,12$ à 38 degrés, et dans $0^p,22$ à + 100 degrés; il est insoluble dans l'alcool et soluble dans son poids de glycérine. Il contient 62,94 pour 100 d'eau de cristallisation.

CONTROLE. — Il doit se dissoudre complètement dans l'eau, et cette solution, sursaturée par l'acide azotique pur, ne doit précipiter que très faiblement par l'azotate d'argent et le chlorure de baryum.

### MODE D'ADMINISTRATION ET DOSES.

Usage interne : en **tisane** contre la gravelle, la scrofule, l'hydropisie. Dose : 1 à 4 grammes par jour.

Usage externe : en **lotions, bains.** Dose : 100 à 250 grammes pour un bain.

**Incompatibles :** acides, sels acides, tous les sels dont la base peut donner lieu à un carbonate ou oxyde insoluble (mercure, fer, magnésie, chaux, etc.), chlorhydrate d'ammoniaque, eau de chaux, infusés végétaux.

# BICARBONATE DE SOUDE.

### Sel de Vichy.

F. éq. $2(CO^2)$, $NaO,HO = 84$.      F. atom. $CO^3$, $Na$, $H = 84$.

CARACTÈRES. — Le bicarbonate de soude est d'un blanc mat, en masses dures et résistantes, composées de petits cristaux agglomérés, d'une saveur un peu alcaline; il bleuit le papier rouge de tournesol et se dissout dans 12 parties d'eau froide.

CONTROLE. — La solution aqueuse ne doit pas précipiter par l'hydrogène sulfuré, ni par les sels de magnésie à froid; elle fait effervescence avec l'acide chlorhydrique, et la liqueur ainsi obtenue ne doit pas précipiter par le bichlorure de platine; sursaturée par l'acide azotique, elle ne doit pas donner de précipité avec les azotates d'argent et de baryte.

### MODE D'ADMINISTRATION ET DOSES.

Usage interne : antiacide, diurétique, digestif, lithontriptique. Dose : 50 centigrammes à 10 grammes.

Usage externe : en **bains,** comme le carbonate.

**Incompatibles :** les mêmes que le carbonate de soude.

# SOUFRE LAVÉ.

CARACTÈRES. — La fleur de soufre du commerce renferme de l'acide sulfureux, lequel se transforme peu à peu en acide sulfurique; le lavage a pour but d'enlever ce dernier.

### MODE D'ADMINISTRATION ET DOSES.

Usage interne : à hautes doses, de 8 à 16 grammes, purgatif; à doses faibles, 2 à 4 grammes, excitant avec une action spéciale sur la peau.

Usage externe : affections parasitaires.

# SOUFRE PRÉCIPITÉ.

CARACTÈRES. — Le soufre précipité s'obtient en décomposant le sulfure de sodium par l'acide chlorhydrique. Il diffère à plusieurs égards du soufre sublimé; il se présente dans un état de division plus avancée; sa couleur est plus pâle, presque blanche et plus terne. Il exhale, surtout dans les premiers temps de sa préparation, une odeur particulière, due à la présence d'une petite quantité d'acide sulfhydrique, que des lavages multipliés ne peuvent lui enlever.

CONTROLE. — Volatil sans résidu; l'eau distillée avec laquelle il a été agité ne doit pas rougir le tournesol, ni précipiter par le chlorure de baryum.

### MODE D'ADMINISTRATION ET DOSES.

Les mêmes que le soufre lavé; s'emploie à des doses un peu moindres.

# SOUFRE SUBLIMÉ.

Fleur de soufre.

F. éq. S = 16. F. atom. S = 32.

CARACTÈRES. — Poudre d'une belle couleur citrine, inodore, d'une saveur très légèrement acide, se présentant à l'examen microscopique sous forme de vésicules sphériques, quelquefois très grosses et souvent disposées en chapelet; d'une densité de 2,03; fusible à 113 degrés, et volatilisable vers 440 degrés, sans résidu.

Complètement insoluble dans l'eau, presque insoluble dans l'alcool et dans l'éther, plus soluble dans les huiles fixes et volatiles, et surtout dans le sulfure de carbone.

Brûle, au contact de l'air, avec une flamme bleue et avec production d'acide sulfureux.

OBSERVATION. — Le soufre se rencontre également dans le commerce sous la forme de bâtons cylindro-coniques : c'est le soufre fondu, dit *soufre en canon*.

**Altérations :** acide sulfurique, sulfate d'ammoniaque.

**Falsifications :** soufre trituré, sulfate et carbonate de chaux, silice, alumine, magnésie.

# SOUFRE DORÉ D'ANTIMOINE.

Soufre doré.

CARACTÈRES. — Poudre fine, de couleur rouge-orangé, insipide, inodore, insoluble dans l'eau et dans l'alcool.

Ce corps, chauffé dans un tube, dégage du soufre et

laisse un résidu noir de sulfure d'antimoine. Il est attaqué par l'acide chlorhydrique avec dégagement d'hydrogène sulfuré, dépôt de soufre et formation de protochlorure d'antimoine. Il est soluble dans la potasse caustique et dans l'ammoniaque, qui se colore en jaune.

MODE D'ADMINISTRATION ET DOSES.

Excitant, altérant, diaphorétique, émétique. Dose : jusqu'à 1 gramme.

**Incompatibles :** acides et sels acides, crème de tartre, sulfates et chlorures solubles.


## SULFURE DE POTASSIUM.

Trisulfure de potassium impur, sulfure de potasse, polysulfure de potassium, foie de soufre.


CARACTÈRES. — Plaques de couleur hépatique, répandant à l'air humide l'odeur d'hydrogène sulfuré, d'une saveur caustique et sulfureuse, complètement solubles dans 2 parties d'eau froide.

ESSAI. — Le foie de soufre du commerce contient, le plus souvent, une grande quantité de soude à l'état de sulfure et de sulfate de sodium; après traitement par l'acide chlorhydrique et filtration, la solution ne doit pas précipiter abondamment par le chlorure de baryum; la présence de la soude se reconnaît à l'absence de précipité abondant par l'acide tartrique.

MODE D'ADMINISTRATION ET DOSES.

Usage externe : 100 grammes pour un bain. Employé en **lotions.**

## SULFURE DE SODIUM.

Monosulfure de sodium cristallisé, sulfhydrate de soude cristallisé.

CARACTÈRES. — Le monosulfure de sodium doit donner avec la solution de sulfate de manganèse un précipité chamois *sans dégagement d'acide sulfhydrique.*

Dégage de l'hydrogène sulfuré au contact des acides. Très soluble dans l'eau et l'alcool.

### MODE D'ADMINISTRATION ET DOSES.

Usage interne : préparation des eaux sulfureuses artificielles. Dosé en **sirop,** à 1 gramme pour 1000.

Usage externe : **bain sulfureux.** Dose : 100 à 150 grammes.

## SULFURE D'ANTIMOINE DU COMMERCE.

Antimoine sulfuré, antimoine cru.

CARACTÈRES. — Masses formées de longues aiguilles prismatiques, d'une couleur grise, d'un grand éclat métallique, facilement fusibles, d'une densité de 4,6 environ.

Le sulfure d'antimoine donne de l'acide sulfureux lorsqu'on le grille à l'air et de l'acide sulfhydrique quand on le traite à chaud par l'acide chlorhydrique.

### MODE D'ADMINISTRATION ET DOSES.

Sert de base aux autres préparations d'antimoine.

**Altérations :** sulfures d'arsenic, de plomb, de fer.

**Falsifications :** galène, schiste, ardoise.

## OXYSULFURE D'ANTIMOINE HYDRATÉ.

### Kermès.

CARACTÈRES. — Poudre de couleur brun rouge foncé, d'aspect velouté, inodore, insipide, insoluble dans l'eau, soluble à chaud dans vingt fois son poids environ d'acide chlorhydrique pur étendu.

Le kermès officinal, mis en contact, pendant quelque temps, avec de l'ammoniaque à 0,925, ne doit pas la colorer; la liqueur ammoniacale incolore, décantée et sursaturée par l'acide chlorhydrique, ne doit pas donner de précipité jaune. Il doit être complètement soluble dans une solution de potasse caustique. Sa dissolution dans l'acide chlorhydrique ne doit donner lieu qu'à un léger dépôt de soufre, et la liqueur filtrée doit être incolore. Ce produit s'altère sous l'influence de la lumière et de l'humidité; on doit le conserver dans des flacons en verre coloré et placés dans un endroit sec.

#### MODE D'ADMINISTRATION ET DOSES.

Usage interne : stimulant, émétique, diaphorétique, expectorant, à la dose de 15 à 20 centigrammes; vomitif, à dose plus forte; contro-stimulant, à la dose de 1 à 2 grammes.

**Incompatibles :** acides, sels acides, crème de tartre, sulfates et chlorures solubles.

## SULFURE DE CARBONE.

F. éq. CS² = 38.     F. atom. CS² = 76.

CARACTÈRES. — Le sulfure de carbone du commerce présente une odeur repoussante, due à diverses impuretés. Quand il est suffisamment purifié, il constitue un liquide limpide, incolore, dont l'odeur spéciale est très affaiblie; il est neutre aux réactifs colorés. Sa densité est 1,271 à + 15 degrés. Il bout à 47 degrés. Il est très inflammable et brûle avec une flamme bleue. Il est insoluble dans l'eau, soluble dans l'alcool et dans l'éther. Il est le meilleur dissolvant du phosphore ordinaire, des corps gras et des huiles volatiles.

OBSERVATION. — Ce corps est très dangereux à manier, à cause de ses vapeurs délétères éminemment inflammables.

MODE D'ADMINISTRATION ET DOSES.

A l'extérieur, en **liniment,** contre les affections rhumatismales et arthritiques, contre la gale.

A l'intérieur, comme emménagogue, à la dose de II gouttes dans une tasse de gruau sucré.


## SULFATE DE SOUDE.

F. éq. $SO^2$, NaO + 10aq. = 161.   F. atom. $SO^4$, $Na^2$ + $10H^2O$ = 322.

CARACTÈRES. — Prismes à 4 pans, terminés par des sommets dièdres, très efflorescents, solubles dans $2^p,8$ d'eau à + 15 degrés, dans $0^p,3$ à 33 degrés et dans $0^p,5$ à 100 degrés, insolubles dans l'alcool et l'éther. Ces cristaux contiennent 56 pour 100 d'eau de cristallisation. Leur solution aqueuse est neutre au papier de tournesol et ne précipite ni par les carbonates alcalins, ni par l'azotate d'argent.

MODE D'ADMINISTRATION ET DOSES.

Purgatif très usité. Dose : 15 à 60 grammes.

## SULFOVINATE DE SOUDE.

Ethylsulfate de soude.

F. éq. 2($SO^3$), $N^4H^5O$, GaO ; 2aq. $=$ 167.

F. atom. $SO^4$, $N^2H^5$, Ga $+$ $H^2O$ $=$ 167.

CARACTÈRES. — Tables hexagonales, incolores, à saveur fraîche et sucrée. Ce sel fond à 86 degrés en devenant anhydre ; il est soluble dans l'eau et dans l'alcool faible. La chaleur le décompose en vapeurs d'alcool inflammables et en bisulfate de soude.

CONTROLE. — Ne doit pas présenter de réaction acide, ne pas précipiter par le chlorure de baryum (absence d'acide sulfurique), et surtout par un sulfate soluble (absence de sel de baryum, qui est vénéneux).

OBSERVATION. — Le sulfovinate de soude s'altère en solution, en devenant acide.

Conserver en flacons bouchés.

#### MODE D'ADMINISTRATION ET DOSES.

Usage interne : **purgatif**. Dose : 20 à 30 grammes.

**Altérations :** acide sulfurique, sels de baryum, de chaux, carbonate de soude, traces de plomb, d'arsenic.

## SULFITE DE SOUDE.

Bisulfite de soude, sulfite acide de soude.

F. éq. 2($SO^2$), NaO, HO $=$ 104.     F. atom. $SO^3$, NaH $=$ 104.

CARACTÈRES. — Cristaux irréguliers et opaques, à réaction acide ; d'une saveur sulfureuse désagréable ; solubles dans l'eau, insolubles dans l'alcool. La solution de bisulfite de soude, traitée par l'acide sulfurique ou l'acide chlorhydrique étendu, dégage de l'acide sulfureux sans former de dépôt; elle ne précipite ni par l'azotate d'argent, ni par l'azotate de baryte.

Elle décolore le permanganate de potasse.

Essai. — Doit se dissoudre dans un acide minéral quelconque, avec dégagement d'acide sulfureux, et cela sans dépôt de soufre, ce qui indiquerait la présence de l'hyposulfite.

### MODE D'ADMINISTRATION ET DOSES.

En **lotions** et **injections**, au dixième.

**Incompatibles :** acides, sels acides, iode.

## HYPOSULFITE DE SOUDE.

F. éq. $S^2O^2$, NaO ; 5aq. $= 124$.     F. atom. $S^2O^3$, $Na^2 + 5H^2O = 248$.

Caractères. — L'hyposulfite de soude cristallise en gros prismes transparents et incolores, d'une saveur amère, solubles dans $0^p,6$ d'eau froide, insolubles dans l'alcool. Les cristaux fondent à 45 degrés dans leur eau de cristallisation et restent fort longtemps en surfusion.

L'hyposulfite de soude se dissout dans l'eau avec abaissement de température; la solution, traitée par un acide, laisse dégager de l'acide sulfureux et dépose du soufre.

Controle. — Ne doit pas contenir de sulfate, c'est-à-dire donner avec le chlorure de baryum un précipité insoluble dans l'acide azotique.

### MODE D'ADMINISTRATION ET DOSES.

Usage interne : antiseptique. Dose : 1 à 5 grammes. **Purgatif.** Dose : 30 grammes.

Usage externe : en **lotions** et **injections,** 5 pour 100 comme antiseptique. Conservation des cadavres.

**Incompatibles :** acides et sels acides, iode.

# SULFATE DE ZINC PUR.

F. éq. SO³, ZnO ; 7aq. = 143,5.      F. atom. SO⁴, Zn + 7H²O = 287.

CARACTÈRES. — Le sulfate de zinc cristallise en prismes rhomboïdaux droits, incolores, d'une saveur styptique, renfermant 43,8 pour 100 d'eau de cristallisation. Ces cristaux se dissolvent dans 0ᵖ,74 d'eau froide, dans 0ᵖ,15 d'eau bouillante et dans 0ᵖ,86 de glycérine ; ils sont insolubles dans l'alcool. La solution aqueuse de ce sel présente une réaction acide au tournesol.

Vénéneux.

CONTROLE. — Le soluté dans 6 parties d'eau bouillante, additionné d'acide azotique et traité par l'ammoniaque jusqu'à dissolution du précipité, doit rester incolore. S'il donnait un dépôt jaunâtre, il contiendrait du fer, et du cuivre si le liquide devenait bleu.

### MODE D'ADMINISTRATION ET DOSES.

Employé rarement à l'intérieur : de 50 centigrammes à 1 gramme comme vomitif ; 15 à 25 centigrammes comme astringent, fébrifuge, antispasmodique.

A l'extérieur, en **collyres,** 10 à 50 centigrammes pour 100 grammes d'eau ; en **injections,** de 50 centigrammes à 1 gramme et plus pour 100 grammes d'eau.

100 grammes de sulfate de zinc peuvent désinfecter un bain sulfureux.

**Incompatibles :** alcalis, carbonates solubles, sels de plomb, tannin, phosphates, lait.

# TALC.

CARACTÈRES. — Silicate de magnésie hydraté, contenant des traces de fer et d'alumine. Poudre blanche, nacrée, onctueuse au toucher, insoluble dans l'eau, inattaquable par les acides, difficilement fusible, d'une densité de 2,5 environ.

### MODE D'ADMINISTRATION ET DOSES.

Le talc entre dans la composition d'opiats, de poudres dentifrices, de poudres à poudrer.

**Falsifications :** carbonate de chaux, sulfates de chaux et de baryte.

# TANNIN.

F. éq. $C^{28}H^{18}O^{18} = 322$.     F. atom. $C^{14}H^{10}O^{9} = 322$.

CARACTÈRES. — Le tannin est blanc jaunâtre, inodore, amorphe, d'une saveur très astringente; il a une réaction acide; il est soluble dans 6 parties d'eau froide et dans $0^{p}$,6 d'alcool, très soluble dans ces liquides bouillants; il se dissout à peine dans l'éther. Sa solution aqueuse est promptement envahie par de nombreux cryptogames; elle se conserve mieux dans les flacons garnis de papier noir; elle constitue un excellent réactif pour précipiter l'albumine, la gélatine, les alcalis organiques, les sels métalliques, etc.

CONTROLE. — Ne doit pas laisser de résidu à l'incinération, entièrement soluble dans l'eau et dans l'alcool; entièrement précipité par la gélatine, colore en bleu foncé les sels ferriques; on peut y rechercher la présence de l'acide gallique en précipitant la solution par un très léger excès de gélatine et filtrant : l'acide gallique n'est pas précipité et passe dans la solution où on le caractérise au moyen du perchlorure de fer.

### MODE D'ADMINISTRATION ET DOSES.

Usage interne : astringent contre les hémorrhagies passives, l'hémoptysie, les diarrhées séreuses, les leucorrhées, fièvres, phthisie, asthénie, coliques néphrétiques, anasarque, albuminurie. Dose : 2 à 4 grammes en **pilules, potions**, etc.

Usage externe : **lotions, injections, pommades**, 1 à 4 pour 100; on fait des crayons de tannin (tannin, q. v.; glycérine, q. s.).

C'est un très bon contrepoison des alcaloïdes.

**Incompatibles :** alcaloïdes, sels métalliques, surtout de fer, d'antimoine, plomb, mercure, émétique; gélatine, albumine, émulsion, eau de chaux.

# VANILLINE.

### Aldéhyde vanillique.

F. éq. $C^{16}H^8O^6 = 152$.     F. atom. $C^8H^8O^3 = 152$.

CARACTÈRES. — Cristaux prismatiques, incolores, d'une saveur piquante, fusibles à 81 degrés, solubles dans 8 parties d'eau froide, très solubles dans l'eau bouillante, l'alcool, l'éther, le chloroforme, le sulfure de carbone, les huiles fixes et volatiles.

Abandonnée longtemps à l'air, la vanilline donne de petites quantités d'acide vanillique. Le bisulfite de soude forme avec elle une combinaison très soluble, d'où elle peut être précipitée par l'acide sulfurique étendu.

MODE D'ADMINISTRATION ET DOSES.

La vanilline participe des propriétés de la vanille, qui est un stimulant aromatique conseillé dans l'hystérie, la frigidité, le rhumatisme chronique, etc., les dyspepsies atoniques et putrides.

Dose : de 5 à 25 centigrammes dans une potion de 120 grammes pour obtenir un effet excito-moteur.

## ZINC (ACÉTATE DE).

F. éq. $C^4H^3O^3$, ZnO, 3aq. $= 118,5$.

F. atom. $(C^2H^3O^2)^2$, Zn $+ 3H^2O = 237$.

CARACTÈRES. — Lamelles blanches, nacrées, onctueuses au toucher, à saveur styptique, entrant en fusion aqueuse à $+ 100$ degrés. Sel très soluble dans l'eau. Sa solution précipite en blanc par l'acide sulfhydrique.

CONTROLE. — Doit donner avec le sulfhydrate d'ammoniaque un précipité blanc; une nuance verdâtre indiquerait la présence du fer; il ne doit pas renfermer de sulfates (réactif : chlorure de baryum).

MODE D'ADMINISTRATION ET DOSES.

Usage interne : émétique et antispasmodique.

Usage externe : astringent, en **collyres, lotions, injections**. Mêmes doses que le sulfate.

**Incompatibles :** acides minéraux, carbonates et sulfures solubles.

## ZINC (OXYDE DE).

F. éq. ZnO $= 40,5$.     F. atom. ZnO $= 81$.

CARACTÈRES. — Blanc, léger, amorphe, insipide, insoluble dans l'eau, jaunit par la chaleur et reprend sa blancheur par le refroidissement.

CONTROLE. — L'oxyde de zinc doit être entièrement soluble, sans effervescence, dans l'acide chlorhydrique étendu. Cette solution doit donner avec l'ammoniaque un précipité blanc, complètement soluble dans un excès de cet alcali.

### MODE D'ADMINISTRATION ET DOSES.

Usage interne : antispasmodique. Dose : 10 centigrammes à 2 grammes.

Usage externe : siccatif et astringent. **Pommade** au dixième.

**Incompatibles :** acides et sels acides.

# FORMULES

## DES EAUX MINÉRALES ARTIFICIELLES

### EMPLOYÉES DANS LES HOPITAUX.

---

#### 1° EAUX DE CONTREXÉVILLE.

| | |
|---|---|
| Bicarbonate de soude..................... | 500 gr. |
| Sulfate de soude..................... . | 1500 |
| Sulfate de magnésie..................... | 1500 |
| Sel marin..................... | 500 |
| Eau gazeuse. ..................... | Q. S. |

Pour 500 bouteilles (300 litres environ).

#### 2° EAUX DE PULLNA.

| | |
|---|---|
| Sulfate de magnésie..................... | 1500 gr. |
| Sulfate de soude..................... | 1500 |
| Sel marin. ..................... | 500 |
| Eau gazeuse. ..................... | Q. S. |

Pour 100 bouteilles.

#### 3° EAUX DE SEDLITZ.

| | |
|---|---|
| Sulfate de magnésie..................... | 4$^k$,500 |
| Eau gazeuse..................... | Q. S. |

Pour 100 bouteilles.

#### 4° EAUX SULFUREUSES.

| | |
|---|---|
| Monosulfure de sodium cristallisé........ | 25 gr. |
| Eau distillée..................... . | Q. S. |

Pour 100 bouteilles.

### 5º EAUX DE VICHY.

| | |
|---|---|
| Bicarbonate de soude................. | 3 kil. |
| Sulfate de soude....................... | 250 gr. |
| Sulfate de magnésie................... | 250 |
| Sel marin............................. | 50 |
| Eau gazeuse.......................... | Q. S. |
| Pour 500 bouteilles. | |

### 6º EAUX DE SPA.

| | |
|---|---|
| Sulfate de fer. .. .................... | 90 gr. |
| Solution de Spa (1).................... | 1 litre. |
| Eau gazeuse.......................... | Q. S. |
| Pour 500 bouteilles. | |

(1) La solution de Spa est ainsi faite :

| | |
|---|---|
| Crème de tartre...................... | 7 kil. |
| Carbonate de soude cristallisé.......... | 7 |
| Sel marin............................ | 2 |

# POSOLOGIE

Les unités de poids et de mesures sont le gramme et le litre, avec leurs divisions et leurs multiples.

Le gramme équivaut à 1 centimètre cube d'eau distillée prise à son maximum de densité, à + 4 degrés.

Le litre est 1 décimètre cube, il renferme donc 1000 centimètres et pèse 1000 grammes.

*Rapport des poids français avec les poids médicinaux étrangers.*

| | Livre. | Once. | Gros. | Scrupule. | Grains. |
|---|---|---|---|---|---|
| | Gr. | Gr. | Gr. | Gr. | Gr. |
| Autriche............... | 420,009 | 35,001 | 4,375 | 1,458 | 0,073 |
| Belgique, Hollande..... | 375,000 | 31,250 | 3,906 | 1,302 | 0,065 |
| Amérique, Angleterre... | 373,246 | 31,104 | 3,888 | 1,296 | 0,065 |
| Bavière............... | 360,000 | 30,000 | 3,750 | 1,250 | 0,063 |
| Hambourg, Hanovre.... Norwège, Nuremberg... Russie, Wurtemberg.... | 357,746 | 29,812 | 3,727 | 1,242 | 0,062 |
| Berne................ | 356,778 | 29,715 | 3,714 | 1,238 | 0,062 |
| Suède............... | 356,227 | 29,686 | 3,711 | 1,237 | 0,062 |
| Prusse, Saxe.......... | 350,784 | 29,232 | 3,654 | 1,218 | 0,061 |

La livre de ces différents pays se compose de 5 760 grains et se divise en 12 onces; l'once contient 8 gros, le gros 3 scrupules et le scrupule 20 grains.

Il y a donc 480 grains dans 1 once, 60 dans 1 gros et 20 dans 1 scrupule.

En Espagne, en Portugal et à Rome, le scrupule se partage en 24 grains au lieu de 20.

Il y a donc 24 grains dans 1 scrupule et 6 912 grains dans 1 livre au lieu de 5 760.

| | Livre. | Once. | Gros. | Scrupule. | Grains. |
|---|---|---|---|---|---|
| | Gr. | Gr. | Gr. | Gr. | Gr. |
| Espagne ............... | 345,072 | 28,756 | 3,595 | 1,198 | 0,050 |
| Portugal............... | 344,190 | 28,683 | 3,585 | 1,195 | 0,050 |
| Rome ................. | 339,161 | 28,263 | 3,533 | 1,177 | 0,049 |

*Mesure de capacité pour les liquides.*

| | |
|---|---|
| 1 litre équivaut à 1 décimètre cube ou......... | 1000 cc. |
| 1 décilitre, dixième de litre, à............... | 100 |
| 1 centilitre, centième de litre, à.............. | 10 |
| 1 millilitre, millième de litre, à.............. | 1 |

RAPPORTS DES POIDS AUX VOLUMES ; DENSITÉ.

*Poids d'un litre pour les liquides suivants :*

| | |
|---|---|
| Eau distillée........................... | 1000 gr. |
| Chloroforme ............................ | 1480 |
| Vinaigre ............................... | 1013 |
| Vin de Bourgogne....................... | 992 |
| Huile ................................. | 920 |
| Alcool faible.......................... | 914 |
| — fort............................... | 850 |

*Poids approximatif des cuillerées.*

| | Densité. | A soupe. | A dessert. | A café. |
|---|---|---|---|---|
| Eau. ................. | 1000 | 15 | 10 | 5 |
| Alcool à 60 degrés....... | 913 | 11 | 8 | 4 |
| Julep gommeux.......... | 1125 | 17 | 11 | 6 |
| Sirop. ................ | 1321 | 20 | 13 | 6 |
| Huile d'amandes.... .... | 917 | 11 | 8 | 5 |

| | |
|---|---|
| Une poignée de graines pèse de............ | 70 à 80 gr. |
| — de feuilles pèse de............. | 20 à 30 |
| Une pincée de fleurs pèse de....... ....... | 1 à 2 |

Une verrée en pharmacie équivaut à 8 cuillerées à soupe ou 120.

Un verre d'eau minérale contient 20 centilitres = 200 grammes.

*Poids des gouttes des principaux liquides.*

Le bec du compte-gouttes normal doit avoir 3 millimètres de diamètre extérieur.

| | | |
|---|---|---|
| 1 gramme d'alcool à 90 degrés............ | 61 | gouttes. |
| — d'alcool à 80 degrés............ | 56 | |
| — d'alcool à 60 degrés............ | 52 | |
| — de chloroforme.............. | 56 | |
| — d'éther..................... | 90 | |
| — d'un alcoolat................ | 57 | |
| — d'une alcoolature............. | 53 | |
| — d'une teinture alcoolique...... | 53 | |
| — — éthérée......... | 82 | |
| — d'une huile grasse............ | 48 | |
| — — essentielle......... | 50 | |
| — de laudanum de Rousseau...... | 33 | |
| — — de Sydenham..... | 33 | |
| — de créosote de hêtre.......... | 43 | |
| — de perchlorure de fer.......... | 20 | |
| — de glycérine................. | 25 | |
| — de liqueur de Fowler.......... | 23 | |
| — de gouttes amères de Baumé... | 53 | |
| — de gouttes noires anglaises..... | 37 | |
| — de teinture d'iode............. | 64 | |
| — de vin de colchique.......... . | 33 | |
| — de vinaigre.................. | 26 | |

# UNITÉS PRATIQUES D'ÉLECTRICITÉ.

Conformément aux décisions prises par le Congrès international des électriciens (1881).

**UNITÉ DE RÉSISTANCE.** — L'*ohm* est la résistance égale

à celle d'une colonne de mercure de 1 millimètre carré de section et qui a une longueur égale à $1^m,05$.

Unité de force électromotrice. — Le *volt* est une force électromotrice qui diffère peu de celle d'une pile de Daniell.

Unité d'intensité du courant. — L'*ampère* est le courant développé par une force électromotrice de 1 *volt* dans un circuit dont la résistance totale est de 1 *ohm*.

Dans les applications médicales, on fait usage d'un sous-multiple de cette unité, le *milliampère*, qui est la millième partie de l'*ampère*. Un courant de 1 *ampère* est trop énergique, on ne peut guère dépasser 20 *milliampères*.

L'intensité d'un courant (évaluée en *ampères*) est égale au quotient de la force électromotrice de la pile (évaluée en *volts*) par la résistance totale du circuit (évaluée en *ohms*).

Dans la plupart des applications physiologiques ou médicales, le courant n'atténue l'intensité correspondant à cette formule qu'au début, parce que la polarisation qui se manifeste vient diminuer la force électromotrice dont on disposait primitivement.

La formule précédente est d'ailleurs d'une application difficile dans la pratique, parce qu'on ignore la résistance de la partie organisée qui sera traversée par le courant.

Unité de quantité d'électricité. — Le *coulomb* est la quantité d'électricité qui passe en une seconde dans une section d'un conducteur traversé par un courant d'une intensité de 1 ampère.

Il résulte de là que la quantité d'électricité qui s'est

écoulée peut, en général, être évaluée en coulombs par le produit de l'intensité (évaluée en *ampères*), par le temps (évalué en secondes), pendant lequel l'effet a persisté.

Jusqu'à présent la quantité d'électricité employée dans les expériences n'a été évaluée qu'approximativement.

# INSTRUCTION CONCERNANT LES INJECTIONS SOUS-CUTANÉES.

Les injections sous-cutanées faites dans un but thérapeutique sont exécutées au moyen de la seringue de Pravaz, dont la capacité est d'environ 1 gramme.

La seringue de Pravaz ordinaire n'étant pas un instrument de précision, qui donne exactement le gramme, il est bon, avant de s'en servir, d'en faire la tare.

Il sera facile de rectifier ensuite les formules habituelles pour avoir des doses exactes.

On remarquera que la seringue de Pravaz, étant une mesure de capacité, est dosée au volume, tandis que l'ordonnance, qui fixe la quantité des substances à injecter, est dosée au poids. Il suffit donc, pour faire la rectification, d'établir le rapport entre le volume de la seringue et le poids du médicament.

Soit par exemple une seringue un peu grande, qui dépasse la capacité habituelle et qui, au lieu de contenir 1 gramme d'eau, en contient $1^g,13$, et qu'on veuille injecter 1 centigramme de chlorhydrate de morphine dans $1^g,13$ d'eau distillée ; la formule sera : eau, $11^g,30$ ; chlorhydrate de morphine, 10 centigrammes. Chaque seringue contiendra exactement 1 centigramme de chlorhydrate de morphine.

Si l'on conserve des solutions aqueuses pour injections nypodermiques, on remarque bientôt qu'il s'y forme des nuages qui ne sont autres que des micro-organismes qui altèrent l'eau et abaissent le degré des solutions hypodermiques par la cristallisation d'une partie des sels au contact des tubes de mycélium.

Pour les conserver, on a proposé d'y ajouter de l'eau distillée de laurier-cerise ou de la glycérine.

Les solutions dans la glycérine se conservent en effet d'une manière indéfinie, mais elles ont deux inconvénients : le premier est d'avoir une densité trop élevée et par là de ne pas être assez fluides pour passer facilement à travers les aiguilles; l'autre est que la glycérine attaque le cuir du piston de la seringue et le met bientôt hors d'usage.

Le meilleur moyen de conserver les solutions aqueuses pour injections sous-cutanées est de faire bouillir l'eau distillée destinée aux solutions. On détruit par là les micro-organismes que l'eau peut contenir, et si, plus tard, on voit qu'il s'en forme de nouveaux, il suffit de verser la solution dans un tube à essai, de la faire bouillir de nouveau et de la filtrer. On peut ainsi conserver des solutions indéfiniment.

*Solution aqueuse pour injections sous-cutanées.*

Pour 10 grammes d'eau on peut mettre :

| | | |
|---|---|---|
| Opium........................... | | 1 cc.<br>contiendra |
| Chlorhydrate de morphine (Le chlorhydrate contient 80 pour 100 de morphine..... ................ | 0,10 | 10 mill. |

| | | |
|---|---|---|
| Acétate (L'acétate contient 86 pour 100 de morphine)................... | 0,!0 | 10 |
| Sulfate (Le sulfate contient 76 pour 100 de morphine)................... | 0,10 | 10 |
| Codéine........................ | 0,10 | 10 |
| Chlorhydrate d'apomorphine........ | 0,05 | 5 |
| Sulfate d'athropine............... | 0,01 | 1 |
| Sulfate neutre de duboisine........ | 0,01 | 1 |
| Hyoscyamine.................... | 0,01 | 1 |
| Esérine....................... | 0,01 | 1 |
| Sulfate de strychnine............. | 0,03 | 3 |
| Bromhydrate de caféine........... | 0,20 | 20 |
| Chlorhydrate d'aconitine.......... | 0,01 | 1 |
| Curare. ....................... | 0,01 | 1 |
| Sulfate de quinine............... | 0,20 (1) | 20 |
| Chlorhydrate de quinine........... | 1,40 | 40 |
| Bromhydrate de quinine. .......... | 1,50 | 150 |
| Sulfovinate de quinine............ | 2,50 | 250 |
| Chlorhydrate de pilocarpine. ....... | 0,20 | 20 |
| Extrait aqueux d'ergot............ | 0,60 | 60 |
| Peptone mercurique ammonique..... | 6,06 | 10 de sublimé· |

*Solutions dans la vaseline liquide pour injections hypodermiques.*

On fait dissoudre dans 100 grammes de vaseline liquide les quantités suivantes de médicament :

| | | Nombre de cc. à ajouter. |
|---|---|---|
| Eucalyptol................ | 20ᵍ,00 | 5 |
| Térébenthine ........ .... | 20 ,00 | 5 |
| Thymol............. .... | 0 ,50 | 10 |
| Sulfure de carbone. . ...... | 5 ,00 | 2 |
| Phénol.................. | 2 ,00 | 10 |
| Chloroforme. ............. | 20 ,00 | 2 |
| Iodoforme................ | 1 ,00 | 10 |
| Iode.................... | 1 ,00 | 10 |
| Brome................... | 2 ,00 | 5 |
| Phosphore............... | 0 ,50 | 1 |
| Calomel................. | 8 ,60 (0,80 pour 9,20) | 1 |
| Oxyde jaune de mercure.... | 10 ,00 | 1 |

(1) Avec addition de jus de citron.

# TABLEAU DES DOSES MAXIMA

### DES MÉDICAMENTS ACTIFS POUR LES ADULTES
### QUE LE MÉDECIN NE DOIT PAS DÉPASSER POUR L'USAGE INTERNE
### SANS INDICATION SPÉCIALE.

---

### MOYENNE SUIVANT LES AGES

Pour les enfants de 10 ans,    moitié de celle des adultes.
—    5 ans,    1/4 de dose.
—    2 ans 1/2, 1/8 de dose.

| USAGE INTERNE DES MÉDICAMENTS ACTIFS. | DOSE MAXIMA POUR ADULTES | |
|---|---|---|
| | pour 1 dose. | pour 24 heures. |
| Acétate de cuivre | 0ᵍ,10 | 0ᵍ,40 |
| — de plomb | 0 ,10 | 0 ,40 |
| — de morphine | 0 ,02 | 0 ,10 |
| Acide arsénieux | 0 ,005 | 0 ,01 |
| — borique | 1 | 6 |
| — chlorhydrique dilué | 2 | 8 |
| — chlorhydrique médicinal | 0 ,05 | 0 ,20 |
| — nitrique dilué | 1 ,35 | 5 ,20 |
| — oxalique | 0 ,30 | 1 |
| — sulfurique dilué | 2 | 8 |
| — phosphorique | 1 | 5 |
| Aconit, feuilles pulvérisées | 0 ,25 | 1 |
| Aconitine | 0 ,0005 | 0 ,002 |
| Agaric | 0 ,05 | » |
| Anémone pulsatille | 0 ,20 | 0 ,40 |
| Arséniate d'ammoniaque | 0 ,005 | 0 ,02 |
| — de fer | 0 ,005 | 0 ,02 |
| — de potasse | 0 ,005 | 0 ,02 |
| — de soude | 0 ,005 | 0 ,02 |
| Arsénites | Doses des arséniates. | |
| Atropine | 0 ,001 | 0 ,004 |
| Belladone, feuilles pulvérisées | 0 ,20 | 0 ,60 |
| — en infusion | 1 ,35 | » |
| — racines pulvérisées | 0 ,15 | 0 ,50 |
| Bichlorure de mercure | 0 ,03 | 0 ,08 |

| USAGE INTERNE<br><br>DES MÉDICAMENTS ACTIFS. | DOSE MAXIMA<br>POUR ADULTES | |
|---|---|---|
| | pour 1 dose. | pour<br>24 heures. |
| Brome............................ | IV | XX |
| Brucine........................... | 0$^g$,01 | 0$^g$,03 |
| Calomel........................... | 1 ,25 | 2 ,60 |
| Camphre.......................... | 0 ,20 | 1 |
| Cantharides....................... | 0 ,06 | 0 ,25 |
| Chlorhydrate de morphine.......... | 0 ,03 | 0 ,10 |
| Chloroforme....................... | X | 4 |
| Chlorure d'or et de sodium......... | 0 ,06 | 0 ,20 |
| Ciguë, feuilles pulvérisées......... | 0 ,30 | 1 |
| — semences pulvérisées......... | 0 ,20 | 1 |
| Codéine........................... | 0 ,04 | 0 ,15 |
| Coloquinte........................ | 0 ,10 | 0 ,50 |
| Conicine ou cicutine.............. | 1/2 millig. | 0 ,002 |
| Créosote.......................... | 0 ,05 | 0 ,20 |
| Cyanure double de fer (bleu de Prusse).. | 0 ,25 | 1 |
| — de potassium................. | 0 ,01 | 0 ,04 |
| Digitaline (Homolle).............. | 0 ,002 | 0 ,008 |
| — (Nativelle)............. | 1/4 millig. | 0 ,002 |
| Digitale, feuilles pulvérisées....... | 0 ,30 | 1 |
| — en infusion............. | 1 ,50 | » |
| Eau d'amandes amères.............. | 4 | 12 |
| — de laurier-cerise.............. | 4 | 12 |
| — de Rabel..................... | 2 | 10 |
| Elixir parégorique................. | 1 | 4 |
| Ellébore blanc.................... | 0 ,30 | 1 ,20 |
| — noir..................... | 0 ,30 | 1 ,20 |
| Emétine.......................... | 0 ,01 | 0 ,05 |
| Essence d'amandes amères.......... | 0 ,05 | 0 ,20 |
| — de moutarde.................. | 0 ,015 | 0 ,09 |
| — de rue...................... | 0 ,012 | 0 ,50 |
| — de sabine................... | 0 ,012 | 0 ,50 |
| — d'eucalyptus globulus.......... | 0 ,30 | 1 ,80 |
| Extrait alcoolique d'aconit......... | 0 ,05 | 0 ,20 |
| — — de belladone......... | 0 ,05 | 0 ,20 |
| — — de cantharides....... | 0 ,02 | 0 ,06 |
| — — de colchique......... | 0 ,10 | 0 ,40 |
| — — de coloquinte........ | 0 ,05 | 0 ,40 |
| — — d'ellébore noir....... | 0 ,10 | 0 ,50 |
| — — de garou............ | 0 ,05 | 0 ,40 |
| — — de gratiole.......... | 0 ,10 | 0 ,60 |
| — — de noix vomique...... | 0 ,06 | 0 ,25 |

| USAGE INTERNE<br><br>DES MÉDICAMENTS ACTIFS. | DOSE MAXIMA<br>POUR ADULTES | |
|---|---|---|
| | pour 1 dose. | pour<br>24 heures. |
| Extrait alcoolique de rue.............. | 0ᵍ,05 | 0ᵍ,30 |
| —            —       de sabine............ | 0 ,05 | 0 ,30 |
| —            —       de scille ........... | 0 ,10 | 0 ,40 |
| —     aqueux d'aconit................ | 0 ,20 | 0 ,80 |
| —            —    de belladone .......... | 0 ,12 | 0 ,36 |
| —            —    de chanvre indien....... | 0 ,10 | 0 ,40 |
| —            —    de ciguë.............. | 0 ,20 | 1 ,20 |
| —            —    de digitale........... | 0 ,20 | 0 ,80 |
| —            —    d'élaterium........... | 0 ,05 | 0 ,20 |
| —            —    de jusquiame.......... | 0 ,20 | 1 |
| —            —    de laitue vireuse........ | 0 ,65 | 1 ,30 |
| —            —    de morelle............. | 0 ,20 | 1 |
| —            —    de nicotiane........... | 0 ,15 | 0 ,60 |
| —            —    de noix vomique........ | 0 ,10 | 0 ,40 |
| —            —    d'opium.............. | 0 ,10 | 0 ,40 |
| —            —    de scille ............. | 0 ,20 | 0 ,80 |
| —            —    de seigle ergoté........ | 0 ,20 | 0 ,40 |
| —            —    de stramonium......... | 0 ,10 | 0 ,40 |
| —            —          —    (semences). | 0 ,10 | 0 ,40 |
| Fève de Saint-Ignace................ | 0 ,10 | 0 ,40 |
| Gouttes amères de Baumé............ | V | X |
| —     noires anglaises............. | 0 ,10 | 1 |
| Gomme-gutte...................... | 0 ,30 | 1 |
| Gratiole, feuilles pulvérisées .......... | 0 ,60 | 2 |
| Haschich......................... | 0 ,10 | 0 ,50 |
| Huile de croton............ 1 goutte. | 0 ,06 | 0 ,25 (IV) |
| Hypochlorite de soude ............... | 0 ,50 | 2 |
| Iode pur.......................... | 0 ,06 | 0 ,20 |
| Iodure de fer...................... | 0 ,10 | 0 ,50 |
| —    (Bi-) de mercure.............. | 0 ,03 | 0 ,10 |
| Iodure (Proto-) de mercure. .......... | 0 ,06 | 0 ,40 |
| —            —      et de potassium. | 0 ,01 | 0 ,10 |
| Iodoforme........................ | 0 ,10 | 0 ,40 |
| Ipécacuanha, racines pulvérisées........ | 2 | 4 |
| Jaborandi en infusion................ | 5 | » |
| Jalap pulvérisée.................... | 2 | 4 |
| —    résine...................... | 0 ,40 | 0 ,80 |
| Jusquiame, feuilles pulvérisées.......... | 0 ,30 | 2 |
| —      semences pulvérisées........ | 0 ,25 | 1 |
| Kermès minéral.................... | 0 ,30 | 1 |
| Lactates en général................. | 0 ,10 | 1 ,50 |

| USAGE INTERNE DES MÉDICAMENTS ACTIFS. | DOSE MAXIMA POUR ADULTES | |
| --- | --- | --- |
| | pour 1 dose. | pour 24 heures. |
| Laudanum de Rousseau.............. | 0$^g$,25 | 2$^g$ |
|     — de Sydenham............. | 0 ,60 | 4 |
| Liqueur de Fowler...:............. | 0 ,20 | 0 ,50 |
|     — de Pearson.............. | 0 ,54 | 5 |
| Morphine et ses sels............. | 0 ,03 | 0 ,09 |
| Narcéine et ses sels............ | 0 ,05 | 0 ,20 |
| Nitrate d'argent cristallisé........... | 0 ,05 | 0 ,20 |
|     — en poudre........... | 0 ,05 | 0 ,20 |
| Noix vomique pulvérisée............ | 0 ,12 | 0 ,50 |
| Opium pulvérisé.................. | 0 ,12 | 0 ,40 |
| Oxalate de potasse............... | 0 ,50 | 1 ,50 |
| Oxyde de zinc................... | 0 ,30 | 2 |
| Permanganate de potasse........... | 0 ,15 | 0 ,50 |
| Phosphore.................... | 0 ,015 | 0 ,05 |
| Poudre de Dower................ | 1 ,35 | 4 |
| Sabine pulvérisée............... | 1 ,35 | 5 ,20 |
|     — feuilles en infusion........... | 6 | » |
| Santonine................... | 0, 10 | 0 ,40 |
| Scammonée.................. | 1 | 2 ,50 |
| Scille, bulbes pulvérisées............ | 0 ,20 | 0 ,80 |
| Scillitine................... | 0 ,001 | 0 ,005 |
| Seigle ergoté, infusion............ | 6 | » |
|     — en poudre........... | 0 ,05 | 2 ,60 |
| Stramonium, feuilles.............. | 0 ,25 | 1 |
|     — semences............. | 0 ,20 | 0 ,80 |
| Strychnine et ses sels............. | 0 ,001 | 0 ,02 |
| Sulfate d'alumine et de potasse......... | 0 ,20 | 2 |
|   — de cuivre ammoniacal.......... | 0 ,10 | 0 ,40 |
|   — de cuivre................. | 0 ,10 | 0 ,40 |
|   — de cuivre, doses réparties........ | » | 1 |
|   — de fer................... | 0 ,25 | 1 |
|   — de quinine............... | 1 | 3 |
| Sous-sulfate de mercure, turbith minéral. | 0 ,05 | 0 ,10 |
| Sulfate de zinc................. | 0 ,10 | 0 ,40 |
| Sulfure de potassium.............. | 0 ,30 | 1 |
| Tannin..................... | 0 ,50 | 2 |
| Tabac, feuilles pulvérisées............ | 0 ,15 | 0 ,50 |
| Tartre stibié.................. | 0 ,25 | 1 |
| Teinture d'aconit, feuilles............ | 1 | 1 |
|     — — racines............ | V | XX |
|     — d'anémone................ | 1 | 4 |

| USAGE INTERNE<br><br>DES MÉDICAMENTS ACTIFS. | DOSE MAXIMA<br>POUR ADULTES | |
|---|---|---|
| | pour 1 dose. | pour 24 heures. |
| Teinture de belladone.................... | 0ᵍ,50 | 1ᵍ,60 |
| — de cantharides.............. | 0 ,65 | 2 ,60 |
| — de chanvre indien............ | X | L |
| — de ciguë.................... | 1 | 4 |
| — de coloquinte................ | 1 | 4 |
| — de colchique, semences........ | 1 | 4 |
| — de digitale.................. | 1 | 4 |
| — — éthérée............ | X | XL |
| — d'iode...................... | 0 ,30 | 1 ,20 |
| — de lobélie................... | 1 ,35 | 5 ,20 |
| — de noix vomique ............. | 0 ,60 | 2 |
| — d'opium.................... | 1 | 3 |
| — d'extrait d'opium ............ | 0 ,50 | 1 ,50 |
| — de stramonium .............. | 0 ,65 | 2 |
| Turbith végétal..................... | 0 ,25 | 1 |
| Valérianate d'atropine................ | 0 ,001 | 0 ,004 |
| Valérianates en général .............. | 0 ,10 | 1 ,50 |
| Vératrine........................... | 0 ,005 | 0 ,03 |
| Vin de colchique..................... | 1 ,35 | 5 ,20 |
| Vinaigre de digitale.................. | 1 ,35 | 5 ,20 |

## LISTE

DES RÉACTIFS QUI POURRONT ÊTRE DEMANDÉS DANS LES SALLES<br>POUR LES RECHERCHES CHIMIQUES ET POUR LES RECHERCHES HISTOLOGIQUES<br>PAR MM. LES CHEFS DE SERVICE.

1. Acétate de baryum............ ........ 0ᵏ,050
2. — de sodium.................... 0 ,200
3. — de zinc...................... 0 ,100
4. Acide acétique cristallisable............. 0 ,500
5. — azotique pur................... 0 ,500
6. — chlorhydrique pur.............. 0 ,500
7. — chromique pur................. 0 ,100
8. — sulfurique pur................. 0 ,500
9. — osmique..................... 0 ,001

10. Acide picrique...................... 0ᵏ,100
11. —   pyrogallique................... 0 ,050
12. —   rosolique..................... 0 ,005
13. Alcool à 95 degrés................... 0 ,500
14. —   amylique. .................. 0 ,200
15. Ammoniaque........................ 1 ,000
16. Aniline........................... 0 ,100
17. Azotate de baryum.................. 0 ,100
18. —   de cobalt.................... 0 ,005
19. —   d'urane..................... 0 ,100
20. Baume du Canada,.................... 0 ,100
21. Bleu Coupier....................... 0 ,010
22. Brome............................. 0 ,200
23. Carbonate de baryum................ 0 ,100
24. Carmin n° 40....................... 0 ,020
25. Chlorure de baryum................. 0 ,200
26. —   de calcium fondu............. 1 ,000
27. —   de platine................... 0 ,010
28. Chromate de potassium.............. 0 ,100
29. Eosine. ........................... 0 ,005
30. Essence de girofle.................. 0 ,250
31. Ferricyanure de potassium........... 0 ,020
32. Ferrocyanure de potassium........... 0 ,100
33. Fuchsine (chlorhydrate de rosaniline).... 0 ,010
34. Glycérine pure. .................... 0 ,200
35. Hélianthine,...... ................ 0 ,010
36. Hématoxyline. ..................... 0 ,005
37. Molybdate d'ammoniaque............. 0 ,100
38. Orangé Poirier n° 3 ou n° 4........... 0 ,010
39. Oxalate d'ammoniaque............... 0 ,100
40. Phosphate d'ammoniaque... ......... 0 ,100
41. —   de sodium................... 0 ,200
42. —   double d'ammoniaque et de sodium..................... 0 ,050
43. Potasse caustique................... 0 ,200
44. Purpurine de l'aniline............... 0 ,005
45. Soude caustique. ................... 0 ,500
46. Sulfate d'ammoniaque. .............. 0 ,500
47. —   de cuivre.................... 0 ,200
48. —   d'indigo.................... 0 ,050

| | | |
|---|---|---|
| 49. Sulfite de sodium...................... | 0$^k$,200 |
| 50. Sulfocyanure de potassium. ........'..... | 0 ,050 |
| 51. Sulfure de carbone purifié............... | 0 ,500 |
| 52.　　— 　de sodium (mono-).............. | 0 ,200 |
| 53. Tannin............................... | 0 ,050 |
| 54. Tartrate de potassium et de sodium...... | 0 ,200 |
| 55. Tournesol (papier bleu et rouge)........ | 0 ,100 |
| 56.　　— 　d'orcine. .................... | 0 ,005 |
| 57. Vert de méthyle. ................ .... | 0 ,010 |
| 58. Violet de gentiane. .................... | 0 ,010 |
| 59. Violet de méthylaniline (violet de Paris).. | 0 ,010 |
| 60. Liqueur de Fehling (liqueur bleue)...... | 0 ,010 |

1° Ces réactifs seront portés par les pharmaciens des hôpitaux sur les demandes de médicaments, à la suite de ces derniers;

2° En dehors des demandes, les réactifs seront demandés sur des bons de couleur spéciale;

3' La liste précédente ne mentionne pas certaines substances qui peuvent être employées comme médicaments (alcool à 90 degrés, éther, chloroforme, azotate d'argent, sels mercuriels, réactifs de Nessler et autres réactifs analogues, qui doivent être préparés par le pharmacien de chaque établissement);

4° Les autres réactifs, en dehors de cette liste, ne seront pas délivrés par la pharmacie centrale.

# DÉSINFECTION.

Avant d'employer les désinfectants, chercher, afin de la supprimer, la cause de l'infection (inocclusion des conduites d'égout, mauvaise construction des latrines; foyers de fermentation ; éloigner les sources de contages, etc.).

## DÉSINFECTION DES MAINS DES CHIRURGIENS, MÉDECINS ÉLÈVES INFIRMIERS.

Se laver les mains d'abord avec de l'eau de savon, puis avec l'une des solutions suivantes :

| | |
|---|---|
| Eau............................................... | 1000 |
| Acide phénique................................... | 50 |
| Glycérine...................................... | 75 |

| | |
|---|---|
| Eau............................................. | 1000 |
| Sublimé......................................... | 2 |
| Sel de cuisine.................................. | 2 |

## DÉSINFECTION DES LITERIES, VÊTEMENTS, RIDEAUX, TAPIS, ETC., INFECTÉS.

Maintenir les matelas, couvertures, les vêtements, le lainage, etc., pendant vingt minutes, dans une étuve à vapeur sous pression (type Geneste et Herscher), à une température de + 105 degrés au moins. L'air sec, même à +120 degrés, ne désinfecte pas, même après plusieurs heures, le centre des objets volumineux; il roussit les tissus de laine.

Le sang, les matières fécales, les déjections albumineuses colorées laissent des taches indélébiles sur les objets portés d'emblée à + 100 degrés. Les parties souillées des couvertures, des enveloppes de matelas seront d'abord lavées avec une solution de chlorozone (hypochlorite de sodium peroxydé), dans la proportion de 1 décilitre de chlorozone pour 30 à 40 litres d'eau.

Les chaussures seront lavées avec la solution suivante :

Eau ......................................................... 1000
Sublimé...................................................... 2
Sel de cuisine................................................ 2

### LINGE SALE.

Les draps de lit, le linge, souillés de déjections ou de sang, seront d'abord soumis à l'essangeage ou rinçage dans la même dilution de chlorozone, puis tordus, et alors seulement portés dans l'étuve à vapeur sous pression, ou plongés dans la lessive maintenue en ébullition.

En l'absence d'étuve à vapeur, plonger le linge, pendant six à douze heures, dans une solution faible de chlorure de chaux, obtenue en pressant dans un sac en toile solide 500 grammes de chlorure par hectolitre d'eau. Pour éviter la dissémination des poussières et des germes, le linge sera immergé avant d'être trié et compté.

Le cuir sera désinfecté par le badigeonnage des surfaces à l'aide d'un pinceau chargé d'une solution de sublimé (sublimé et sel marin, aã 1 gramme par litre).

### SELLES VIRULENTES.

Placer par avance, au fond du bassin en porcelaine, 100 à 200 grammes d'une solution à 5 pour 100 d'acide

chlorhydrique ou de chlorure de chaux, ou la solution suivante : sulfate de cuivre et acide sulfurique,
ãa 50 grammes; eau, 1 litre.

### CHAMBRES DE MALADES NON OCCUPÉES.

*Fumigations sulfureuses.* — Boucher les issues et les
fissures; faire bouillir de l'eau pendant une heure au
moins, dans une large bassine placée sur un réchaud.
Placer des fragments de soufre dans des récipients en
tôle de 30 centimètres de diamètre, à bords très bas, de
5 centimètres au plus, reposant sur une couche de sable;
enflammer avec un peu d'alcool versé à la surface.
Brûler 20 grammes de soufre par mètre cube. Ouvrir
et ventiler largement au bout de vingt-quatre heures.

*Fumigations nitreuses.* — Placer dans un bocal, reposant au fond d'une terrine en grès, des cristaux de
sulfate de nitrosyle (acide sulfo-nitreux), 1 gramme par
mètre cube. Porter le vase au-dessous d'un robinet laissant couler l'eau goutte à goutte, lentement, sur le sel
qui dégage immédiatement des vapeurs rutilantes. N'ouvrir la salle que le lendemain, en évitant de respirer
l'air encore chargé de vapeurs nitreuses. Répartir en
deux vases, aux extrémités de la salle, la dose de sulfate de nitrosyle.

Après l'une ou l'autre de ces fumigations, laver, à
l'aide de brosses à peintre, les parois et le plancher de la
salle avec une solution phéniquée à 2 pour 100.

### DÉSINFECTION DES VOITURES.

Les voitures qui servent à transporter les malades doivent être désinfectées de la manière suivante :

Les voitures à parois de bois sont désinfectées comme les chambres, par les fumigations nitreuses décrites ci-dessus. Les voitures garnies de drap doivent être désinfectées de même, mais les voitures découvertes doivent être désinfectées dans une remise spéciale.

Quant aux voitures garnies de moleskine, on les désinfectera, comme les chaussures, avec une solution renfermant 2 pour 1000 de sublimé et de chlorure de sodium.

# TABLE DES MATIÈRES



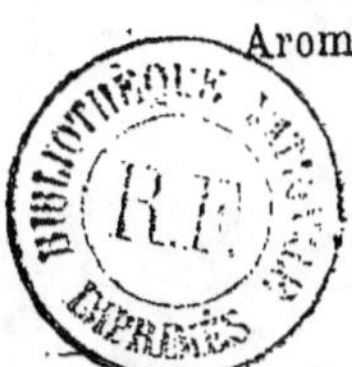